Judy Hall / Dr. Robert Jacobs

Wechseljahre
ein ganzheitlicher Wandlungsprozess

Judy Hall
Dr. Robert Jacobs

Wechsel
Jahre

ein ganzheitlicher
Wandlungsprozess

AURUM

Das englische Original erschien unter dem Titel „Holistic Menopause. A New Approach to Midlife Change" bei Findhorn Press, Findhorn, Forres, Schottland.

Ins Deutsche übersetzt von Christine Bendner.

Umschlaggestaltung: Andrea Heissenberg

Titelfoto: Premium Stock Photography

Die Deutsche Bibliothek – CIP-Einheitsaufnahme

Hall, Judy:
Wechseljahre : ein ganzheitlicher Wandlungsprozeß / Judy Hall / Robert Jacobs. [Ins Dt. übers. von Christine Bendner]. - Braunschweig : Aurum-Verl., 1998
Einheitssacht.: Holistic menopause <dt.>
ISBN 3-591-08433-6

1998
ISBN 3-591-08433-6
© 1998 Judy Hall und Dr. Robert Jacobs
© der deutschen Ausgabe Aurum Verlag GmbH, Braunschweig
Gesamtherstellung: Westermann Druck Zwickau GmbH

Inhalt

VORWORT

Als mir klar wurde, daß ich 1998 meinen sechzigsten Geburtstag feiern würde, beschloß ich, ein Jubiläumskonzert in London zu geben und es mein „Altweiberkonzert" zu nennen. Ich erzählte Freunden von meiner Absicht, und obwohl sie von meiner Idee, ein Geburtstagskonzert zu geben, begeistert waren, sagten sie: „Du solltest dich nicht als alte Frau bezeichnen, das klingt so häßlich. Du wirkst noch so jung für dein Alter, warum müssen die Leute denn erfahren, daß du sechzig wirst?" Sie wollten mir etwas Nettes sagen, und ich muß zugeben, daß ich mich darüber freute, daß sie der Ansicht waren, ich sähe jünger aus als eine Sechzigjährige. Dennoch fühlte ich mich, als hätte mir jemand den Wind aus den Segeln genommen. Warum sollte ich vorgeben, jünger zu sein, als ich bin? Wir alle müssen sterben, und wenn wir nicht jung sterben, werden wir eben alt. Warum wird das Altwerden als Sünde betrachtet? Und warum fürchten sich Frauen so sehr davor? Ist es nicht eher ein Grund zu feiern, daß wir es auf unserer Lebensreise so weit geschafft haben, anstatt uns dafür zu schämen? Unsere Lebensgeschichte setzt sich aus vielen Erfahrungen zusammen, entfaltet sich nach und nach, und je mehr Erfahrungen wir sammeln, desto mehr haben wir irgendwann zu erzählen.

In unserem Übereifer, die Wunder der Natur in wissenschaftlichen Begriffen zu erklären, haben wir ein paar wichtige Schlüssel zum menschlichen Wohlergehen auf diesem Planeten verloren. Judy Hall hat ein sehr intelligentes Buch geschrieben, das uns einen äußerst wertvollen Schlüssel zurückgibt: die Möglichkeit, die „weise Frau", die „weise Alte" zu würdigen und ihre Macht anzuerkennen. Judy erinnert uns an alte Kulturen wie die der Kelten und der amerikanischen Ureinwohner, in denen die Großmütter des Stammes besonders verehrt wurden. Diese älteren Frauen waren die Lehrerinnen, Heilerinnen und Hebammen. Sie unterstützten nicht nur die Frauen bei der Geburt ihrer Kinder, sondern besaßen auch die Fähigkeit, andere Stammesmitglieder in Zeiten des Übergangs zu führen und ihnen beim Sterben beizustehen.

Wir modernen Frauen begegnen den Veränderungen und Übergangsphasen des Lebens normalerweise mit Angst und Unsicherheit. Und häufig werden wir deswegen kritisiert oder lächerlich gemacht. Die Wechseljahre stellen vielleicht den schwierigsten Übergang von allen dar. Doch Judy erzählt uns eine andere Geschichte: Sie macht uns klar, daß das Klimakterium eine Zeit ist, in der Frauen wieder in Kontakt mit ihrer eigenen Kraft kommen können. Mutig deckt sie auf, wie Frauen in den Wechseljahren ausgebeutet werden – insbesondere durch die Ärzteschaft und die pharmazeutische Industrie. „Wenn wir die Wechseljahre wieder als Übergangsritus erleben wollen statt als ‚Mangelkrankheit‘, müssen wir sie von den Ärzten zurückfordern und wieder in die eigenen Hände nehmen."

Die Autorin nimmt uns bei der Hand und führt uns durch den finsteren Wald der ärztlichen Überheblichkeit, des unseriösen Journalismus und der dreisten Lügen, aber auch durch das Schattenreich unserer tiefverwurzelten Minderwertigkeitsgefühle. Vor ihrem Hintergrund als Astrologin und psychologische Beraterin vermittelt uns Judy spirituelle und psychologische Einsichten in die Situation, mit der jede Frau in den Wechseljahren konfrontiert wird. Doktor Robert Jacobs ist ein echter Gralsritter. Er nutzt sein medizinisches Wissen, um Frauen zu helfen, und nicht, um sie auszubeuten. Er ergänzte seine traditionelle schulmedizinische Ausbildung durch Studien der chinesischen Medizin und anderer alternativer Heilweisen. Seine Arbeit mit energetischer oder Schwingungsmedizin finde ich absolut zeitgemäß, denn ich bin davon überzeugt, daß diese Therapieform im neuen Jahrtausend einen ganz wichtigen Platz einnehmen wird.

Das vereinte Wissen von Judy und Robert macht dieses Buch zu einer Fundgrube der Informationen, insbesondere im Hinblick auf die umfassende Beschreibung von Heilmitteln wie beispielsweise der Blütenessenzen. Darüber hinaus macht die Konzeption dieses Buches es den Leserinnen leicht, aktiv an ihren eigenen Lern- und Heilprozessen mitzuwirken.

Junge Leute, die meine Konzerte besuchen, sind oft überrascht, wenn sie erfahren, daß ich älter bin als ihre Eltern. Ich habe zu keiner Zeit Hormone eingenommen und ich glaube, daß meine Energie meiner Liebe zum Leben entspringt. Sie kommt aus meinem geistigen oder spirituellen Selbst. Es kann allerdings vorkommen, daß ich, wenn ich einen schlechten Tag habe, an meinen Überzeugungen zu zweifeln beginne. Dann fühle ich mich niedergeschlagen und muß an die Frauen denken, die mir erzählt haben, daß man Depressionen mit einer Hormonersatztherapie wirkungsvoll bekämpfen könne. In solchen Momenten denke ich, ich sollte vielleicht diesen Weg wählen. Doch wenn ich dann ins Feenland gehe und auf meine „innere Stimme" höre, erfahre ich, daß ich einfach traurig bin. Und Traurigkeit gehört zum Leben wie Regen zu bestimmten Jahreszeiten. Tränen haben etwas Reinigendes.

In einem meiner Lieder schrieb ich:
Jungfrau, Mädchen, Madonna und altes Weib
Gesichter des Mondes sagen dir, daß du nicht allein bist.

Mit diesem Buch läßt Judy Hall uns wissen, daß wir nicht allein sind. Wir alle werden geboren, wir alle bluten, und wir alle müssen schließlich sterben. Die Wechseljahre bieten uns die Chance, all dem einen Sinn zu geben; innezuhalten und die Geschenke des Lebens entgegenzunehmen. Sie geben uns Gelegenheit, unsere Erfahrungen zu verarbeiten und unsere Geschichten mit jenen zu teilen, die darauf warten, sie zu hören. Danke, Judy. Danke, daß du deine Großmutterweisheit gesammelt hast und sie nun mit uns allen teilst.

Julie Felix
The Coromandel, Neuseeland
Januar 1998

1 Veränderung

Veränderung ist die Herausforderung,
immer wieder neu zu beginnen, loszulassen,
zu entsagen und weiterzugehen,
um dem unberechenbaren Leben zu begegnen,
das sich gerade zu manifestieren beginnt.

Wandel

Im Jahre 1991 schrieb ich gemeinsam mit meinem Partner Dr. Robert Jacobs ein Buch mit dem Titel *The Wise Woman: A Natural Approach to the Menopause* (Die weise Frau: ein natürlicher Umgang mit den Wechseljahren). Dieses Buch entstand, nachdem ich selbst Erfahrungen gemacht hatte mit jenen Beschwerden, die das Einsetzen der Wechseljahre ankündigen können, und mit den Reaktionen der Ärzte darauf.

Es gab damals nur wenig Information zum Thema Wechseljahre. Die meisten Frauen betrachteten sie immer noch als etwas Unaussprechliches, etwas, für das sie sich schämen mußten. Und von der medizinischen Zunft wurden sie als Krankheit betrachtet. Die Ärzte verschrieben wie besessen Hormonersatztherapien, doch weder sie noch die pharmazeutische Industrie sagten den Frauen die ganze Wahrheit. Manchmal fragte ich mich, ob die Ärzte sie überhaupt kannten. Kennen sie sie heute?

Mein Mitautor, ein Arzt, der der konventionellen Schulmedizin den Rücken gekehrt hat, mußte in der medizinischen Literatur wirklich tief graben, bis er auf brauchbare wissenschaftliche Studien stieß. In diesem Stadium unserer Arbeit entdeckte er nichts Beunruhigendes, außer der Tatsache, daß es über die körperlichen und psychischen Begleiterscheinungen der Menopause eine Menge wissenschaftlicher Daten gibt, die den Frauen zum größten Teil vorenthalten wurden. Als ganzheitlich orientierter Arzt, der viele verschiedene Behandlungsansätze miteinander kombiniert, weiß er viel über alternative Heilmethoden, und er weiß auch, daß diese den Frauen helfen können. Ich selbst habe es diesem Arzt zu verdanken, daß ich eine Lösung für meine eigenen Wechseljahresprobleme fand.

Als wir unser erstes Buch schrieben, wollten wir einfach Informationen weitergeben, damit die Frauen unvoreingenommen entscheiden konnten, welche Behandlung ihnen am meisten entsprach. Wir zählten einfach alle Alternativen auf, trugen das damals verfügbare Hintergrundwissen zusammen und beließen es dabei. Mir war es auch wichtig, die Wechseljahre aus der Schamecke zu holen, zu zeigen, daß sie nichts anderes als eine natürliche Schwelle zu einem anderen Lebensabschnitt sind, dem Lebensabschnitt der „weisen Frau". Ich beleuchtete die Geschichte der Wechseljahre sowohl aus medizinischer als auch aus gesellschaftspolitischer Sicht und nahm die mit ihnen einhergehenden Symptome und Irrtümer, aber auch die neuen Möglichkeiten, die sie eröffneten, unter die Lupe. Ich versuchte sie aus einer ganzheitlichen Perspektive auf der körperlichen, mentalen, emotionalen und spirituellen Ebene zu erfassen und sprach von den Wechseljahren als einer Zeit, in der Frauen ihre Kraft wieder für sich beanspruchen können.

Die *weise Frau* trat schon bald ins Rampenlicht, nachdem Germaine Greer die Menopause auf die Titelseiten fast aller Zeitschriften und in die Hauptsendezeit im Fernsehen gebracht hatte. Die Wechseljahre waren plötzlich ein allgegenwärtiges Gesprächsthema. Doch irgendwie wollten die Frauen immer noch nichts davon wissen. Sie interessierten sich zwar für die Fakten über Hormonersatztherapien und mögliche Alternativen, doch die wenigsten von ihnen wollten etwas über die mentalen, emotionalen und spirituellen Veränderungen wissen, die dieser Übergang mit sich bringt. In dieser Hinsicht hätten sie die Wechseljahre am liebsten vergessen, und die Hormontherapie kam diesem Wunsch natürlich entgegen. Die Frauen konnten weiterhin ihre Monatsblutung haben und konnten symptomlos und alterslos weiterleben. Sie konnten tun, als sei überhaupt nichts geschehen.

Im Jahre 1993 teilte uns unser Verleger mit, daß der von mir gewählte Titel *The Wise Woman* (Die weise Frau) seiner Meinung nach viele Frauen abschreckte. Außerdem fand er das Kapitel über die spirituelle Arbeit mit den Göttinnen und den Ritualen zu „esoterisch". Da wir inzwischen zusätzliches Material gesammelt hatten (einschließlich neuer und ziemlich beunruhigender Informationen über Hormonersatztherapien), das wir in unser Buch aufnehmen wollten, stimmten wir einer Überarbeitung zu. Der Verleger wählte den neuen Titel *Menopause Matters: A Practical Approach To Midlife Change* und strich einen Großteil der spirituellen Passagen heraus. Die Verkaufsziffern schnellten in die Höhe. Ich wurde zu Rundfunk-Interviews eingeladen, gab telefonische Beratungen, schrieb Artikel, reiste durchs Land, um Seminare zum Thema Wechseljahre zu geben, sprach mit vielen Frauen und kehrte dann allmählich in mein „anderes Leben" als psychologische Beraterin, Astrologin und Reinkarnationstherapeutin zurück. Doch mein Interesse am Thema Wechseljahre blieb bestehen und ich arbeitete weiterhin mit Frauen, die sich zufällig in der gleichen Lebensphase befanden wie ich selbst. Die Zeit verging. Das Buch wurde von neueren Büchern verdrängt, in denen viel Wert auf einen natürlichen Ansatz gelegt und betont wurde, daß Frauen ihre Macht zurückfordern sollten. *Wie* sie das tun sollten, wurde allerdings nicht gesagt. Dann – im Jahre 1996 – schlug mein Mitautor, der immer noch Frauen mit Wechseljahresbeschwerden behandelte, ein alternatives Gesundheitsmagazin auf und las einen Artikel über den natürlichen Umgang mit der Menopause. In diesem Artikel wurde, praktisch Wort für Wort, seine Arbeit beschrieben, aber die Quelle blieb zunächst im dunkeln. Am Ende des Artikels entdeckte er schließlich eine sehr kleine Fußnote. Wie auch immer, er war damals einfach glücklich darüber, daß diese Informationen verbreitet wurden. Es war offensichtlich, daß er mit seiner

Arbeit der Zeit voraus gewesen war, doch nun war sie offenbar gekommen.

Inzwischen häuften sich die Beweise, daß sehr viel Irreführendes über die Hormonersatztherapie verbreitet worden war, über ihre angebliche Sicherheit und ihre vorbeugende Wirkung gegen Osteoporose und Herzkrankheiten. Ein einzelner Abweichler unter den Gynäkologen sagte einmal zu mir: „Es ist, als würde man einen Vorschlaghammer benutzen, um eine Nuß zu knacken." Wir waren überzeugt davon, daß die Hormontherapie, auch wenn einige Frauen möglicherweise von ihr profitierten, für viele Frauen ungeeignet war. Sie brauchten etwas anderes. Uns wurde bewußt, daß wir die Frauen über mögliche Gefahren der Hormoneinnahme und die ihnen zur Verfügung stehenden Alternativen aufklären mußten (ganzheitliche Medizin wird auf das Individuum abgestimmt, nicht auf eine Reihe von „Symptomen", die als Krankheit betrachtet werden). Irgend etwas hatte sich verändert, denn plötzlich kontaktierten mich immer mehr Frauen, die verzweifelt versuchten, in den Besitz eines Exemplars von *The Wise Woman* zu kommen, weil sie mit den darin beschriebenen spirituellen Übungen arbeiten wollten. Sie waren auf der Suche nach einem Handbuch, das ihnen helfen würde, einen Weg durch das Dickicht der widersprüchlichen Ratschläge zu finden, die ihnen in dieser neuen Lebensphase regelrecht aufgezwungen wurden. Es sah ganz so aus, als müsse ich meine Aufmerksamkeit wieder verstärkt auf diesen Übergang in der Mitte des Lebens richten. So entstand das vorliegende Buch.

Judy Hall

Wie Sie dieses Buch benutzen sollten

Dieses Buch ist ein Ratgeber und kann keinesfalls eine medizinische Behandlung ersetzen. Deshalb sollten Sie in jedem Fall einen qualifizierten Behandler aufsuchen, bevor Sie eines der vorgeschlagenen Heilmittel anwenden. Das Buch kann Ihnen auf zwei Arten helfen: erstens, indem es Sie mit genügend Informationen über die Vorgänge in Ihrem Körper versorgt, so daß Sie gut informiert entscheiden können, auf welche Weise Sie mit den die Wechseljahre begleitenden Veränderungen umgehen wollen. Die Wechseljahre sind keine Krankheit, sondern ein Wandlungsprozeß, der sich auf verschiedenen Ebenen abspielt. Deshalb ist das Buch in Kapitel über die verschiedenen Aspekte unterteilt: den körperlichen, den emotionalen, den mentalen und den spirituellen. In jedem dieser Kapitel finden Sie eine Fakten-Übersicht, die Ihnen das nötige Hintergrundwissen vermittelt. Da sich die Bereiche natürlich überschneiden, kommt es vor, daß ein und dasselbe Thema in mehreren Kapiteln behandelt wird – allerdings aus verschiedenen Perspektiven betrachtet. Wenn Sie beispielsweise wissen wollen, welche Behandlungsmöglichkeiten es für körperliche Symptome gibt oder welche Nebenwirkungen Medikamente haben können, schlagen Sie das Kapitel „Körper" auf. Aber auch in den Kapiteln über den mentalen, emotionalen und spirituellen Aspekt der Wechseljahre finden Sie Hinweise auf sanfte Heilmittel.

Zweitens soll dieses Buch Ihnen helfen, den Übergang auf positive Weise zu bewältigen und wohlbehalten auf der „anderen Seite" anzukommen. Die Wechseljahre sind eine Zeit, in der sich viele Frauen unsicher und verloren fühlen und ängstlich in die Zukunft blicken. Unbekannte Gedanken und Gefühle, Sehnsüchte und Ahnungen tauchen auf. Jedem Themenbereich ist ein Abschnitt mit der Überschrift

„Übung" vorangestellt. Er soll Ihnen helfen, die Vorgänge in Ihrem Körper, Ihrem Geist, Ihrer Seele und in Ihrem Leben im allgemeinen zu untersuchen. So können Sie leichter Ihren Weg finden.

In diesem Buch ist auch Raum für Notizen. Hier können Sie alles aufschreiben, was Ihnen zum Thema einfällt, neue Informationen sammeln oder alles andere festhalten, was Ihnen wichtig erscheint. Nichts ist ärgerlicher, als eine wichtige Einsicht oder eine hilfreiche Information, die man irgendwo entdeckt hat, zu vergessen.

Kaufen Sie sich ein Notizbuch für die beschriebenen Übungen. Sie können Ihre Antworten auf die dort gestellten Fragen in dieses Buch schreiben. Außerdem können Sie spontan Ihre Gedanken und Gefühle darin festhalten. Für den Fall, daß Sie im Laufe des folgenden Jahres auf die eine oder andere Übung zurückzukommen möchten, um zu sehen, ob sich Ihre Antworten verändert haben, können Sie in Ihrem Notizbuch genügend Platz lassen. Vergessen Sie nicht, die Einträge zu datieren, damit Sie den Prozeß genau verfolgen können. Sie können auch ein „Wechseljahre-Tagebuch" führen. Auf den nächsten Seiten finden Sie ein paar Musterblätter für ein solches Tagebuch. Sie reichen für einen ganzen Monat und sollten täglich ausgefüllt werden. So profitieren Sie am meisten davon. Sie werden feststellen, daß Sie auf diese Weise Informationen zusammentragen und Erkenntnisse gewinnen, die Ihnen sonst nicht so leicht zugänglich wären. Wir haben diese Tagebuchblätter in das Buch integriert, damit Sie alle Informationen beisammen haben. Wenn Sie das Tagebuch in dieser Form weiterführen möchten, können Sie die Seiten fotokopieren und in einem Ordner abheften.

Manche der vorgeschlagenen Übungen werden auf Ihre persönliche Situation nicht zutreffen. Dann lassen Sie sie einfach aus. Für die Übungen, die Ihnen wichtig sind, sollten Sie sich allerdings Zeit nehmen, denn es genügt nicht, sie nur durchzulesen. Sie müssen *es tun*. Das hilft Ihnen, die in Ihnen ablaufenden Prozesse zu verstehen und zu verarbeiten. Die in den Kapiteln „Psyche", „Geist" und „Spiritualität" beschriebenen Übungen sind als Dauerübungen für einen längeren Zeitraum gedacht. Es geht also nicht darum, sie innerhalb von ein paar Tagen „abzuhaken". Deshalb sollten Sie sich darauf einstellen, mehrere Monate lang mit diesem Buch zu arbeiten. Ja, es kann sogar ein bis zwei Jahre dauern, bis Sie sich durch die Wechseljahre hindurchgearbeitet haben und in der nächsten Lebensphase „angekommen" sind. Die meisten von Ihnen werden es vermutlich am einfachsten finden, das Buch zunächst ganz durchzulesen und sich die einzelnen Kapitel dann je nach Bedarf wieder vorzunehmen.

ÜBUNG

Machen Sie eine Bestandsaufnahme Ihres Lebens

Wer sind Sie? Was möchten Sie in dieser Lebensphase über sich selbst sagen? Was ist Ihnen wichtig?

Beginnen Sie Ihre Antworten mit: Ich bin eine Frau, die …

(Schauen Sie sich Ihre Antworten von Zeit zu Zeit wieder an, während Sie dieses Buch durcharbeiten. Versehen Sie jeden Eintrag mit Datum, damit Sie die Veränderungen in Ihrer Selbstwahrnehmung zeitlich nachvollziehen können).

Was wünschen Sie sich für sich selbst?

Wir werden an anderer Stelle auf dieses Thema zurückkommen.

Die Wechseljahre – eine Medizingeschichte

In Stammeskulturen wurden die Wechseljahre von jeher als Übergang in eine andere Lebensphase betrachtet. Die Frauen erhielten den Raum und die Fürsorge, die sie brauchten, ihnen standen heilsame Kräuter und Rituale zur Verfügung. Wenn Sie diese Übergangsphase schließlich hinter sich gebracht hatten, wurden sie als weise Frauen, als „Großmutter-Älteste" verehrt. Selbst in Gesellschaften, in denen die Menschen nicht in Stämmen zusammenlebten, wurden Frauen, die die Wechseljahre erreichten, von kräuterkundigen und weisen Frauen behandelt. Das war, bevor sich eine Klasse wohlhabender Oberschicht-Frauen herausbildete, ein normaler Teil des Lebens. Im neunzehnten Jahrhundert jedoch begannen zunächst die Allgemeinärzte und dann die Chirurgen, die Sache in die Hand zu nehmen, was allerdings beileibe nicht auf ein plötzliches altruistisches Interesse der Ärzte am weiblichen Wohlbefinden zurückzuführen war. Diese Männer waren selbsternannte „Experten" und boten als solche ihre Dienste an, für die sie zunächst eine Nachfrage geschaffen hatten und hohe Anerkennung erwarteten. Sowohl in Europa als auch in den Vereinigten Staaten von Amerika fanden sie genügend willige Opfer. Die Frauen des neunzehnten Jahrhunderts waren es gewohnt, zu den Männern als ihren natürlichen „Herren und Meistern" aufzuschauen.

Plötzlich waren die Wechseljahre eine Krankheit, deren Symptome offenbar invasive und toxische Behandlungsmethoden erforderten. Der berühmte viktorianische Gynäkologe Eduard Tilt, der menopausale Frauen als hysterisch und pathologisch betrachtete und ihnen kriminelle Neigungen unterstellte, empfahl Beruhigungsmittel, Morphium, eisen- und pottaschehaltigen Sirup, Bandagen für die Gliedmaßen und straffe Gurte und Mieder für den Bauch – das alles ergänzt durch häufige Aderlässe. Seiner Ansicht nach wurden Kopfschmerzen im Klimakterium durch einen Blutüberschuß im Kopf verursacht. Also setzte er den Frauen Blutegel ins Genick und hinter die Ohren.

Später wurde Tilt als der Arzt bezeichnet, der die Frauen „bluten, kotzen und abführen" ließ. Doktor Andrew Currier, der diese Bemerkung über Doktor Tilt machte, und seine Kollegen waren allerdings nicht viel besser. Auch Currier setzte Blutegel ein und empfahl die Totalentfernung von Gebärmutter und Eierstöcken. Diese Radikalkur verursachte natürlich noch mehr Symptome, die er dann aber auf schlechte Gewohnheiten, den Mißbrauch von Alkohol, Chloral und Opium oder – noch schlimmer – sexuelle Ausschweifungen zurückführte. Er vertrat hartnäckig die Meinung, die Wechseljahre seien ein sozio-ökonomisches Phänomen, das Resultat solch unweiblicher Beschäftigungen wie Kochen, Waschen, die Tätigkeit als Metallarbeiterin, andere körperliche Tätigkeiten und, nicht zu vergessen, die Tätigkeit als Fischverkäuferin. Solche Frauen waren für ihn „bedauernswerte, abgetakelte, faltige und verbrauchte Geschöpfe".

Auch die Psychoanalytiker brachten den Frauen im Klimakterium wenig Mitgefühl entgegen. Freud, dessen typische Klientin die Mittelschicht-Frau in mittleren Jahren war, betrachtete die Wechseljahre als eine potentielle Krisenzeit, während der selbst ursprünglich sanfte Frauen hysterisch, streitsüchtig und widerspenstig werden konnten. Eine seiner Anhängerinnen, Helene Deutsch, verbreitete die Theorie, Frauen seien für die Spezies nur so lange von Nutzen, solange sie Kinder gebären konnten. Danach sei ihr Leben als nützliche Mitglieder der menschlichen Gemeinschaft beendet – eine Ansicht, die sich teilweise bis heute gehalten hat. C. G. Jung ging etwas sanfter mit den Frauen um. Er betrachtete diesen Übergang in der Mitte des Lebens als eine Zeit, in der ungelebtes Leben an die Oberfläche kam und nach Ausdruck verlangte. Demzufolge würden Frauen, die bis dahin bescheiden, sanft, häuslich und ihrem Ehemann gehorsam waren, plötzlich dominanter und freiheitsliebender. Sie würden anfangen, Interessen außerhalb ihres Heims zu entwickeln und ihre Talente zu entfalten. Unterdrückten sie diesen Drang, so würden sie, laut Jung, psychosomatische Symptome entwickeln oder sich in „Nervenzusammenbrüche" flüchten.

Trotz allem blieben die Wechseljahre bis zur Entwicklung der Östrogen- oder Hormonersatztherapie, also bis vor circa dreißig Jahren, besonders in den Vereinigten Staaten die Domäne der Chirurgen. Die ersten Östrogenpräparate wurden aus dem Urin schwangerer Stuten hergestellt (das gilt auch heute noch für einige Präparate). Hunderte von Frauen starben an Brust- und Gebärmutterkrebs, bis jemand auf die Idee kam, den Präparaten Progestogen hinzuzufügen. In den Vereinigten Staaten wurde die Hormonersatztherapie in den siebziger Jahren (in Europa in den achtziger Jahren) als Allheilmittel für Frauen gepriesen. Ein bekannter Gynäkologe an einem Londoner Krankenhaus drückte es so aus: „Sie hält Frauen von orthopädischen Praxen, Scheidungsanwälten und Irrenhäusern fern." Bücher und Ärzte propagierten die Hormontherapie als Wundermittel bei sämtlichen physischen oder psychischen Beschwerden der Frau. Die Wechseljahre wurden zum großen Geschäft – zumindest für die pharmazeutische Industrie, die damit Millionenumsätze macht.

Die Wechseljahresmühle

Die Wechseljahresmühle mahlt gnadenlos weiter. Sie wird angetrieben von dem kollektiven Wunsch nach Jugendlichkeit um jeden Preis. Ihre Zahnräder sind Propaganda, Angst und die Aura der Macht, die unsere medizinische Zunft umgibt. Sie hat eine beispiellose Angst vor dem Älterwerden erzeugt, welche die Frauen eisern im Griff hat. Diese Fessel kann nur durch Aufklärung und Wahlfreiheit gesprengt werden.

Die Broschüren über das Klimakterium, die oft kostenlos in der Praxis Ihres Arztes ausliegen, sind mit ziemlicher Sicherheit verdeckte Werbeträger für Hormonersatztherapien, denn sie werden mehrheitlich von den pharmazeutischen Konzernen oder konzernabhängigen Organisationen herausgegeben. (Lesen Sie sorgfältig das Kleingedruckte auf diesen Prospekten oder die Jahresberichte solcher Organisationen, falls Sie Zugang dazu haben. Selbst angeblich unabhängige Organisationen sind oft auf Spenden der pharmazeutischen Industrie angewiesen.) Auch die Klimakteriumsseminare, die in manchen Arztpraxen abgehalten werden, werden gewöhnlich von den Arzneimittelherstellern finanziert – und zwar aus den gleichen verdeckten, profitorientierten Gründen. Wenn durch solche Gruppenarbeit eine Nachfrage nach Hormonpräparaten erzeugt wird, ist die pharmazeutische Industrie nur allzu gern bereit, diese Nachfrage zu befriedigen. Als ich einmal in einer Arztpraxis einen Vortrag über natürliche Heilweisen hielt, bat mich die Sprechstundenhilfe, kein Wort über die Nebenwirkungen von Hormonersatztherapien oder die sich häufenden Hinweise auf ihre Gefahren zu erwähnen, weil die Praxis sonst die finanzielle Unterstützung eines Arzneimittelherstellers verlieren würde.

Menopause – was ist das?

Die Menopause, auch Wechseljahre oder Klimakterium genannt, ist, das möchte ich noch einmal ausdrücklich betonen, keine Krankheit. Sie ist ein Übergangsritus wie die Geburt, die Pubertät, die Geschlechtsreife und der Tod. Genau genommen ist die Menopause Ihre letzte menstruelle Periode. (Man könnte sie auch den „Mond der Pause" nennen.) Inzwischen bezeichnet das Wort jedoch die gesamte Phase der hormonellen Umstellung, die zu diesem klimakterischen Ereignis führt, sowie die unmittelbar darauffolgende Zeitspanne.

Die Menopause gehört zu den natürlichen, in der Mitte des Lebens stattfindenden Veränderungen, sie markiert den Übergang von einem Lebensabschnitt zum nächsten. Sie geht mit deutlichen körperlichen Anzeichen einher – die Monatsblutungen kommen zum Stillstand –, aber sie ist viel mehr als eine körperliche Umstellung. Die Veränderungen spielen sich auch auf der emotionalen, mentalen und spirituellen Ebene ab. Hinter dem Wort Menopause steht ein Ausrufezeichen. Verändere dich! Werde bewußter! Lebe dein ungelebtes Leben in seiner ganzen Fülle! Werde zu der, die du sein kannst! Obwohl einige Aspekte der Menopause alle Frauen betreffen, wird jede Frau diese Zeit auf ganz individuelle, einzigartige Weise erleben. Und da sie Teil Ihrer gesamten Lebensspanne ist, wird alles, was Sie sind und was Sie bisher in Ihrem Leben erlebt haben, diese Phase – und das, was danach kommt – auf irgendeine Weise beeinflussen.

Jede von uns hat eine innere Uhr, die die Zyklen und Jahreszeiten des Lebens anzeigt und zu bestimmten Zeiten bestimmte Prozesse auslöst. Die Zeitpunkte der Auslösung sind ungefähr festgelegt, aber sie können, je nach Disposition der betreffenden Frau, um fünf oder sogar zehn Jahre variieren. Die Pubertät signalisiert beispielsweise die Hormon-ausschüttung im Körper, die zur Geschlechtsreife führt. Doch während sie bei manchen Mädchen bereits mit neun oder zehn Jahren beginnt, tritt sie bei anderen nicht vor dem fünfzehnten, sechzehnten oder sogar siebzehnten Lebens-jahr ein.

Zu einem bestimmten Zeitpunkt in den mittleren Lebens-jahren wird die innere Uhr jene hormonellen Veränderungen auslösen, die die Ovulation und folglich die Menstruation zum Stillstand bringen. Und so soll es auch sein. Ihr Körper ist so beschaffen. Die Menopause ist kein Mangelzustand. Es ist nicht so, daß dem Körper „die Eier ausgehen", sondern eher so, daß die Natur beschlossen hat, es sei an der Zeit, sich anderen Dingen zuzuwenden. Die Chinesen glauben, daß eine Frau durch die Monatsblutung Lebenskraft verliert und die Menopause folglich energiebewahrend wirkt, weil sie diesen Verlust stoppt.

Die Hormonschwankungen, mit denen diese körperliche Umstellung einhergeht, verursachen viele der physischen und emotionalen Störungen, die im Klimakterium auftreten können, während der Körper sich anzupassen versucht (Störungen, die ich als Symptome bezeichnet habe, ohne da-mit ausdrücken zu wollen, daß es sich um Krankheitssym-ptome handelt). Unser Körper ist ein flexibler Organismus und wird, wenn man ihn in Ruhe läßt, gewöhnlich für einen recht sanften Übergang sorgen. Die Psyche braucht aller-dings manchmal ein wenig Zeit, um sich auf die Verände-rungen einzustellen. Über die Seele hat man in diesem Jahr-hundert nicht viel gehört, aber jetzt dringt ihr Ruf wieder zu vielen Frauen durch. Manchmal funken allerdings ein paar kleine Dämonen dazwischen (und nicht selten handelt es sich dabei um Faktoren, die Sie selbst verursachen: falsche Ernährung, Streß, Widerstände, Krisen), so daß Sie ein wenig Hilfe brauchen.

ÜBUNG

Was bedeutet die Menopause für Sie?

Setzen Sie sich zu einer Zeit, in der Sie nicht gestört werden, ein paar Minuten lang still hin. Schreiben Sie, wenn Sie innerlich dazu bereit sind, alles auf, was Sie mit den Wechseljahren in Verbindung bringen. Zensieren Sie nichts. Machen Sie sich keine Sorgen darüber, wo diese Gedanken und Gefühle herkommen. Lassen Sie sie einfach auf das Papier fließen.

Wie erlebten Ihre Mutter und andere weibliche Familienmitglieder die Wechseljahre?

Wußten Sie damals, was vor sich ging?

Was haben Ihnen Angehörige und Freundinnen über die Wechseljahre erzählt?

Die Überzeugungen, die Sie von Ihrer Mutter übernommen haben, die Art und Weise, wie sie die Wechseljahre erlebte und mit ihnen umging, die Botschaften, die Sie von ihr erhielten, die tiefen, dunklen Geheimnisse, die sie für sich behielt – all das beeinflußt Ihre eigene Erfahrung mit der Menopause. Wir werden später noch genauer auf diese Dinge eingehen, doch für den Augenblick genügt es, wenn Sie das, was Sie gerade niedergeschrieben haben, noch einmal überdenken und alles hinzufügen, was Ihnen eventuell noch dazu einfällt.

Der physiologische Aspekt der Menopause

Vor der Menopause produzieren die Eierstöcke weibliche Sexualhormone, hauptsächlich Östrogene und Progesteron. Wenn dann das Klimakterium einsetzt, fällt der Östrogenspiegel im Körper ab. Dies stimuliert die Hirnanhangdrüse oder Hypophyse an der Basis des Gehirns zu einer vermehrten Ausschüttung von Gonadotropin (eines Hormons, das die Ausschüttung von Sexualhormonen in den Eierstöcken anregt), um die Östrogenproduktion zu erhöhen und den Menstruationszyklus aufrechtzuerhalten. Dieser Versuch schlägt letztendlich fehl, aber er ist der Grund für die menopausalen Schwankungen des Östrogenspiegels, die wiederum viele der unangenehmen Nebenwirkungen mit sich bringen: Hitzewallungen, nächtliche Schweißausbrüche, Trockenheit der Scheide und andere physische Beeinträchtigungen. Da Hormone die chemischen Botenstoffe des Körpers sind, können sich diese physiologischen Veränderungen während der Menopause auch drastisch auf das emotionale Befinden und die mentale Kompetenz auswirken.

Gleichzeitig – bei manchen Frauen auch schon viel früher – sinkt die Produktion von Progesteron. Progesteron ist ein Hormon, das gegen Ende des Menstruationszyklus produziert wird. Falls aus irgendeinem Grund kein Eisprung stattgefunden hat – und es gibt mehrere Gründe –, wird kein Progesteron produziert, aber die Gebärmutterschleimhaut wird trotzdem abgestoßen (eine Periode), weil sie nicht für eine Schwangerschaft benötigt wird. Es gibt also kaum äußere Anzeichen dafür, daß die Progesteronproduktion tatsächlich zum Stillstand gekommen ist. Die Östrogenproduktion kann noch jahrelang weitergehen, bis die innere Körperuhr signalisiert, daß es Zeit für eine Veränderung ist. Östrogen und Progesteron halten sich normalerweise gegenseitig in

Schach, doch wenn die Produktion eines dieser beiden Hormone nachläßt, ist das jeweils andere im Übermaß vorhanden. Selbst wenn der Körper noch bis zum Beginn des Klimakteriums Progesteron produziert, gerät er aus dem hormonalen Gleichgewicht, und die Körperchemie spielt verrückt. Da letztere viele physiologische Prozesse im Körper steuert, wirkt sich dieses Ungleichgewicht nicht nur auf der physischen Ebene, sondern auch auf die emotionalen und mentalen Prozesse aus. Schließlich beginnt der Körper, über die Nebennieren Östrogen zu produzieren, so daß die Fettdepots und der Östrogenspiegel wieder auf vierzig Prozent des prä-menopausalen Levels steigen können. Die Progesteronproduktion wird jedoch nicht wieder angekurbelt.

Läßt die Progesteronproduktion im Körper einer Frau für längere Zeit deutlich nach – das kann schon zehn Jahre vor Beginn des Klimakteriums der Fall sein –, geraten die beiden Hormone deutlich aus dem Gleichgewicht. Ein Östrogenüberschuß entsteht. Diese Östrogendominanz nimmt in den westlichen Industrienationen auch aufgrund bestimmter Umweltgifte zu, die als falsche Östrogene fungieren und die Östrogenwirkung simulieren. Solche Umweltgifte befinden sich im Trinkwasser und in Nahrungsmitteln (ein Grund mehr, wann immer möglich, auf biologisch angebaute Nahrungsmittel auszuweichen). Die Symptome einer Östrogendominanz ähneln dem prämenstrualen Syndrom (PMS) und bestimmten klimaterischen Beschwerden, weshalb manche Frauen das Gefühl haben, ihre „Menopause" dauere ewig.

FAKTEN

Die Menopause wird durch das Nachlassen der Produktion der weiblichen Sexualhormone Östrogen und Progesteron verursacht. Da diese Hormone den Menstruationszyklus und die damit einhergehende Fruchtbarkeit regulieren, signalisiert die Menopause das Ende der Menstruation und das Ende der Fortpflanzungsfähigkeit.

Im Durchschnitt erreichen Frauen das Klimakterium im Alter von einundfünfzig Jahren. Es kann aber auch bereits mit Anfang Vierzig einsetzen oder sich bis Ende Fünfzig hinziehen. Im vierundfünfzigsten Lebensjahr haben achtzig Prozent der Frauen die Menopause bereits seit einem Jahr hinter sich.

Im siebzehnten Jahrhundert erreichten nur achtundzwanzig Prozent der Frauen ein Lebensalter, in dem sie die Erfahrung der Wechseljahre machen konnten. In den hochentwickelten Ländern machen heute aufgrund der erhöhten Lebenserwartung fünfundneunzig Prozent aller Frauen die Wechseljahre durch.

Der weibliche Mensch ist das einzige „Säugetier", das „Wechseljahre" kennt. Die einzige Möglichkeit, mit Sicherheit festzustellen, ob die Menopause eingesetzt hat, ist die Messung der Gonadotropinspiegel. Ist das Verhältnis von FSH zu LH (Follikel-stimulierendes Hormon zu Luteinisierungshormon) größer als drei zu eins, haben die Eierstöcke ihre Funktion eingestellt, und die betreffende Frau ist definitiv postmenopausal. Die Hormonspiegel können von einem Arzt mit Hilfe von Bluttests oder von einem Heilpraktiker durch einen Speicheltest bestimmt werden.

Anzeichen der Menopause

Die Menopause ist keine Krankheit und kein Mangelzustand, sondern ein ganz natürlicher Prozeß in der Mitte des Lebens, der mit bestimmten physischen, mentalen und emotionalen Veränderungen einhergehen kann, die oft als Symptome bezeichnet werden.

FAKTEN

Zwanzig Prozent aller Frauen haben außer dem Ausbleiben der Monatsblutung keine menopausalen Anzeichen.

Zehn Prozent der Frauen leiden unter schweren, beeinträchtigenden Störungen („Symptomen"), die möglicherweise behandlungsbedürftig sind.

Die meisten Frauen erleben leichte körperliche Störungen während der Phase der Hormonumstellung. Diese Beschwerden verschwinden normalerweise bald von selbst, können aber auch durch alternative Behandlungsmethoden gelindert werden.

Viele Frauen erleben in den Wechseljahren Stimmungsschwankungen und emotionalen Aufruhr, weil sie sich auf ihre neue Rolle im Leben einstellen müssen.

Typisch sind auch mentale Störungen wie Vergeßlichkeit und Zerstreutheit. Auch dafür gibt es einfache, sanfte Heilmittel.

Medizinisch relevante klimakterische Symptome: Hitzewallungen, Schweißausbrüche, Schwindelgefühle, Schlaflosigkeit, Osteoporose, Wahrnehmungsstörungen, kardiovaskuläre Veränderungen (Kreislaufbeschwerden), Herzklopfen, Angst- und Spannungszustände, Inkontinenz durch vermehrten Harndrang, Libidoverlust, menstruelle Veränderungen, Arthropathien (Gelenkschmerzen), Konzentrationsschwäche,

Depressionen, Dünnerwerden der Haut, „Kribbeln" oder „Ameisenlaufen" auf der Haut, Globus hystericus (Kloßgefühl im Hals).

Keine Frau hat alle diese Symptome. Die meisten Frauen haben höchstens zwei oder drei, und dies auch nur für kurze Zeit.

Die häufigsten Anzeichen: Fünfundsiebzig Prozent der Frauen haben Hitzewallungen oder Schweißausbrüche.

Hitzewallungen sind das einzige „Symptom", das ausschließlich in der Menopause auftritt.

Hitzewallungen werden in verschiedenen Körperteilen als plötzlich aufsteigende Hitze erlebt, die auch mit Hautrötungen einhergehen kann. Eine Hitzewallung ist ein physiologisch meßbares Ereignis. Die Hauttemperatur steigt, während sich die Blutgefäße erweitern und das Herz schneller schlägt.

Eine Hitzewallung dauert durchschnittlich drei Minuten, kann aber auch zwischen einer halben Minute und sechzig Minuten dauern.

Häufigkeit des Auftretens: ein- bis hundertmal pro Woche.

Manche der selteneren Störungen wie beispielsweise Globus hystericus, „Ameisenlaufen" oder Hautjucken werden von den Ärzten nicht immer als klimakterische Beschwerden erkannt. Auch die Frauen bringen sie oft zunächst nicht mit den Wechseljahren in Verbindung. Dennoch berichten viele Frauen von diesen eher bizarren Empfindungen.

HEISSE TIPS

Wie man Hitzewallungen und nächtlichen Schweißausbrüchen begegnen kann

Tragen Sie lockere leichte Kleidung aus Naturfasern. Vermeiden Sie enge Kragen und Gürtel.

Legen Sie sich ein Badehandtuch ins Bett oder schlafen Sie in Nachtwäsche aus Frottee – das ist einfacher, als die ganze Bettwäsche zu wechseln. Benutzen Sie, wenn möglich, stets Bettlaken aus Baumwolle.

Strecken Sie die Füße unter der Bettdecke hervor, um sich schnell abzukühlen.

Schlafen Sie allein.

Steigen Sie auf Earl-Gray-Tee um (Bergamotte-Öl ist auch sehr hilfreich).

Besprühen Sie Ihr Gesicht mit Thymianwasser (dazu weichen Sie Thymian eine Zeitlang in Quellwasser ein).

Machen Sie ein heißes Fußbad.

Lernen Sie, Auslöser zu erkennen (wie beispielsweise Kaffee), und meiden Sie sie.

Tragen Sie die australische Buschblütenessenz *Mulla Mulla* bei sich und nehmen Sie im akuten Fall ein paar Tropfen davon ein.

Sie können Ihre Hitzewallungen auch genießen. Lernen Sie, dieses plötzliche Durchströmtwerden von einem starken Wärmegefühl zuzulassen.

NOTIZEN

Bin ich in den Wechseljahren ...?

Wenn Sie einmal mehrere Leute (besonders Männer) bitten, eine typische Frau in den Wechseljahren zu beschreiben, wird man Ihnen das Bild einer rotgesichtigen, erhitzten, schwitzenden, wahrscheinlich übergewichtigen und auf jeden Fall irrationalen, sich seltsam verhaltenden Person zeichnen. Wenn Sie nach dem Alter dieser Person fragen, werden Sie wahrscheinlich die Antwort erhalten „So um Mitte Fünfzig". Dies ist das stereotype Bild, das die westliche Gesellschaft sich von einem seltsamen und bedauernswerten Geschöpf gemacht hat. Doch es ist, glücklicherweise, weit von der Wahrheit entfernt.

Es überrascht kaum, daß nur wenige Frauen wirklich wahrnehmen, daß sie sich „dem Wechsel" nähern, solange sie diesem Klischee nicht entsprechen. Kleinere Unpäßlichkeiten schieben sie vielleicht auf „das Alter", aber wie viele Frauen in den Vierzigern erkennen das subtile Einsetzen der prä-menopausalen Veränderungen an. Selbst wenn sie dann in die Fünfziger kommen, zögern sie, (sogar sich selbst) einzugestehen, daß sie in die Wechseljahre gekommen sind. Das ist auch noch heute etwas, wofür man sich schämt, was man möglichst verbergen möchte. Es ist der Beginn des Alters. Wir werden später noch sehen, wie irreführend diese Betrachtungsweise ist. Doch in der Zwischenzeit kann es Ihnen vielleicht helfen, die zahlreichen und unterschiedlichen Beschwerden zu identifizieren, die Sie in dieser Übergangsphase in der Mitte des Lebens beeinträchtigen können. Die Veränderungen treten nicht nur in Ihrem physischen Körper, sondern auch auf der emotionalen, mentalen und spirituellen Ebene auf.

ÜBUNG

Beschreiben Sie eine Frau in den Wechseljahren, so wie Sie sie sich vorstellen. Schreiben Sie auch die Symptome auf, die Sie Ihrer Meinung nach haben werden.

Bitte kreuzen Sie an, was auf Sie zutrifft:

Die Monatsblutung hat ausgesetzt ☐

Die Monatsblutungen sind unregelmäßig, schwächer oder stärker ☐

Hitzewallungen ☐

Nächtliche Schweißausbrüche ☐

Vaginale Austrocknung ☐

Stimmungsschwankungen ☐

Libidoverlust ☐

Alter zwischen Zweiundvierzig und Achtundfünfzig ☐

Wenn Sie mehrere Antworten angekreuzt haben, ist es ziemlich wahrscheinlich, daß Sie gerade in die Wechseljahre kommen, sich mitten darin befinden oder sie bereits hinter sich haben. Ein Hormontest kann Ihnen darüber Aufschluß geben.

Es gibt aber auch eine größere Palette von „Symptomen", die Sie beeinträchtigen können.

Bitte kreuzen Sie Zutreffendes an:

Hitzewallungen ☐

Herzklopfen ☐

Nächtliche Schweißausbrüche ☐

Zystitis (Blasenentzündung) ☐

Übermäßig warme oder kalte Füße ☐

Inkontinenz ☐

Unregelmäßige Blutungen ☐

Aphasie (Wortverlust) ☐

Abgeschwächte oder sehr starke Monatsblutung ☐

Osteoporose ☐

Hautalterung ☐

Verringerung der Körpergröße ☐

Vaginale Austrocknung oder Ausfluß ☐

Niedriger Kalziumspiegel ☐

Gebärmutterblutung ☐

Stimmungsschwankungen ☐

Verstärkte PMS-Symptome ☐

Depressionen ☐

Mastitis (Brustdrüsenentzündung) ☐

Entscheidungsschwäche ☐

Kopfschmerzen ☐

Unzulänglichkeitsgefühle ☐

Schlaflosigkeit ☐

Reizbarkeit ☐

Gedächtnisverlust ☐

Lebhafte Träume ☐

Müdigkeit und Lethargie ☐

Angstzustände ☐

Gewichtszunahme ☐

Unruhezustände ☐

Schmerzen in den Knochen, Muskeln oder Extremitäten ☐

Extreme Hochstimmung ☐

Aufgedunsenheit ☐

Neigung zu Tränenausbrüchen ☐

Blähungen ☐

Veränderung des sexuellen Verlangens ☐

Verdauungsbeschwerden ☐

Ängstlichkeit ☐

Gelegentliche Schwindelanfälle ☐

Verwirrung ☐

Kribbeln oder „Ameisenlaufen" auf der Haut ☐

Platzangst oder andere Phobien ☐

Zahnfleischentzündung und Mundgeruch ☐

Irrationale Gefühle ☐

Nahrungsmittelallergien ☐

Sinnverlust ☐

Hautflecken ☐

Konzentrationsschwäche ☐

Haarausfall ☐

Flüchtige Bewußtseinstrübungen ☐

Obwohl es sich nur bei wenigen der oben genannten Störungen um spezifische klimakterische Symptome handelt, kann es sein, daß alle oder einige davon Ihnen in der Mitte des Lebens Beschwerden bereiten. Falls Sie mehr als drei oder vier Kästchen angekreuzt haben, erleben Sie wahrscheinlich prä-menopausale hormonale Veränderungen oder bereits die Wechseljahre. Es kann aber auch sein, daß Sie sich in einer „Midlife-Krise" befinden. Die Arbeit mit diesem Buch kann Ihnen helfen, das eine vom anderen zu unterscheiden und die Verbindungen zwischen beiden Zuständen zu erkennen. Wie dem auch sei, es gibt viele konstruktive Möglichkeiten, die Sie jetzt nutzen können, um Ihr Leben und Ihre Gesundheit in die eigenen Hände zu nehmen.

Östrogendominanz

Wasseransammlungen im Gewebe und Schwellungen ☐

Druckempfindlichkeit der Brust und Fibrozystitis ☐

Prämenstruelles Syndrom ☐

Stimmungsschwankungen ☐

Depressionen ☐

Libidoverlust ☐

Starke oder unregelmäßige Blutungen ☐

Amenorrhoe (völliges Ausbleiben der Periode)
in der Anamnese ☐

Bindegewebsveränderungen ☐

Heißhunger auf Süßigkeiten ☐

Gewichtszunahme mit der Bildung von
Fettpolstern an Oberschenkeln und Hüften ☐

Anwendung der Hormonersatztherapie ☐

Gebärmutterentfernung (Eierstöcke blieben erhalten) ☐

Die oben aufgeführten Anzeichen oder Zustände weisen möglicherweise eher auf eine Östrogendominanz[1] und einen Mangel an Progesteron als auf die Wechseljahre selbst hin. Es ist ratsam, die Hormonspiegel sorgfältig testen zu lassen. (Vielleicht brauchen Sie zusätzliche Gaben von Progesteron – siehe Seite 85 – oder bestimmte Naturheilmittel, die Ihnen helfen, in ein hormonales Gleichgewicht zu kommen).

... oder stecke ich in einer Midlife-Krise?

Bitte kreuzen Sie an, was auf Sie zutrifft:

Haben Sie das Gefühl für Ihre Identität verloren? ☐

Sind Sie angespannt, ängstlich, verwirrt? ☐

Haben Sie das Gefühl, keine Kontrolle mehr
über Ihr Leben zu haben? ☐

Machen Sie gerade eine turbulente Zeit durch? ☐

Hat Ihr Partner Sie verlassen? ☐

Vermuten Sie, daß Ihr Mann eine Geliebte hat? ☐

Haben Sie eine Liebesaffäre, oder denken Sie
darüber nach, sich auf eine einzulassen? ☐

Ist eines Ihrer Kinder plötzlich ausgezogen
oder hat dies vor? ☐

Haben Sie noch ein kleines Kind zu versorgen?

Haben Sie oder Ihr Partner den Arbeitsplatz verloren? ☐

Haben Sie finanzielle Sorgen? ☐

Fürchten Sie sich vor dem Altwerden? ☐

Haben Sie das Gefühl, daß Ihre sexuelle
Attraktivität nachläßt? ☐

Haben Sie das Gefühl, daß Ihre beste Zeit vorüber ist? ☐

Leiden Sie unter unerklärlichen Depressionen? ☐

Haben Sie das Gefühl, daß Ihr Leben
in die falsche Richtung läuft? ☐

Haben Sie das Gefühl, beruflich in einer
Sackgasse zu stecken? ☐

Verspüren Sie den verzweifelten Wunsch
nach einer Veränderung? ☐

Wenn Sie mehr als ein oder zwei Kästchen angekreuzt haben, kann es durchaus sein, daß Sie in einer „Midlife-Krise" stecken. Man kann natürlich auch in die Wechseljahre kommen *und* eine „Midlife-Krise" haben. Aber machen Sie sich darüber nicht allzu große Sorgen. Dies ist eine Gelegenheit, die Dinge zu ordnen, und auf die Wechseljahre folgt normalerweise eine Zeit, in der man dem Leben mit neuer Energie und neuem Interesse begegnet.

Medizinisch induzierte Menopause

Wie ich bereits erwähnte, galt die Entfernung der Gebärmutter (Hysterektomie) viele Jahre lang als „Heilbehandlung" für klimakterische Beschwerden, insbesondere bei Symptomen wie starken Monatsblutungen, obwohl oft irgendein beliebiges Symptom als Ausrede für diesen Eingriff herhalten mußte. Die Ärzte waren der Ansicht, daß eine Frau, deren fruchtbare Zeit vorüber war, ihre Bauchorgane nicht mehr benötigte. Als man noch nicht wußte, welche Rolle die Eierstöcke bei der Hormonproduktion spielen, entfernte man einfach alle Fortpflanzungsorgane. Das hatte zur Folge, daß Tausende von Frauen noch tiefer in die Menopause abstürzten. Selbst bei Frauen, die noch menstruierten und noch gar nicht im Klimakterium waren, fanden die Chirurgen viele „Gründe", die ihrer Meinung nach eine Hysterektomie rechtfertigten.

Die Hysterektomie wird auch heute noch bei verschiedenen gynäkologischen Beschwerden durchgeführt. Eine Hysterektomie, die auch die Entfernung der Eierstöcke einschließt, führt zum unmittelbaren Einsetzen des Klimakteriums. Wird jedoch nur die Gebärmutter entfernt, setzen die Wechseljahre zum natürlichen Zeitpunkt (zu dem Zeitpunkt, zu dem sie auch ohne Operation eingetreten wären) ein. Der einzige Unterschied zu nicht operierten Frauen besteht darin, daß man in der Zwischenzeit keine Monatsblutungen mehr hat. Da viele Chirurgen ihre Patientinnen nicht darüber informieren, daß bei ausschließlicher Entfernung der Gebärmutter die Wechseljahre zum normalen Zeitpunkt einsetzen, erleben die Frauen ihr Eintreten häufig als Schock, besonders, wenn die Hysterektomie schon viele Jahre zurückliegt. Sie müssen sich also, auch wenn Sie eine solche Operation hinter sich haben, mit allen anderen Aspekten dieser Übergangsphase in der Lebensmitte auseinandersetzen – den emotionalen, den mentalen und den spirituellen.

Heutzutage verschreiben viele Chirurgen eine Hormonersatztherapie, bei der nur Östrogene verabreicht werden, um die erste Zeit nach der Operation zu überbrücken, aber viele sind auch der Ansicht, daß Frauen nach einer Hysterektomie, ungeachtet ihres Alters, die Hormoneinnahme unbegrenzt fortsetzen sollten, um die Entstehung von Osteoporose zu verhüten. Da inzwischen erhebliche Zweifel an der Rolle von Östrogen bei der Osteoporoseverhütung aufgetaucht sind und in Anbetracht der Risiken, die mit einer Östrogendominanz im Körper einhergehen, sollten Sie sich, wenn man Ihnen diesen Rat gab, die Aussagen über die Anwendung von Progesteron aus natürlichen Quellen auf den Seiten 85 und 120 durchlesen. Doch auch natürliche oder pflanzliche Hormone sollten nur unter der Aufsicht eines qualifizierten Behandlers eingenommen werden.

Eine medizinisch induzierte Menopause setzt auch bei Frauen ein, die aufgrund von Brustkrebs das Mittel Tamoxifen verschrieben bekommen. Dieses Medikament leitet das Ende der Menstruation künstlich ein und führt somit zur Menopause. Auch in diesen Fällen treten zusätzlich zu den Themen, die man als Brustkrebspatientin ohnehin bearbeiten muß, klimakterische Beschwerden auf allen Ebenen auf, die bearbeitet werden wollen. Hier können Naturheilmittel aber auch psychologische Beratungen (die in einigen Kliniken angeboten werden) sehr hilfreich sein. Wenn Sie das Gefühl haben, zusätzliche Hilfe zu benötigen, sollten Sie sich nicht scheuen, Ihren Arzt oder Ihre Ärztin nach Adressen entsprechend ausgebildeter Psychotherapeuten zu fragen.

Es gibt Hinweise darauf, daß natürliches Progesteron vor den Risiken der Tamoxifenbehandlung (siehe „Fakten") schützen kann, weil es anscheinend eine Schutzwirkung gegen Krebs entfaltet.[2] (Die Creme sollte äußerlich auf die Haut, nicht jedoch auf die Brüste, aufgetragen werden. Auch bei natürlichen Hormonen sollte der Behandlungsverlauf von einem qualifizierten Therapeuten überwacht werden.)

FAKTEN

Die Fragen über die Sicherheit von Tamoxifen und die Ratsamkeit seiner Anwendung häufen sich. Es gibt Hinweise auf mögliche Zusammenhänge zwischen Tamoxifen und Gebärmutterschleimhautkrebs.[3]

Es gibt Alternativen zur Hysterektomie. So kann die Gebärmutterschleimhaut auch mit Hilfe von Laserchirurgie entfernt werden. Diese Prozedur birgt allerdings ihre eigenen Risiken. Möglicherweise kann die Wiederherstellungschirurgie helfen. Informieren Sie sich über die verschiedenen Alternativen. Kräutermedizin kann ebenfalls sehr wirksam sein. Holen Sie, falls nötig, die Meinung eines weiteren Experten ein, bevor Sie Ihre Zustimmung zur Operation geben.[4]

QUELLEN
1. *Natural Progesterone*, John Lee, M. D. BLL Publishing, California, 1993
2. The Natural Progesterone Information Service Leaflet: *Some Basic Information on Natural Progesterone* (siehe Quellenanhang).
3. Zeitschrift *What Doctors Don't Tell You*, Lynne McTaggart. Thorsons, London, 1996 (*WDDTY* Ausg.5; Nr. 2, 3, 4).
4. *No More Hysterectomies*, Doctor Vicky Hufnagel. Thorsons, London, 1990 (*WDDTY* Ausg. 7; Nr. 1)

Die persönliche Macht zurückfordern

Die Wechseljahre sind die Zeit, in der Sie Ihre Macht als Frau zurückfordern können. Und sie sind eine Zeit, in der Sie Ihren Körper zurückfordern können. Wenn die Menopause wieder als Übergangsritus erlebt und nicht länger als Krankheit oder Mangelzustand betrachtet werden soll, ist es notwendig, sie den Ärzten wieder aus den Händen zu nehmen. Jedesmal wenn Sie einem Arzt erlauben, Ihnen zu sagen, was Sie brauchen oder woran Sie „leiden", ohne seine Aussagen zu hinterfragen, unterwerfen Sie sich dem Machtanspruch der Medizin. Jedesmal wenn Sie zulassen, daß ein Arzt Ihnen etwas verschreibt, ohne Ihnen genau zu erklären, was es ist und wie es wirkt, geben Sie Ihre Macht ab. Sie verlieren Ihre persönliche Macht jedesmal, wenn ein Gynäkologe einen Teil Ihres Körpers entfernt, ohne daß Sie vollinformiert Ihre Zustimmung dazu gaben. Sie sind machtlos, wenn Sie unwidersprochen das als beste Möglichkeit akzeptieren, was nach Meinung anderer „gut für Sie" ist. In all diesen Fällen kommt die „Heilung" von außen. Sie entspringt nicht Ihrer Macht, Ihre eigenen körperlichen Prozesse zu kontrollieren oder eigene Entscheidungen über Ihr Leben zu treffen.

Eine unter Krebspatienten in den USA durchgeführte Studie zeigte, daß die Patienten, welche die Entscheidungen ihres Arztes selbstbewußt hinterfragten, eine bessere Prognose hatten als diejenigen, die passiv akzeptierten, was man ihnen sagte, und die Anweisungen ihres Arztes unterwürfig befolgten. Da die Wechseljahre keine Krankheit sind, ist es hier um so wichtiger, medizinische Annahmen in Frage zu stellen.

Wie wir gesehen haben, wurde die Hysterektomie fast ein Jahrhundert lang routinemäßig angewandt, um Frauen von den Wechseljahren zu „kurieren". In den letzten dreißig Jahren hat die Hormonersatztherapie diesen Platz eingenommen. Solange die Menopause eine Domäne der pharmazeutischen Industrie bleibt, sind alle Bemühungen, die mit ihr einhergehenden Symptome zu lindern, von nichts anderem als reinem Profitstreben motiviert – und nicht von der Sorge um das Wohlergehen der Frauen. Der Umgang der Schulmedizin mit den Wechseljahren verschleiert einen Mangel an Ganzheit und Harmonie, einen Zustand, der nur von innen geheilt werden kann. Wenn Sie auf Ihren Körper und die Stimme Ihrer Intuition hören, erfahren Sie, was Sie wirklich brauchen. Wenn Sie statt der Halbwahrheiten und Täuschungen, die Ihnen als Informationen verkauft werden, echtes Wissen besitzen, haben Sie Ihre Macht als Frau zurückerlangt. Nur dann können Sie einen Weg durch diese Übergangsphase in der Mitte des Lebens finden, der genau zu Ihnen paßt. Dieses Buch will Sie führen. Es ist nicht unfehlbar, aber es kann Ihnen vielleicht helfen, die Antworten zu finden, die Sie suchen.

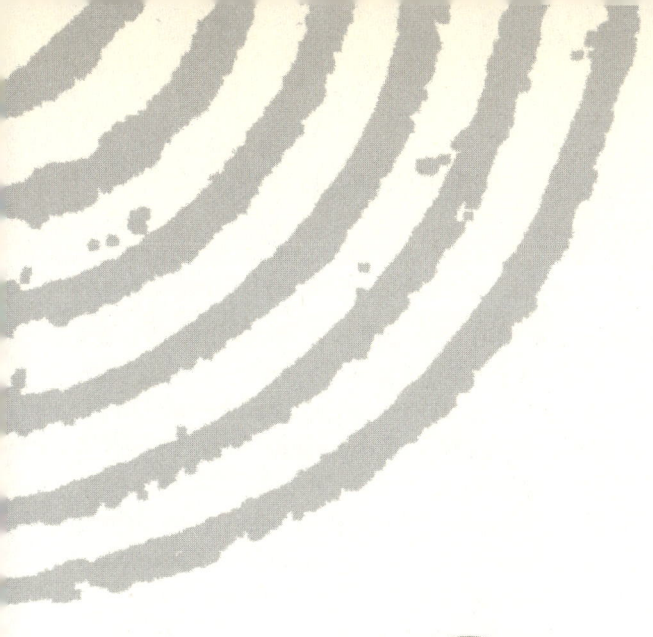

2
Tagebuch

*Die Veränderung verliert sich
in der seltsamen Unwirklichkeit
von Ende oder Anfang*

Ein Tagebuch führen

Die einfachste Möglichkeit, die Veränderungen zu beobachten, mit denen Sie in der Mitte des Lebens konfrontiert werden, besteht im täglichen Führen eines Tagebuchs. Auf den folgenden Seiten finden Sie entsprechende Vordrucke. Diese sollten Sie mindestens drei Monate lang einmal am Tag ausfüllen, aber vielleicht möchten Sie wichtige Dinge auch immer sofort notieren, besonders „Symptome" und Stimmungsschwankungen. Dazu genügt jeweils eine kleine Notiz auf den folgenden Seiten. Ein ausführlicheres Wechseljahre-Tagebuch gibt Ihnen andererseits Gelegenheit, Ihre Gefühle umfassender auszudrücken. Sie können das Tagebuch mit den an verschiedenen Stellen diesen Buches vorgeschlagenen Übungen kombinieren. Vielleicht möchten Sie sich irgendwann im Laufe des Tages, beispielsweise vor dem Schlafengehen, Zeit für sich selbst nehmen, um Ihren Tag Revue passieren zu lassen und alles, was wichtig scheint, in Ihr Tagebuch zu schreiben. Viele Frauen empfinden es als hilfreich und heilsam, sich eine Zeitlang mit den Vorgängen in ihrem Körper und ihren intimsten Gedanken zu beschäftigen.

Die Tagebucheintragungen geben Ihnen auf einen Blick nützliche Informationen. Sie brauchen sich beispielsweise nicht mehr zu fragen, wann genau Sie Ihre letzte Periode hatten – auf den Vordrucken sehen Sie sofort, wie diese verlief und ob irgendwelche Unregelmäßigkeiten aufgetreten sind. Wenn Sie das Kästchen im Abschnitt „Blutung" entsprechend schattieren, erkennen Sie auf einen Blick, wann Sie starke oder lang anhaltende Blutungen hatten. So erhalten Sie auch viel subtilere Informationen, weil Sie einen Zusammenhang zwischen Dingen herstellen können, die zunächst anscheinend nichts miteinander zu tun haben, wie beispielsweise Ernährung und Hitzewallungen. Mit Hilfe der Vordrucke können Sie auch leichter nachvollziehen, welche Behandlungsmethoden Ihnen wirklich helfen und welche unerwünschte Nebenwirkungen verursachen. Darüber hinaus können Sie streßverursachende Situationen mit den von ihnen hervorgerufenen Symptomen in Beziehung setzen.

Tagebuch

Datum: _____

Zyklustag: _____   Blutung: ☐

Mondphase: _____

Stimmung: _____

_____

_____

_____

Hinweise: _____

Ereignisse: _____

_____

_____

_____

Schlaf: _____

_____

Träume: _____

_____

_____

Ernährung: _____

_____

Behandlungen: _____

_____

_____

_____

Tagebuch

Datum: _____

Zyklustag: _____   Blutung: ☐

Mondphase: _____

Stimmung: _____
_____
_____

Hinweise: _____

Ereignisse: _____
_____
_____
_____

Schlaf: _____
_____

Träume: _____
_____
_____

Ernährung: _____
_____

Behandlungen: _____
_____
_____
_____

Tagebuch

Datum: _____

Zyklustag: _____ Blutung: ☐

Mondphase: _____

Stimmung: _____

_____

_____

Hinweise: _____

Ereignisse: _____

_____

_____

_____

Schlaf: _____

_____

Träume: _____

_____

_____

Ernährung: _____

_____

Behandlungen: _____

_____

_____

_____

Tagebucheintragungen

Datum

Versehen Sie Ihren Eintrag stets mit dem genauen Datum. Auf diese Weise können Sie bestimmte Ereignisse leicht zurückverfolgen, insbesondere dann, wenn Sie gleichzeitig ein ausführliches Tagebuch führen. So haben Sie, falls Sie medizinischen Rat einholen müssen, wichtige Informationen sofort zur Hand – Sie wissen, was wann auftrat –, und das kann ziemlich nützlich sein, denn es kann durchaus vorkommen, daß Ihr Gedächtnis während der Wechseljahre schlechter wird und es Ihnen schwerer fällt, sich an Einzelheiten zu erinnern.

Zykluskurve

Indem Sie Ihre Zykluskurve eintragen, können Sie Änderungen im Verlauf Ihrer Perioden verfolgen und mit Stimmungsschwankungen oder körperlichen Symptomen wie verstärktem prämenstruellem Syndrom, Rücken- oder Kopfschmerzen in Beziehung setzen. Sie können auch genau feststellen, zu welcher Zeit Ihres Zyklus Ihr sexuelles Verlangen am stärksten ist, und Ihr Liebesleben entsprechend gestalten. Falls Sie künstliche Hormonpräparate, natürliches Progesteron oder andere Medikamente einnehmen, die mit dem Menstruationszyklus gekoppelt werden müssen, können Sie den korrekten Einnahmetag auf einen Blick ermitteln.

Zu Beginn des Klimakteriums kann sich der Zyklus verlängern oder verkürzen und weist manchmal extreme Schwankungen auf. Viele Frauen berichten, daß sie auch nachdem ihre Monatsblutungen endgültig zum Stillstand gekommen sind, noch genau spüren, wann die Blutung eigentlich hätte stattfinden müssen. Falls bei Ihnen eine Hysterektomie vorgenommen wurde, bei der die Eierstöcke erhalten blieben, haben Sie trotz der operativ induzierten Menopause weiterhin einen Ovulationszyklus. Dieser Zyklus beeinflußt Ihre Psyche und kann sich somit auch auf Ihre äußeren Erfahrungen auswirken.

Blutung

Wenn Sie die Blutungstage in den Kästchen mit einem roten Stift schattieren (ein Drittel des Kästchens = leichte Blutung, zwei Drittel des Kästchens = normale Blutung, das ganze Kästchen = starke Blutung), können Sie eine verlängerte oder „anormale" Monatsblutung (über die Sie stets mit Ihrer Ärztin/Ihrem Arzt sprechen sollten) auf einen Blick erkennen. „Schmierblutungen", die durch die Einnahme bestimmter Medikamente verursacht wurden, können so ebenfalls leicht identifiziert werden. Länger dauernde oder häufige Blutungen, die zu Erschöpfungszuständen oder Anämie führen können, erfordern eine entsprechende Behandlung (es gibt viele alternative Therapien zur Regulierung der Monatsblutung).

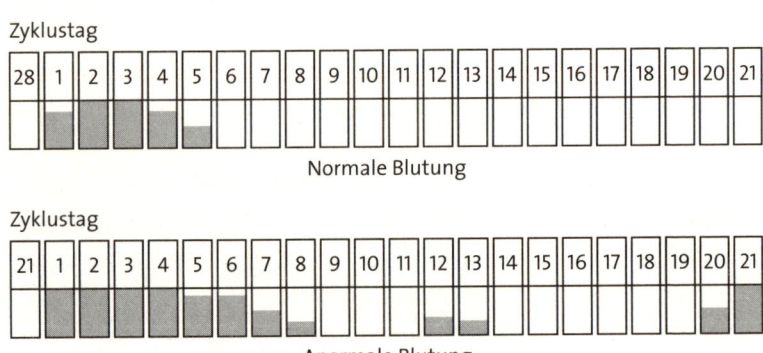

Abb. 1: Normaler und anormaler Verlauf
einer Monatsblutung

Mondphase

Vor langer Zeit bestimmte der Mond das Leben der Frauen. Vor Neumond versammelten sie sich in der Menstruationshütte, um ihre Träume zu träumen und neue Kraft zu sammeln. Es war eine Zeit der Besinnung und Erneuerung. Wenn dann der Mond wieder zunahm, kehrten die Frauen gestärkt in die Welt zurück und waren bereit, ihre Visionen zu verwirklichen.

Noch heute können wir mit Hilfe solcher uralten Riten unser Leben bereichern. Die Tage vor dem Neumond sind eine Zeit, um nach innen zu gehen, in die eigenen inneren Tiefen einzutauchen, seinen Traum zu träumen und die Ereignisse der vergangenen Wochen zu verarbeiten. Bei Neumond kehrt man dann wieder in die Welt zurück, um neue Projekte in Angriff zu nehmen, die innere Vision nach außen zu bringen. Vollmond ist eine kreative Phase, in der man aktiv werden sollte, um die Visionen zu manifestieren. Das letzte Mondviertel ist die Phase, in der die Handlungen Früchte tragen. Dann nimmt der Mond allmählich wieder ab, verdunkelt sich erneut, und auch Sie können anfangen, sich wieder mehr nach innen zu wenden.

Wenn Sie noch eine Monatsblutung haben, stellen Sie wahrscheinlich fest, daß Ihr Zyklus sich immer mehr verändert, je näher die Wechseljahre rücken und die Zeit Ihrer körperlichen Fruchtbarkeit sich dem Ende nähert. Wenn Ihre Monatsblutung schon ausgesetzt hat und Sie den Menstruationszyklus nicht länger spüren, können die Mondphasen Ihr inneres Leben steuern, die Ebbe und Flut von Rückzug und Aktivität. In beiden Fällen werden Sie davon profitieren, daß Sie sich vom Mond leiten lassen, und der Rückzug von der Welt an den Tagen vor Neumond wird Ihnen einen inneren Frieden schenken, den Sie später in Ihr Alltagsleben mitnehmen können.

Stimmungen

Viele Frauen erleben in den Wechseljahren oder um diese Zeit herum starke oder sogar extreme Stimmungsschwankungen, die völlig grundlos oder irrational erscheinen. Panikattacken können ohne Vorwarnung über eine Frau hereinbrechen. Auf Tränen kann ein Hochgefühl folgen, auf einen Wutanfall eine Heißhungerattacke. Viele Frauen schieben das auf ihr „Alter" oder ihre „Hormone". Aber es ist durchaus möglich, daß noch andere verborgene Gründe vorliegen, Gründe, die mit der Ernährungsweise, dem Blutzuckerspiegel, dem Menstruationszyklus oder bestimmten Ereignissen in Verbindung stehen. Ein „Schokoladenexzess" kann vielleicht eine depressive Anwandlung oder wütende Gedanken in Schach halten, aber er kann auch auf eine unterschwellige Störung des Blutzuckerspiegels hinweisen, der man besser mit einer Ernährungsform begegnen würde, bei der die Kohlehydrate langsam ins Blut abgegeben werden. Das tägliche Führen eines Tagebuchs ist die beste Möglichkeit, um Klarheit in solche Zusammenhänge zu bringen.

Auf den in diesem Buch abgedruckten Tagebuchblättern ist Platz für kurze Notizen, die Sie im Laufe des Tages schnell zwischendurch festhalten können. Ein ausführlicheres Tagebuch bringt allerdings den Vorteil mit sich, daß Sie jene Gefühle genauer erforschen können, die Sie „wie aus heiterem Himmel" überfallen. Nehmen Sie sich Zeit, um alles genau aufzuschreiben, ohne es zu zensieren, wie banal oder „falsch" es Ihnen auch vorkommen mag. Irgendwo werden Sie den Schlüssel finden, den Sie suchen. Manchmal erscheint Ihnen vielleicht alles ganz dunkel und hoffnungslos, aber Sie sollten trotzdem versuchen, auch positive Eintragungen zu machen, damit Sie das Gesamtbild besser sehen können. Das zahlt sich letztendlich durch ein Gefühl erhöhten Wohlbefindens aus, weil Sie sich so dem Sog pessimistischer Gedanken in gewissem Maß entziehen können.

Hinweise

In dieser Spalte ist Raum für alle „Symptome", mit denen Sie konfrontiert werden. Falls Sie unter häufigen und lang andauernden Hitzewallungen leiden, sollten Sie notieren, wann und wie lange diese auftreten. Notieren Sie auch die weniger offensichtlichen Hinweise, wie beispielsweise Gelenkschmerzen, Gedächtnisschwäche oder Hauttrockenheit, und vergleichen Sie die Eintragungen in diesem Kasten mit den Eintragungen, die Sie in den letzten ein bis zwei Tagen unter „Ernährung" gemacht haben. Auf diese Weise können Sie schnell feststellen, ob Kaffee oder scharfe Speisen zu Ihren Hitzewallungen beitragen. Gelegentliche Aphasien (Wortverluste) können auf hormonale Schwankungen, aber auch auf Nahrungsmittelallergien hinweisen (letztere werden am häufigsten von Milch- oder Weizenprodukten verursacht). Dieser Abschnitt ermöglicht es Ihnen auch, die Effektivität bestimmter Behandlungsmaßnahmen zu verfolgen und die Spreu vom Weizen zu trennen.

Ereignisse

Notieren Sie die Ereignisse, mit denen Sie in Ihrem Alltag konfrontiert werden (und gehen Sie Ihnen, falls nötig, mit Hilfe Ihres erweiterten Tagebuchs auf den Grund). So können Sie wertvolle Informationen darüber gewinnen, auf welche Weise Ihre klimakterischen „Symtome" von Ihrer Lebensweise mitverursacht werden. Die Auswirkungen von Streß sind allgemein bekannt, und jeder zusätzliche Adrenalinstoß wirft Ihren Körper möglicherweise noch mehr aus dem Gleichgewicht. Und vergessen Sie nicht: Nicht nur schwierige Situationen erzeugen Streß – auch freudige Ereignisse können Ihren Körper stark beeinflussen.

Schlaf

Schlaflosigkeit und Schlafstörungen treten während der Wechseljahre häufig auf. Es kann sein, daß Sie nicht einschlafen können, obwohl Sie müde sind, daß Sie einschlafen, aber mitten in der Nacht mehrmals aufschrecken oder bereits in den frühen Morgenstunden erwachen. Das kann mit dem Menstruationszyklus zusammenhängen, weil Frauen in den Tagen vor der Periode oft sehr lebhaft träumen. Schlafstörungen können aber auch durch Streß oder nächtliche Schweißausbrüche verursacht werden. In der chinesischen Medizin gilt das Aufwachen zu einer bestimmten Zeit als Hinweis auf eine Störung des Energieflusses in einem bestimmten Organ und kann somit ein nützliches diagnostisches Kriterium sein. Schlaffördernde Kräutermischungen und Selbstsuggestions-Kassetten sind äußerst effektive Mittel gegen Schlaflosigkeit, aber ein positiver erster Schritt könnte auch darin bestehen, sich mit dem Streß im eigenen Leben auseinanderzusetzen und sich entspannen zu lernen. Menschen mit Einschlafstörungen bekommen oft den Rat, vor dem Zubettgehen ein Glas Milch zu trinken oder etwas zu essen, aber es ist nachgewiesen, daß Kamillentee bei mindestens sechzig Prozent der Patienten innerhalb von zwanzig Minuten zum Einschlafen führt. Das ist sicher einen Versuch wert.

Träume

Lebhafte, manchmal sogar erschreckende Träume häufen sich in den Wechseljahren – besonders an den Tagen, an denen Sie Ihre Periode haben oder eigentlich gehabt hätten. Wenn Sie eine kurze Notiz auf dem Tagebuchvordruck machen und den Traum in Ihrem erweiterten Tagebuch ausführlicher bearbeiten, können Sie von diesen Botschaften aus dem Unbewußten besser profitieren. Vielleicht stellen Sie auch fest, daß bestimmte Nahrungsmittel Träume auslösen.

Beispielsweise wurde Käse lange Zeit mit Alpträumen in Verbindung gebracht. Vielleicht entdecken Sie auch eine Verbindung zwischen nächtlichen Schweißausbrüchen und lebhaften Träumen oder zwischen den Ereignissen des Tages und diesen nächtlichen psychischen Prozessen.

Datum	1	2	3	4	5	6	7
Zyklustag	18	19	20	21	22	1	2
Blutung						▓	▓
Mond	○						☾
Stimmung	Depressiv, weinerlich, Schwierigkeiten bei der Arbeit	Ich bin eine Versagerin	Habe keine Lust auf Sex	Schlecht!!	Reizbar, mache mir Sorgen um Ann		Depressiv, kann mich nicht konzentrieren
Hinweise	Hitzewallung, Hitzewallung	nächtlicher Schweißausbruch, Hitzewallung	Ziehender Schmerz, überempfindliche Brüste	Hitzewallung, Hitzewallung, nachmittag	Kopfschmerzen, nächtliche Schweißausbrüche	Schweißausbrüche, Übelkeit	Müde, schwindelig, Schwächeanfall
Ereignisse	Wichtige Besprechung verläuft negativ, keine Zeit zum Einkaufen	Wocheneinkauf und Wäsche	Jim besteht auf Sex	Blumen von Jim, Ann ruft an, sie ist unglücklich und hat Heimweh	Krach mit Jim, hatte keine Lust mit ihm auszugehen	Ging heute früher von der Arbeit nach Hause	Ging nicht zur Arbeit, Krach mit Jim
Schlaf	Schlecht	Schlecht	Lag bis 2 Uhr wach		Schlief überhaupt nicht	Wenig geschlafen	Schlief überhaupt nicht
Träume	Träumte, zu fallen	Kann mich nicht erinnern			Schrecklicher Alptraum	Lebhafter Traum	
Ernährung	Kaffe, Geschäftsessen, Wein, Kaffee, Kaffee	Sechs Schokoladenriegel		Flüssiges Mittagessen, eine ganze Kanne Kaffee			Eine Schachtel Pralinen, Fertigmenue
Behandlungen/ Medikamente	Paracetamol		Aspirin		Vier Dosen Paracetamol		

8	9	10	11	12	13	14	15
3	4	5	6	7	8	9	10
					◑	●	◗
Komme nicht klar	Depressiv	Weinerlich, fühle mich unter Druck	vormittag: kein Grund zur Sorge; nachmittag: fühle mich gut	Schlecht!	Hoffnungs-voll, fühle mich heute ganz anders		Optimistisch
Müde, schwindelig	Erschöpft, wache den ganzen Tag lang nicht richtig auf	Hitze-wallungen, kann mich nicht kon-zentrieren	Erschöpft, Nächtliche Schweiß-ausbrüche			Hitze-wallung	Nächtliche Schweiß-ausbrüche
Schleppte mich zur Arbeit, Krach im Büro	Mary erwähnt Dr. Wang, er half ihr	Mußte mich heute intensiv um die Kinder kümmern	Zu müde zum Kochen, Jim ist wütend	Termin beim chine-sischen Arzt	Habe beschlossen, regelmäßig Yoga zu machen	Ann ruft an, hat einen Freund, ist jetzt glücklich	Die Behand-lung scheint sich schon positiv auf die Blutung auszu-wirken
Schlief die ganze Nacht durch	Schlecht	Besser	Unruhig	Besser	Gut	Besser	Schlief die ganze Nacht durch
	Träumte von Drachen				Traf die Schlangen-frau in einer Höhle		
Käsebrot und Krapfen, Cola	Kein Mittagessen, China-Imbiss	Üppiges Mittagessen mit Aperitif und Wein	Fisch und Chips			Salat zum Mittagessen	Nudeln, probierte es mit Haterbrei zum Früh-stück
Schlaf-tablette	Probierte es mit Kamillentee – iihh	Trank mehr Kamillentee		Kamillentee, Akupunktur	Yunnan Baiyas, Guipiwan, Shi Chuan, Da Bu Wan	Y.B., G., SCDBW	Y.b., G., SCDBW

Datum							
Zyklustag							
Blutung							
Mond							
Stimmung							
Hinweise							
Ereignisse							
Schlaf							
Träume							
Ernährung							
Behand-lungen/ Medika-mente							

Kopiervorlage

Ernährung

Ihre Ernährungsweise wirkt sich stark auf Ihr Wohlbefinden in den Wechseljahren aus und steht in engem Zusammenhang mit Ihren psychischen und körperlichen Symptomen. So kann beispielsweise eine Allergie gegen bestimmte Nahrungsmittel, Hitzewallungen, Depressionen, Hautjucken, Schmerzen in verschiedenen Körperteilen und viele andere Symptome hervorrufen. Ohne schriftliche Aufzeichnungen können sich nur wenige von uns daran erinnern, wie viele Gläser oder Tassen eines Getränks sie an einem bestimmten Tag zu sich genommen haben (besonders zucker- und koffeinhaltige, wie beispielsweise Tee, Kaffee, Kakao und viele Limonadengetränke). Koffein kann nicht nur Hitzewallungen auslösen, sondern auch Mitverursacher von Mastitis (Brustdrüsenentzündung) sein. Darüber hinaus stört es die Kalziumaufnahme (ein wichtiger Faktor bei der Verhütung von Osteoporose). Der verdeckte Zucker- und Salzgehalt bestimmter Nahrungsmittel kann Symptome hervorrufen, die denen der Menopause ähneln. Viele Kräutertees entfalten medizinische Wirkungen, die man im Auge behalten sollte. Trinkt man sie eben wegen dieser medizinischen Wirkungen, sollten Sie in der Rubrik „Behandlungen und Medikamente" eingetragen werden.

Behandlungen und Medikamente

Ohne schriftliche Aufzeichnungen kann man unmöglich erkennen, ob eine Behandlung, die gegen bestimmte physische oder psychische Symptome der Menopause eingesetzt wird, Wirkung zeigt oder die Situation möglicherweise sogar noch verschlechtert, weil sie Nebenwirkungen mit sich bringt. Viele Frauen stellen beispielsweise fest, daß die Hormonersatztherapie anfangs mit Übelkeit und Erbrechen einhergeht und die Anwendung natürlicher Progesteronpräparate anfangs Schmierblutungen verursachen kann. Es ist wichtig, alle „Behandlungen" einzutragen, besonders solche wie Akupunktur, Massage und Körpertraining. Sie sollten auch daran denken, daß natürliche Behandlungsmethoden oft längere Zeit brauchen, bis sie „anschlagen", daß ihre Wirkungen also oft erst nach Wochen oder Monaten deutlich spürbar sind.

Mit den Tagebuchinformationen arbeiten

Nachdem Sie Ihr Tagebuch ein bis zwei Monate lang geführt haben, wird sich ein bestimmtes Muster herauskristallisieren, so daß Sie bestimmte Auslöser identifizieren können. Wenn Sie wichtige Details mit farbigem Filzstift unterstreichen, können Sie das Gesamtbild noch deutlicher herausarbeiten. Wenn sich zwischen verschiedenen Rubriken ein- oder zweimal eine Verbindung zeigt, kann das Zufall sein. Werden solche Zusammenhänge aber regelmäßig deutlich, ist das auf jeden Fall ein wichtiger Hinweis. Sie werden erkennen, daß Sie manche Bereiche Ihres Lebens einer Prüfung unterziehen und bestimmte Überzeugungen in Frage stellen müssen. Vielleicht stellen Sie auch fest, daß es Ihnen hilft, bestimmte Nahrungsmittel oder Aktivitäten in der Woche vor der Periode zu meiden oder in dieser Zeit bestimmte Kräuterpräparate einzunehmen, um beispielsweise Ihre Schlaflosigkeit zu bekämpfen. Außerdem können Sie lernen, sich auf Ihren eigenen sexuellen Rhythmus einzuschwingen und dadurch Ihr Sexualleben erfüllender zu gestalten.

Auf dem Tagebuchmusterblatt (das ein „Horrorszenario" wiedergibt) können Sie die Zusammenhänge zwischen einer verlängerten und starken Monatsblutung und extremer Müdigkeit und Reizbarkeit erkennen. (Eine ernsthafte Erkrankung wurde ausgeschlossen.) Das bringt zusätzlichen Streß am Arbeitsplatz und Schwierigkeiten mit Angehörigen mit sich. Die Ernährung der Frau ist sehr unausgewogen, und es besteht die Möglichkeit, daß Hitzewallungen und nächtliche

Schweißausbrüche durch Alkohol- und Kaffeegenuß verstärkt werden. „Schokoladenexzesse" bringen den Blutzuckerspiegel der Frau durcheinander. Da die abendliche Einnahme von Schlaftabletten sie auch den ganzen nächsten Tag schläfrig macht, versucht sie es mit *Kamillentee*, der ihr hilft, einzuschlafen. Am siebten Zyklustag sucht sie einen in chinesischer Medizin ausgebildeten Arzt auf. Er diagnostiziert ein Ungleichgewicht im Energiefluß, an dem die Milz beteiligt ist. Er verschreibt das Mittel *Yunnan Baiyao*, das die Frau drei Tage lang einnehmen soll, um die Blutung zu stoppen, sowie zwei chinesische Präparate, welche die Milz stärken und blutstillend und vitalisierend wirken. Diese Präparate, die die Frau einen Monat lang einnehmen soll, helfen auch gegen Depressionen. Zusätzlich behandelt er sie mit Akupunktur, um den Energiefluß ins Gleichgewicht zu bringen, den Streß zu reduzieren und den Schlafstörungen entgegenzuwirken. In den darauffolgenden Wochen zeigt sich die Wirkung dieser Kombinationsbehandlung. Die Blutung normalisiert sich, Erschöpfungszustände und Depressionen gehen zurück, und die Lebensqualität der Frau verbessert sich deutlich. Die therapeutischen Wirkungen eines ausführlichen Tagebuchs werden schnell spürbar sein und Sie vielleicht dazu anregen, diese Gewohnheit auch nach der Menopause beizubehalten. Das Führen eines solchen Tagebuchs ist auch sehr hilfreich, wenn Sie sich irgendeiner Form von Psychotherapie unterziehen oder an einer Selbsthilfegruppe für Frauen im Klimakterium teilnehmen, weil es Ihnen dann leichter fällt, Ihre Erfahrungen mit anderen zu teilen. Sie können Ihr Tagebuch aber auch als Ihr Privateigentum betrachten, etwas, das Ihnen ausschließlich dazu dienen soll, Ihre persönlichen Erfahrungen während dieses bedeutsamen Übergangs festzuhalten.

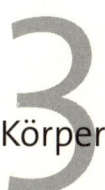

3
Körper

Veränderung ist Wasser,
das unter Brücken hindurchfließt,
ein Blatt, von der Flut getragen –
zum Leben oder zum Tod.

Hormonersatztherapie (HET)

Da die orthodoxe Schulmedizin zu dem Schluß gelangt ist, die Menopause sei ein hormonaler Mangelzustand – das heißt, eine Krankheit und kein natürlicher Vorgang –, heben Ärzte die Hormonspiegel durch die Verabreichung von Hormonpräparaten an, um den „Mangel" auszugleichen. Bei diesen Hormonen kann es sich um „natürliche" oder synthetische handeln. Ursprünglich wurden reine Östrogenpräparate verschrieben, bis die Ärzte auf ein vermehrtes Auftreten von Krebserkrankungen aufmerksam wurden. Um dieses Problem zu beheben, wurde das Östrogen mit dem Hormon Progestogen kombiniert. Inzwischen vertreten einige Ärzte die Ansicht, daß die klimakterischen Symptome und bestimmte post-menopausale Zustände durch eine Östrogendominanz hervorgerufen werden, und empfehlen die Hormonsubstitution mit natürlichen Progesteronpräparaten. Es gibt Hinweise auf einen Zusammenhang zwischen der Dauereinnahme von Hormonpräparaten und dem gehäuften Auftreten von Krebserkrankungen.[1] Eine kürzlich durchgeführte Studie zeigte, daß unter tausend Frauen zwei zusätzliche Brustkrebsfälle auftraten, wenn HET verabreicht wurde. Nach zehnjähriger Anwendung erhöhte sich die Zahl der zusätzlichen Brustkrebsfälle auf sechs. Ihre Lebenserwartung kann sich durch den Einsatz von HET durchschnittlich um dreieinhalb Jahre erhöhen.[2] Außerdem gibt es Hinweise darauf, daß das Risiko, eine Thrombose zu entwickeln, im ersten Jahr der HET-Anwendung um das Zweifache steigt.[3] Die Empfehlungen für die Anwendungsdauer der Hormonersatztherapie reichen von zwei Jahre bis „lebenslänglich". Nach Ansicht vieler Ärzte ist die Anwendung der Hormontherapie bei bestimmten Vorerkrankungen zu risikoreich, obwohl andere Ärzte der Ansicht sind, daß selbst in diesen Fällen der Nutzen von HET den hohen Risikofaktor überwiegt. Brustkrebs und Gebärmutterkrebs gelten im allgemeinen als absolute Kontraindikationen, und viele Experten raten von einer Hormontherapie ab, wenn es innerhalb der Familie Brustkrebsfälle gab oder wenn bei der betreffenden Patientin bereits Herzanfälle, ein Schlaganfall oder eine Lungenembolie aufgetreten waren. Außerdem kann die Hormonsubstitutionstherapie zu einer drastischen Verschlimmerung einer Endometriose (anormale, aber gutartige Versprengung von Gebärmutterschleimhaut im Unterleib) sowie zu Blutungen (selbst nach Hysterektomie) führen. Die Verabreichung von Hormonpräparaten kann auch das Wachstum von Bindegewebsgeschwülsten begünstigen. Normalerweise schrumpfen solche Geschwülste nach der Menopause, und auch die Endometriose verursacht keine Blutungen oder anderen Probleme mehr. Bei Anwendung der Hormonersatztherapie ist das allerdings nicht der Fall. Im ersten Jahr nach einer akuten Hepatitis sollte HET nicht angewandt werden; bei Hepatitis C ist sie völlig kontraindiziert. Vor Beginn einer Hormonsubstitutionstherapie sollten auf jeden Fall Risikofaktoren wie hoher Blutdruck, Rauchen und Übergewicht reduziert oder ausgeschaltet werden. Die Hersteller von Hormonpräparaten räumen ein, daß Östrogene zu einer Verschlimmerung bestimmter Krankheitsbilder führen können. Dazu gehören Otosklerose (eine Form von Mittelohrtaubheit), Multiple Sklerose, systemischer Lupus Erythematodes, Porphyrie (eine Stoffwechselkrankheit), Melanom, Asthma, Migräne, Diabetes und Epilepsie.

FAKTEN

Die Hormonersatztherapie wird sowohl zur Vorbeugung als auch zur Behandlung klimakterischer Symptome wie Hitzewallungen und Scheidentrockenheit eingesetzt.

Die vier Hauptdarreichungsformen der Hormonersatztherapie

Tabletten werden normalerweise als Monatspackungen verschrieben, die fünfundzwanzig östrogenhaltige Tabletten enthalten. Diese werden vom 16. bis zum 25. Zyklustag durch Progestogentabletten ergänzt. Vom sechsundzwanzigsten bis zum dreißigsten/einunddreißigsten Zyklustag wird mit der Einnahme pausiert. Die Hormone werden über den Verdauungstrakt absorbiert.

Pflaster werden wie ein Wundpflaster auf den Unterbauch geklebt und alle drei bis vier Tage gewechselt. Die Hormone werden über die Haut aufgenommen.

Implantate werden unter Lokalanästhesie unter die Haut gepflanzt und verbleiben dort sechs Monate.

Salben werden lokal zur Bekämpfung vaginaler Austrocknung oder bei Blasenentzündungen angewandt.

Die meisten Formen der Hormonersatztherapie lösen eine Monatsblutung aus.

Am wirksamsten gegen Hitzewallungen und nächtliche Schweißausbrüche, Scheidentrockenheit, Angstzustände und Schlaflosigkeit, Verwirrungszustände und Gedächtnisschwäche.

Verhüten angeblich Osteoporose (Knochenschwund) und Herzkrankheiten (neuere Studien widersprechen diesen Theorien – siehe Quellenangaben).

Mögliche Nebenwirkungen der Hormonersatztherapie: Entzugsblutungen, irreguläre vaginale Blutungen, Übelkeit, Erbrechen, Brust-/Eierstock-/Gebärmutterkrebs, Gallensteine, Schlaganfall, Thrombose, erhöhter Blutdruck, Darmkrämpfe, Geblähtheit, Gelbsucht, PMS-artige Beschwerden, vaginaler Pilzbefall (Candidiasis), Hautausschläge, Veränderungen der Gebärmutterhalssekretion, Überempfindlichkeit der Brust, Brustvergrößerung, Brustsekretion, Chloasma oder Melasma (anormale Pigmentierung oder Ausschlag im Gesicht), Haarausfall, übermäßiger Haarwuchs, Verstärkung der Hornhautkrümmung, Unverträglichkeit von Kontaktlinsen, Kopfschmerzen, Migräne, Schwindelanfälle, Depressionen, Chorea (Veitstanz), Gewichtsveränderungen, Ödeme (Wasseransammlungen im Gewebe), Veränderungen des Sexualverlangens, Beinkrämpfe, Zuckerunverträglichkeit, Hyperkalzämie (übermäßiges Ansteigen der Blutkalziumspiegel). *Hormonpflaster:* Blasen- oder Hautrötung.

Erhöhtes Risiko von Brustkrebs (zwei Frauen von tausend, nach zehnjähriger Anwendung sechs Frauen von tausend), Eierstockkrebs (gemäß einer wissenschaftlichen Studie[2] um 70 Prozent erhöhtes Risiko nach zehnjähriger Anwendung) und Gebärmutterkrebs (bei Östrogengabe erhöht sich die Wahrscheinlichkeit auf das 4,5 bis 13,9fache), Gallensteine (2,5fach erhöhtes Risiko), Schlaganfall, Thrombose (3,5fach erhöhtes Risiko, bei Verabreichung von 1,25 Milligramm siebenfach erhöhtes Risiko; das höchste Risiko haben Kurzzeitanwenderinnen[4]), Erhöhung des Blutdrucks.

Kontraindikationen: Brust- oder Gebärmutterkrebs, Herzattacken oder Schlaganfall in der Anamnese, anormale Blutfettwerte, Thrombusembolie (tiefe Venenthrombose oder Lungenembolie), Brustdysplasien (Brustgewebsveränderungen),
akute Lebererkrankungen, Infektion mit dem Hepatitis-C-
Erreger, hoher Blutdruck, starkes Rauchen, Fettleibigkeit,
Bindegewebsgeschwülste, Endometriose (Versprengung der
Gebärmutterschleimhaut), vaginale Blutungen unbekannter
Ursache (erfordert sofortige Abklärung).

Sicherheit: Die Ergebnisse neuerer wissenschaftlicher Studien
über die Hormonersatztherapie sind zumindest wider-
sprüchlich, aber viele werfen ernstzunehmende Fragen im
Hinblick auf die Sicherheit der Anwendung von HET auf.
Eine Studie „beweist", was eine andere „widerlegt". Falls Sie
Zweifel haben, sollten Sie sich die neueste Literatur besorgen
(die Zeitschrift *What Doctors don't tell You (WDDTY)* und medizinische Fachzeitschriften drucken die Ergebnisse neuester
wissenschaftlicher Studien ab).

Die Hormonersatztherapie ist kein Empfängnisverhütungsmittel.
Falls Sie noch einen Eisprung haben, müssen Sie außerdem
Schwangerschaftsverhütung betreiben. Auch nach Ausblei-
ben der normalen Monatsblutungen sollten Sie noch min-
destens sechs bis zwölf Monate lang verhüten, um eine
Schwangerschaft zu vermeiden.

Viele klimakterische „Symptome" kehren zurück, wenn die
Hormonersatztherapie abgesetzt wird, weil die natürlichen
Anpassungsprozesse an die veränderte hormonale Situation
während der Hormontherapie nicht stattfinden können.

Die Einnahme von Hormonen kann den Bedarf des Körpers an Vitamin B6 erhöhen (dieses Vitamin ist in Vollkornbrot, Vollgetreide, Milch, Hefe, Eigelb, Reis und Kleie enthalten).

Einige Wissenschaftler haben herausgefunden, daß sehr viele Patientinnen die Hormonpräparate aufgrund unannehmbarer Nebenwirkungen innerhalb der ersten Monate absetzen, ohne den behandelnden Arzt zu informieren.

Premarin ™, ein „natürliches" Hormonpräparat, wird aus dem Urin schwangerer Stuten hergestellt. Während der ganzen Schwangerschaft sind die Stuten ohne jegliche Bewegungsfreiheit in Ställen festgebunden. Die Fohlen werden oft unmittelbar nach der Geburt getötet.

Beim Auftreten folgender Krankheitsbilder oder Zustände sollte die Hormonersatztherapie abgesetzt werden: Schwangerschaft, Brust- oder Gebärmutterkrebs, Thrombophlebitis (Venenentzündung mit Thrombenbildung), Thromboembolismus, Gelbsucht, Migräne, Sehstörungen, erhöhter Blutdruck.

Bei Patientinnen mit folgenden Krankheitsbildern sollte die Anwendung sorgfältig überwacht werden:
Störungen der Herz- oder Nierenfunktion, Endometriose, Knoten in der Brust, Fibrozystitis der Brust.
Vor Operationen oder längerer Ruhigstellung des Körpers sollte HET ebenfalls abgesetzt werden.

Entzug der Hormonersatztherapie: Wenn möglich, sollte die Dosis allmählich verringert werden, damit die natürliche Hormonproduktion des Körpers wieder einsetzen kann.
Ohne Hormontherapie beginnt der Körper nach der Menopause, mit Hilfe der Nebennieren das Sexualhormon Östron zu produzieren. Die Hormonersatztherapie greift in diesen natürlichen Prozeß ein.

NOTIZEN

QUELLEN

1 Studie des Imperial Cancer Research Fund's Epidemiology Unit (Oxford); wurde im Oktober 1997 in der Fachzeitschrift *The Lancet* zitiert, und mehrere andere Studien.
2 Studie des New England Medical Centre und der Tufts Universitiy School of Medicine, Boston. Wurde am 10 April 1997 in der *Daily Mail* zitiert.
3 *BMJ*, März 1997
4 *The Lancet*, 1996, 348: 97780 und 98183
   Siehe auch:
   WDDTY, Ausg. 4, Nr. 9, S.1 und Ausg. 6, Nr. 4, S. 6 (Siehe Quellenanhang)
   Menopause Matters, Judy Hall & Robert Jacobs. Element Books, Shaftesbury 1994
   What Doctors Don't Tell You, Lynne McTaggart. Thorsons, London, 1996.

Ist die Hormonersatztherapie für mich geeignet?

Wenn Sie an Hitzewallungen, nächtlichen Schweißausbrüchen, vaginaler Austrocknung, Schlafstörungen und unerklärlichen Angstzuständen oder Depressionen leiden oder Ihre Eierstöcke operativ entfernt wurden, Sie ansonsten aber körperlich gesund sind, kann die Hormonersatztherapie Ihnen durchaus vorübergehend helfen (lesen Sie sich aber zuerst die Liste der Kontraindikationen durch). Die meisten Ärzte verschreiben eine Hormontherapie aufgrund der oben genannten „Symptome" oder als vorbeugende Maßnahme, wenn es in der Familie Fälle von Osteoporose oder Herzkrankheiten gegeben hat.

Es gibt heutzutage aber auch viele Ärzte, die ihren menopausalen Patientinnen routinemäßig Hormone verschreiben, ohne sich viel um das Auftreten von „Symptomen" oder um medizinische Indikationen zu kümmern. Sie betrachten HET als Mittel zur Vorbeugung, das man „für alle Fälle" verschreiben sollte. Nur wenige Ärzte sind allerdings über die widersprüchlichen Ergebnisse der diesbezüglichen wissenschaftlichen Studien informiert.

Viele Frauen empfinden die Nebenwirkungen der Hormontherapie, wie beispielsweise Übelkeit und Entzugsblutungen, als inakzeptabel, auch wenn die meisten Ärzte behaupten, daß die Übelkeit und andere Störungen des Verdauungstraktes mit der Zeit verschwinden, und viele sogar eine Verdopplung der Hormondosis empfehlen, wenn die Therapie nicht sofort anzuschlagen scheint. Es gibt zwar neue Formen der Hormonersatztherapie, die die Blutungen auf ein Minimum reduzieren (schauen Sie sich zuerst die Liste der Nebenwirkungen unter „Fakten" an), aber dennoch gibt es allgemein anerkannte Kontraindikationen für die Hormonersatztherapie.

ÜBUNG

Ist die Hormonersatztherapie in meinem Fall ohne Risiko möglich?

Kreuzen Sie bitte auf der folgenden Liste an, was auf Sie zutrifft:

Brustkrebs ☐

Gebärmutterkrebs ☐

Andere hormonabhängige Krebsarten ☐

Vaginale Blutungen unbekannter Ursache ☐

Endometriose ☐

Schwangerschaft ☐

Lebererkrankung/Hepatitis C ☐

Aktive Thrombophlebitis (Venenentzündung) ☐

Neigung zu Blutgerinnseln ☐

Rotor oder Dubin-Johnson-Syndrom
(erblich bedingte Lebererkrankung) ☐

Schwere Herz- oder Nierenerkrankung ☐

Herzattacken in der Anamnese ☐

Schlaganfall ☐

Allergie gegen Bestandteile
bestimmter Hormonpräparate ☐

Übergewicht ☐

Bindegewebsgeschwülste ☐

Brustkrebsfälle in der Familie ☐

Anormale Blutfettwerte ☐

Starke Raucherin ☐

Otosklerose (eine Form der Mittelohrtaubheit) ☐

Multiple Sklerose ☐

Systemischer Lupus Erythematodes
(Schmetterlingsflechte) ☐

Porphyrie (erblich bedingte Stoffwechselkrankheit) ☐

Melanom (Hautkrebs) ☐

Asthma ☐

Migräne ☐

Diabetes ☐

Epilepsie ☐

Wenn Sie eines oder mehrere Kästchen angekreuzt haben, sollten Sie mit Ihrem Arzt über die bei Ihnen vorliegenden Risikofaktoren sprechen und über Ihre Zweifel, ob die Hormonersatztherapie für Sie geeignet ist. Informieren Sie sich über alternative Behandlungsmöglichkeiten.

Wenn auch nur eine der Kontraindikationen für HET auf Sie zutrifft, sind homöopathische Mittel oder Blütenessenzen die sicherste Alternative für Sie.

Leide ich unter HET-Nebenwirkungen?

Kreuzen Sie bitte an, was auf Sie zutrifft:

Übelkeit ☐

Verdauungsbeschwerden ☐

Entzugsblutungen ☐

Prämenstruelles Syndrom ☐

Kopfschmerzen ☐

Candida (Hefepilzbefall) ☐

Krämpfe ☐

Depressionen ☐

Schlafstörungen ☐

Allgemeines Unwohlsein ☐

Alle oben genannten Zustände können Nebenwirkungen der Hormonersatztherapie sein.

Brauche ich wirklich eine Hormontherapie?

Die einzige Möglichkeit, mit Sicherheit festzustellen, ob Sie eine Hormonsubstitution durch HET oder natürliche Hormone brauchen, besteht darin, den Hormonstatus durch entsprechende Tests feststellen zu lassen. Doch selbst dann sollten Sie nicht vergessen, daß das, was von der Ärzteschaft heute als Mangel betrachtet wird, durchaus ein ganz natürlicher, völlig ausgewogener Zustand für den Lebensabschnitt sein kann, in dem Sie sich gerade befinden. Wenn ein Arzt Ihnen sagt, Sie litten an einem Hormonmangel, sollten Sie eine zweite Meinung von einem qualifizierten, in Naturheilkunde ausgebildeten Arzt oder Behandler einholen, der Ihre Testergebnisse vielleicht ganz anders beurteilt. Aufgrund der Pressepropaganda der letzten Jahre, die die Hormonersatztherapie als „Allheilmittel", als „Pille für ewige Jugend", als „die einzige Möglichkeit, Osteoporose und Witwenbuckel, Herzkrankheiten und Schlaganfälle zu vermeiden" hochjubelte (Behauptungen, die wissenschaftlich immer weniger haltbar sind), hat sich eine ganze Generation von Frauen einfach auf die Empfehlungen ihrer Ärzte verlassen und Hormonpräparate geschluckt, ganz gleich, ob sie sie wirklich brauchten oder nicht. Manche Frauen fühlen sich aufgrund der Hormontherapie tatsächlich besser, andere nicht. Aber diejenigen, die sie anwenden, haben Angst, sie abzusetzen, weil sie die unangenehmen Folgen fürchten, die eintreten könnten oder ihnen zumindest von den Ärzten in Aussicht gestellt werden. Manchen Frauen wurde gesagt, sie müßten die Hormonpräparate „für den Rest ihres Lebens" einnehmen. Wenn Sie zu diesen Frauen gehören, sollten Sie sich vielleicht ein paar Fragen stellen.

Kreuzen Sie bitte an, was auf Sie zutrifft:　　　　　ja　　nein

Ist mein Hormonhaushalt wirklich
aus dem Gleichgewicht geraten?　　　　　　　　☐　　☐

Fühle ich mich mit der Hormontherapie gut?　　☐　　☐

Hatte ich vor Anwendung der
Hormonpräparate irgendwelche Symptome?　　☐　　☐

Treten jetzt bei mir irgendwelche Symptome auf?　☐　　☐

Gab es einen medizinischen Grund
für die Hormonersatztherapie
(beispielsweise eine Hysterektomie)?　　　　　　☐　　☐

	ja	nein
Habe ich Angst davor, älter auszusehen?	☐	☐
Habe ich das Für und Wider sorgfältig abgewogen?	☐	☐
Gibt es eine risikoärmere Alternative, die für mich in Frage käme?	☐	☐
Will ich wirklich im Zustand der Menopause verbleiben oder will ich weitergehen?	☐	☐

Wenn Sie sich gut fühlen und Ihr Körper die Behandlung toleriert, können Sie vorübergehend durchaus von der Hormonersatztherapie profitieren. Fühlen Sie sich jedoch unwohl und nehmen die Präparate nur deshalb weiter ein, weil Sie meinen, Sie müßten es tun, oder weil Sie Ihre Hitzewallungen oder andere Symptome unerträglich finden, sollten Sie sich über alternative Möglichkeiten informieren. Es ist auch ratsam, sich Gedanken über die Frage zu machen, ob man sich vor dem Älterwerden fürchtet. Oder wurden Sie durch Presseberichte über Osteoporose und andere Krankheiten, die nach den Wechseljahren auftreten können, aufgeschreckt? Wenn Sie Angst vor dem Älterwerden haben, finden Sie hilfreiche Ratschläge in den Kapiteln „Psyche" und „Geist". Auch wenn Sie sich Sorgen über die mögliche Entstehung einer Osteoporose machen, sollten Sie sich über die neuesten Erkenntnisse bezüglich einer osteoporoseverhütenden Ernährung informieren, bevor Sie Ihre Entscheidung treffen (siehe auch den Abschnitt über Osteoporose). Die in diesem Buch vorgestellten natürlichen Heilmittel und geistigen Heilmethoden können Ihnen sicher helfen, wenn Sie das Gefühl haben, daß Sie in dieser Zeit des Übergangs Hilfe benötigen.

Sollten Sie sich nach Entfernung der Eierstöcke in einem operativ induzierten Klimakterium befinden, sind Sie wahrscheinlich eher auf eine Hormonersatztherapie angewiesen (und profitieren davon) als Frauen, die sich einer solchen Operation nicht unterziehen mußten.

Natürliche Alternativen zur Hormonersatztherapie

Es gibt viele natürliche Alternativen zur Hormonersatztherapie. Nur von einigen wenigen sind Nebenwirkungen oder Kontraindikationen bekannt. *Dennoch sollten Sie unbedingt einen qualifizierten Behandler konsultieren, bevor Sie mit einer natürlichen Hormonersatztherapie oder Behandlung Ihrer klimakterischen Beschwerden beginnen.* Prüfen Sie, wie „natürlich" kommerziell produzierte Pflanzenhormone tatsächlich sind. Homöopathie, Akupunktur, Akupressur, Kräuter und Blütenessenzen sind sanfte Methoden zur Behandlung klimakterischer Symptome.

Blütenessenzen werden gewonnen, indem man die entsprechenden Blüten in Quellwasser einweicht und diesen wäßrigen Auszug dann mit Alkohol haltbar macht. Die medizinische Anwendung solcher Blütenessenzen war schon im alten Ägypten und in noch älteren Kulturen üblich. Wie bei homöopathischen Zubereitungen handelt es sich bei den Blütenessenzen um „Schwingungsmedizin", das heißt, die energetische Information der entsprechenden Blüte wird auf die Essenz übertragen. Dies ist die höchste und reinste Form, die Heileigenschaften von Pflanzen zu nutzen. Blütenessenzen wirken auf allen Ebenen. Sie können emotionale und mentale Beschwerden lindern, aber auch körperliche Funktionen positiv beeinflussen. Und sie haben kaum Nebenwirkungen.

Die Wirkung von Akupunktur und Akupressur beruht auf einer Wiederherstellung des energetischen Gleichgewichts über die Körpermeridiane. Die Akupunktur- oder Akupressurpunkte werden entweder mit Hilfe von Nadeln oder mit den Fingern stimuliert.

Die Homöopathie beruht auf dem Resonanzprinzip, das besagt, daß „Gleiches Gleiches heilt". Eine verschwindend geringe Menge einer Substanz, die in größerer Menge die gleichen Symptome hervorrufen würde wie die Krankheit selbst, wird so aufbereitet, daß nur noch die Energieinformation im Medikament enthalten ist (wird als Potenz bezeichnet). Die Heilmittel werden so stark verdünnt, daß kein Molekül der Ursprungssubstanz im fertigen Medikament mehr nachweisbar ist. Samuel Hahnemann, der Begründer der modernen Homöopathie, entwickelte sein Behandlungssystem nach den Ideen des Paracelsus, eines berühmten Arztes und Alchimisten der Renaissance. Paracelsus glaubte, daß beim „Herausverdünnen" der materiellen Substanz eine spirituelle Kraft in das Heilmittel eintreten würde (das ist eine schöne Analogie für die Menopause. Indem eine Frau die physischen Aktivitäten der Kindererziehung hinter sich läßt, die sie an die materielle Welt binden, entsteht ein Raum, den sie nun für ihre spirituelle Entwicklung nutzen kann). Einige Hinweise stützen die Theorie, daß homöopathische Heilmittel auf der elektromagnetischen Ebene voneinander abweichen, selbst wenn sie bei einer chemischen Analyse eine identische Struktur aufweisen.

Es gibt zwei Formen der homöopathischen Behandlung – die klassische Homöopathie und die Behandlung mit Kombinationspräparaten. In der klassischen Homöopathie werden ausschließlich Einzelmittel verwendet, ganz besonders das „Konstitutionsmittel". Die Behandlung mit den Konstitutionsmitteln beruht auf Hahnemanns Beobachtung, daß manche Menschen sich verhalten, als litten sie unter einer chronischen Vergiftung durch eine bestimmte Substanz, deren Symptome exakt zu einem spezifischen Heilmittel „passen". Ein Konstitutionsmittel wirkt sehr tiefgreifend, weil es sowohl in mentale als auch in physische Prozesse eingreift. Ein solches Mittel muß, wie andere homöopathische Heilmittel, von einem erfahrenen homöopathischen Arzt oder Behandler verschrieben werden, da es auf die Gesamtpersönlichkeit des Patienten und nicht auf eine bestimmte „Krankheit" abgestimmt werden muß.

Eine andere homöopathische Richtung setzt homöopathische Kombinationspräparate ein, um den Organismus zu entgiften und zu reinigen und Beschwerden entgegenzuwirken. Da diese Heilmittel auf bestimmte Organe wirken und bestimmte Krankheitsbilder bekämpfen, ist dieses System weniger ganzheitlich als die klassische Homöopathie. Die Befürworter dieser Richtung vertreten jedoch die Ansicht, daß die Wirkung der klassischen homöopathischen Heilmittel zunehmend durch die Belastung mit toxischen Substanzen (Umweltverschmutzung, Zigarettenrauch und Medikamente) beeinträchtigt wird. Um dem entgegenzuwirken, fügen sie den Medikamenten verschiedene Kräutermischungen zu.

Bei einer homöopathischen Behandlung kann eine „Heilkrise" auftreten, während der sich die Symptome rapide verschlimmern. Das ist allerdings ein gutes Zeichen. Es zeigt, daß das richtige Heilmittel gewählt wurde und der Patient positiv auf die Behandlung anspricht. Wird die Behandlung in diesem Fall ein paar Tage lang unterbrochen und dann von neuem begonnen, verschwinden die Symptome (höchstwahrscheinlich für immer).

Abgesehen von ein paar nützlichen „Erste-Hilfe-Mitteln", müssen homöopathische Heilmittel von einem qualifizierten

Behandler verschrieben werden. Die Behandlung mit Blütenessenzen erfordert dagegen keine Konsultation bei einem Therapeuten.

Kräuterzubereitungen und homöopathische Heilmittel werden seit langer Zeit zur Behandlung klimakterischer Beschwerden eingesetzt. Allerdings gibt es kaum wissenschaftliche Studien und Dokumentationen über ihre Wirkungen, weil wissenschaftliche Medikamentenstudien normalerweise von der Pharmazeutischen Industrie durchgeführt werden, die nach isolierten chemischen Bestandteilen sucht, welche sie patentieren lassen und zu Geld machen kann. Die Wirkung von Heilkräutern beruht jedoch auf dem Zusammenspiel aller Inhaltsstoffe der Pflanze und nicht nur auf einem isolierten Bestandteil. Deshalb birgt die Therapie mit Kräuterzubereitungen auch weniger Risiken als die Behandlung mit den patentierten Chemikalien der Pharmazeutischen Industrie. Wie bereits gesagt, funktioniert die Homöopathie auf der Basis „Gleiches heilt Gleiches", und da die Substanzen so stark verdünnt werden, daß nur energetische Informationen im Medikament zurückbleiben, gibt es hier nichts zu patentieren. Viele Pflanzen enthalten östrogenartige Substanzen oder Vorstufen von Östrogenen, die auf den Organismus wie organische Hormonpräparate wirken.

Natürliche Hormone werden aus Pflanzen gewonnen. Sie bewirken im Körper ähnliche Prozesse wie die körpereigenen Hormone. (Man darf sie nicht mit synthetischen Hormonen verwechseln, die zwar von der gleichen Pflanze stammen können, aber in ihrer Molekularstruktur verändert wurden.) Natürliche Hormone verbinden sich mit den gleichen Rezeptoren wie die körpereigenen Hormone, aktivieren sie jedoch vermutlich nicht auf die gleiche Weise. Deshalb bergen aus Pflanzen gewonnene Hormone wahrscheinlich nicht die gleichen Risiken wie synthetische Hormone.

Kräuterheilmittel sind in Tablettenform erhältlich, viele können aber auch in Form von Aufgüssen, Tinkturen (Tropfen) oder Auszügen angewandt werden. Einen Aufguß erhält man, wenn man kochendes Wasser über die getrockneten oder frischen Kräuter gießt, eine Tinktur wird zubereitet, indem man die Kräuter in Alkohol einlegt.

Einen Auszug erhält man durch Kochen der Kräuter in Wasser. Falls eine Hormonersatztherapie aus medizinischen Gründen ausgeschlossen ist, sind Homöopathie, chinesische Medizin oder Blütenessenzen die besten Alternativen.

Heilkrise
Naturheilmittel können eine Heilkrise auslösen – eine Phase, in der Sie sich viel schlechter fühlen. Das ist ein gutes Zeichen! Setzen Sie das betreffende Mittel einfach für ein paar Tage ab, und beginnen Sie dann erneut mit der Einnahme. Normalerweise verschwinden die Symptome dann. Wenn nicht, sollten Sie Ihren Behandler aufsuchen. Vielleicht hilft es Ihnen auch, wenn Sie sich in dieser Zeit mit den Kapiteln „Psyche" und „Geist" auseinandersetzen. Heilkrisen werden normalerweise durch das Ausschwemmen von Giftstoffen, die zuvor im Körper eingelagert waren, verursacht.

FAKTEN

Blütenessenzen

Die folgenden Blütenessenzen scheinen im Körper eine ähnliche Wirkung zu entfalten wie Progesteron und eignen sich daher zur Behandlung bei Östrogendominanz. Sie können einzeln eingenommen oder kombiniert werden.

Correa (Living Essence)

Golden Waitsia (LE)

Pale Sundew (LE)

Purple Eremophilia (LE)

Wallflower Donkey Orchid (LE)

Yellow Leschenaultia (LE)

Hounds Tongue (Kalifornische Blütenessenzen)

Old Man Banksia (Australische Busch-Blütenessenzen)

Femin Essence (Busch) wirkt sich harmonisierend auf alle während der Menopause auftretenden Störungen aus. Diese Essenz hilft einer Frau, ihre eigene Schönheit wahrzunehmen und sich in ihrem Körper wohlzufühlen.

Menopause Eight Formula 22 (Himalayan Flower Essence)

DTR 53 Menopause Flower and Gems Remedy (Him)

Women's Hormonal Harmonizer (Shell Essence) bringt den Hormonhaushalt wieder ins Gleichgewicht und hilft gegen das Gefühl des Unverstandenseins. Man nimmt es an sechs aufeinanderfolgenden Tagen ein (sechs Tropfen zweimal täglich unter die Zunge geben). Dann wartet man drei Monate, bevor man die Behandlung, falls nötig, weitere sechs Tage lang durchführt.

Phytoöstrol *(Pflanzliche Hormone)*

Rhabarber und Hopfen enthalten östrogenhaltige Hormone, die als Phytoöstrol bezeichnet werden. Dieses Pflanzenhormon findet sich auch in Anis, Sellerie, Fenchel, Ginseng, Alfalfa, Rotem Klee und Lakritze. Sojabohnen und Sojaprodukte wie Miso und Tofu sind ebenfalls gute Quellen für pflanzliches Östrogen. Wenn Sie diese Nahrungsmittel in Ihren Speiseplan aufnehmen, können Sie einem Östrogenmangel entgegenwirken. Unter der Bezeichnung Phytoöstrol sind Pflanzenhormone auch in Tablettenform erhältlich. Eine Tablette enthält vier Milligramm Rhabarberwurzel und neunzig Milligramm Hopfen. Laut Harald Gaier, einem Naturheilkundler, wirkt Phytoöstrol sowohl den klimakterischen Symptomen als auch den Entzugserscheinungen beim Absetzen einer Hormonersatztherapie entgegen. Bisher sind keine Nebenwirkungen bekannt geworden. Bei schwachen klimakterischen Symptomen nimmt man eine Tablette nach dem Frühstück und eine nach dem Mittagessen ein. Bei stärkeren Beschwerden wird die Dosis verdoppelt. Die Behandlung sollte mehrere Monate unter Aufsicht eines qualifizierten naturheilkundlich ausgerichteten Arztes oder Behandlers erfolgen.[1]

Laut Doktor David Smallbone soll der Extrakt der mexikanischen Yamswurzel, der in Form von Tabletten, Kapseln oder Salbe auf dem Markt ist, als Phytoöstrogen wirksam sein, indem er eine schwache Dosis von Östrogen in den Körper abgibt. Er kann eine nützliche Ergänzung zum natürlichen Progesteron sein, das aus der wilden Yamswurzel hergestellt wird und als Salbe erhältlich ist (siehe unten).

Natürliche Progesteroncreme

Natürliches Progesteron, das als Salbenpräparat auf dem Markt ist, wird aus einer Pflanze namens Wild Yam (Wilde Yamswurzel) gewonnen. Dieses Hormon soll mit dem von den Eierstöcken hergestellten identisch sein und wird als natürliches Progesteron bezeichnet, um es vom synthetisch hergestellten Progestogen oder Progestin zu unterscheiden, das schwere Nebenwirkungen verursachen kann (siehe unten). Die Ansichten über natürliches Progesteron gehen jedoch auseinander. Es sind viele Präparate aus der wilden Yamswurzel (Dioscorea Villosa oder Mexicana) in Form von Tabletten, Kapseln und Cremes auf dem Markt, die laut Herstellerangaben Progesteron enthalten. Es gibt bisher jedoch keinen Nachweis, daß *Wild Yam* vom Körper in Progesteron umgewandelt wird (obwohl es als schwaches Phytoöstrogen wirken kann; siehe oben). Die Umwandlung muß durch Synthese in einem Labor erfolgen. Um sicherzustellen, daß es sich bei dem, was Sie anwenden, tatsächlich um natürliches Progesteron handelt, sollten Sie die Salbe von einem anerkannten Hersteller beziehen und nur unter der Aufsicht eines erfahrenen Behandlers verwenden.

Obwohl viele Benutzerinnen natürliche Progesteroncreme begeistert weiterempfehlen, wurde das Produkt von der Ärzteschaft bisher nur zögernd angenommen. In Amerika und Europa ist die Creme rezeptfrei erhältlich. In England kann man sie als „kosmetische Creme" kaufen oder auf Rezept beziehen.

Die Anwendung natürlichen Progesterons ist ratsam, wenn der Körper weiterhin hohe Östrogenspiegel aufrechterhält, aber nicht mehr genügend Progesteron produziert. Das natürliche Progesteron wirkt einer Östrogendominanz entgegen. Bevor Sie sich jedoch für die Anwendung eines natürlichen Progesteronpräparats entscheiden, sollten Sie einen Hormontest durchführen lassen, damit festgestellt werden kann, ob Sie tatsächlich unter einem Progesteronmangel leiden.

Doktor John Lee und mehrere andere Forscher[2], die seit mindestens fünfzehn Jahren mit natürlichem Progesteron arbeiten, haben keinerlei Nebenwirkungen (außer vielleicht kleinerer Schmierblutungen während der ersten ein bis zwei Monate der Anwendung) beobachtet. In einem in der Zeitschrift *What Doctors Don't Tell You*[3] abgedruckten Artikel über natürliches Progesteron wurde von Nebenwirkungen berichtet. Die Autoren räumten allerdings später ein, daß es sich hierbei um die Nebenwirkungen von *Gestone*, einem per Injektion verabreichten Progestogen, handelte, das aus Sisalfasern[4] synthetisiert und nicht aus mexikanischer Yamswurzel hergestellt wird. Die berichteten Nebenwirkungen bezogen sich also nicht spezifisch auf natürliche Progesteroncreme. Einige Experten vertreten die Ansicht, daß künstlich erzeugte, hohe Progestogenspiegel ein erhöhtes Brustkrebsrisiko bergen. Doktor Lee behauptet allerdings, daß natürliches Progesteron tatsächlich krebsverhütend wirke, und berichtet von einem deutlichen Rückgang fibrozystischer Veränderungen des Brustgewebes. In einer über dreißig Jahre durchgeführten Langzeitstudie fanden Forscher der John Hopkins University heraus, daß Frauen, die unter Progesteronmangel litten, ein 5,4fach höheres Brustkrebsrisiko hatten und ein zehnfach höheres Risiko, an irgendeiner anderen Krebsform zu sterben.[5] Anders als bei der Hormonersatztherapie neigen Fibroide (Bindegewebswucherungen) bei der Anwendung natürlichen Progesterons nicht zur Verschlimmerung. Im Gegenteil, Doktor Lee stellte sogar fest, daß sie deutlich schrumpften.

Am Chelsea and Westminster Hospital werden gegenwärtig zwei Studien über die Wirksamkeit von Progesteroncremes bei klimakterischen Symptomen durchgeführt. Weitere Testreihen sind geplant, so daß in absehbarer Zeit weitere Informationen über dieses Thema vorliegen werden.

Vor der Anwendung einer natürlichen Progesteroncreme können Sie beim Arzt feststellen lassen, ob Sie an Progesteronmangel leiden. Dieser einfache Test wird zu einem bestimmten Zeitpunkt des Menstruationszyklus durchgeführt. Der Progesteronspiegel kann aber auch mit Hilfe eines Speicheltests ermittelt werden.[6]

Dosierung: Die Hersteller natürlicher Progesteroncremes sollten ihrem Produkt genaue Anwendungsrichtlinien beifügen. Die Präparate werden zyklusabhängig angewandt – normalerweise einundzwanzig Tage lang vom ersten Tag der Periode an (oder vom ersten Tag des Monats an, wenn Sie keine Monatsblutung mehr haben). Danach wird sieben Tage lang pausiert. Die Creme wird im Rotationsverfahren auf bestimmte Hautzonen, beispielsweise in der Armbeuge, auf den Handgelenken, in den Kniekehlen und so weiter aufgetragen. Sie sollte stets unter der Aufsicht eines qualifizierten Behandlers verwendet werden. Prüfen Sie sorgfältig die Inhaltsangaben, weil die Dosierung von der Menge der Inhaltsstoffe abhängt.

> Natürliche Hormone müssen zyklisch angewandt werden. Befolgen Sie die Anweisungen Ihres Behandlers.

Extrakt aus der Wilden Yamswurzel

Es sind verschiedene Präparate aus der Wilden Yamswurzel in Form von Cremes, Kapseln und Tabletten auf dem Markt (siehe Quellenangaben). Sie enthalten nicht unbedingt natürliches Progesteron und können als schwaches Phytoöstrogen wirken. *Endau*, ein Yamsextrakt, der natürliches Progesteron und einen DHEA-Analogstoff enthält, soll angeblich die Vorteile von Progesteron und DHEA (eines Steroidhormons) in sich vereinen, ohne Nebenwirkungen hervorzurufen. Man kann Endau während einer Hitzewallung auftragen, um diese zu lindern.

DHEA *(Dehydroepiandrosteron)*

Über DHEA sind erstaunliche Behauptungen in Umlauf, es wird als Jungbrunnen, eine der größten Entdeckungen des zwanzigsten Jahrhunderts und als Allheilmittel für viele Krankheiten gepriesen.[7] Angeblich hat es nur positive „Nebenwirkungen", obwohl manchmal, vor allem bei der Verabreichung hoher Dosen, leichte Veränderungen im Blutzuckerstoffwechsel auftreten können. Auch über das Auftreten von Akne oder eine leichte Zunahme der Behaarung an Armen und Beinen wurde berichtet. Außerdem können bis zur Stabilisierung der Östrogenspiegel anfangs Durchbruchblutungen auftreten.

Das Steroidhormon DHEA ist ein natürliches Körperhormon. Es wird überwiegend von den Nebennieren produziert und dient zur Bildung von Sexualhormonen. Mit zunehmendem Alter sinkt der DHEA-Spiegel im Körper dramatisch ab. Bei Frauen um die Fünfzig ist der DHEA-Spiegel bereits um fünfzig Prozent gesunken, bei Siebzigjährigen beträgt er nur noch circa 31 Prozent. Niedrige DHEA-Spiegel wurden mit der Entstehung von Krebs und Osteoporose, bestimmten Alterungsprozessen, Herzerkrankungen, Immunschwäche, Fettleibigkeit, Alzheimer und Rheumatischer Arthritis in Verbindung gebracht.

DHEA wird aus der mexikanischen Yamswurzel extrahiert und im Labor weiteren Verarbeitungsprozessen unterworfen. Laut Herstellerangaben gibt es Präparate, die einen DHEA-Analogstoff – einen biologisch verwertbaren Stoff – enthalten und solche, in denen nur eine DHEA-Vorstufe enthalten ist.

Dosierung: Je nach Verordnung eine oder mehrere Tabletten zweimal täglich. Nach der Anfangsbehandlung muß möglicherweise eine geringere Erhaltungsdosis eingenommen werden.

Folliculinum *(homöopathisch verdünnt und energetisiert)*

Diese potenzierte Form des synthetischen Östrogens Folliculinum kann als homöopathische Hormonersatztherapie betrachtet werden. Das Präparat ist geeignet für Frauen, die sich ausgelaugt und erschöpft fühlen und einen unregelmäßigen Zyklus mit Gebärmutterblutungen haben. Dem Arzneimittelbild entspricht eine hypersensitive Frau, die ihr Identitätsgefühl verloren hat und sich von einem anderen Menschen (oft dem Ehemann) beherrscht fühlt. Folliculinum hilft bei Panikattacken und Angstzuständen sowie bei Hitzewallungen, die mit nächtlichen Schweißausbrüchen und Unruhezuständen einhergehen. Es kann auch zur Behandlung von Unverträglichkeitsreaktionen auf HET und damit einhergehender Symptome eingesetzt werden.

Sepia

Sepia, ein weiteres homöopathisches Heilmittel, das aus der Tinte des Tintenfisches hergestellt wird, ist *das* Mittel zur Behandlung klimakterischer Hormonstörungen. Es wirkt auch gegen Depressionen. Sepia-Patientinnen wirken oft, als habe sich eine dunkle Wolke über sie gesenkt. Typisch für sie ist der Wunsch, der Belastung familiärer Verpflichtungen zu entfliehen. Sie neigen zu häufigen Schweißausbrüchen, sprechen positiv auf körperliche Bewegung an und tanzen meistens gern. Sepia sollte unter Aufsicht eines Homöopathen angewandt werden, da möglicherweise eine Hochpotenz erforderlich ist.

She Oak

She Oak ist eine australische Busch-Blütenessenz, die aus der Heiltradition der Aborigines stammt. Sie wird aus den Blüten eines Baumes hergestellt, der sich als einer der ersten auf dieser Erde entwickelte. Die runden weiblichen Blütenköpfe erinnern an die Form eines Eileiters, der bereit ist, Eier aus den Eierstöcken aufzunehmen. Die Essenz wird hauptsächlich zur Behandlung weiblicher Unfruchtbarkeit eingesetzt. Sie reguliert und harmonisiert die Produktion der Fortpflanzungshormone, insbesondere bei unregelmäßigem Menstruationszyklus. She Oak wirkt auch ausgleichend auf den Wasserhaushalt des Körpers und kann sowohl bei Wasseransammlungen als auch bei Austrocknung eingesetzt werden.

Mönchspfeffer *(Agnus Castus)*

Die medizinische Anwendung von Mönchspfeffer läßt sich sehr weit zurückverfolgen. In der Antike streuten griechische Ehefrauen zerriebenen Mönchspfeffer in ihre Betten. Die Pflanze wurde auch bei den Riten der Demeter, den eleusinischen Mysterien, verwendet. Im Mittelalter verwendeten Mönche die gemahlenen Samenkörner der Pflanze als eine Art Pfeffer – daher sein Name –, weil er es ihnen erleichterte, zölibatär zu leben. Glücklicherweise wirkt er sich auf Frauen anders aus.

Mönchspfeffer normalisiert die Hormonproduktion, insbesondere die Bildung von Progesteron. Er enthält östrogenartige Substanzen und wirkt deshalb wie eine natürliche Hormonersatztherapie. Er entfaltet in Männern und Frauen gegensätzliche Wirkungen (bei ersteren wirkt er anaphrodisisch, bei letzteren aphrodisisch). Diese Wirkungen sind auf seine östrogenähnlichen Eigenschaften zurückzuführen.

Mönchspfeffer ist ein ausgezeichnetes Mittel gegen Hitzewallungen, Scheidentrockenheit, Überempfindlichkeit der Brust oder Mastitis, PMS, Verdauungsbeschwerden und Depressionen und stärkt darüber hinaus die Knochen.

Die Beeren sind der medizinisch wirksame Bestandteil der Pflanze. Sie werden zu einer Tinktur verarbeitet oder getrocknet und gemahlen. Von der Tinktur nimmt man dreimal täglich ein bis zwei Milliliter, von dem Pulver (das auch in Kapselform erhältlich ist) drei bis sechs Milligramm ein. Die

Präparate sind in vielen Naturkostläden erhältlich und eignen sich besonders für Frauen, die die ärztlich verschriebene Hormonersatztherapie nicht vertragen. Mönchspfeffer gibt es auch als homöopathische Potenz. Sie kann sehr hilfreich sein für Frauen, bei denen HET kontraindiziert ist.

Es kann bis zu drei Monate dauern, bis die Wirkung von Mönchspfeffer deutlich spürbar wird. Deshalb ist es ratsam, die Präparate bis zu einem halben Jahr lang einzunehmen. Sollten die Symptome nach dem Absetzen wieder auftauchen, kann das Mittel nach einer kurzen Pause wieder eingenommen werden.

Achtung: Gesunde Frauen berichteten nach der Einnahme von Mönchspfeffer über Nebenwirkungen. Diese treten zwar selten auf, aber es ist vielleicht ratsam, Mönchspfeffer in homöopathischer Aufbereitung unter Anleitung eines qualifizierten Behandlers einzunehmen.

Salbei *(Salvia Officinalis)*

Dieses Kraut wird von Frauen seit langem als Heilmittel genutzt. Die Astrologen des Mittelalters ordneten es der Venus zu, dem Planeten der Liebe, und es ist bekannt, daß dieses Heilkraut schon in der Antike zur Linderung bestimmter Beschwerden eingesetzt wurde.

Pharmakologisch betrachtet enthält Salbei eine ganze Reihe von Aktivstoffen, darunter Mineralien, Vitamine und östrogenähnliche Substanzen. Es reguliert den Hormonhaushalt und wirkt austrocknend und antiseptisch.

Salbei ist ein hervorragendes Mittel gegen Hitzewallungen, die mit starken Schweißausbrüchen einhergehen, sowie gegen nächtliche Schweißausbrüche, da es durch seine austrocknenden Eigenschaften deutlich hemmend auf die Schweißbildung wirkt. Auch bei übermäßiger oder verlängerter Monatsblutung kann es eingesetzt werden. Bei Scheidentrockenheit ist die Anwendung von Salbei jedoch nicht zu empfehlen, da er dieses Beschwerdebild verstärkt. Salbei ist auch ein natürliches Beruhigungsmittel, lindert Angstzustände und Depressionen und verhilft zu einem erholsamen Schlaf. Durch seine entzündungshemmenden Eigenschaften lindert er Schmerzen in den Gelenken. Außerdem ist Salbeitee ein gutes Mittel gegen Übelkeit und Blähungen.

Man kann Salbei in einem Blumentopf auf der Fensterbank ziehen, so daß man dieses gute Hausmittel stets zur Hand hat. Zwei oder drei Blätter, mit heißem Wasser übergossen, ergeben einen wunderbar beruhigenden Tee. Aus fünf bis zehn Gramm der Blätter können Sie einen Aufguß herstellen, von dem Sie zweimal täglich oder während einer Hitzewallung oder eines nächtlichen Schweißausbruchs ein paar Schlucke zu sich nehmen. Sie können statt dessen auch dreimal täglich zwei bis vier Milliliter der Tinktur einnehmen.

Kontraindikation: Nicht bei vaginaler Austrocknung anwenden!

Getrocknete Wurzel des Funkelsterns *(Chamaelirium Luteum)*

Diese Wurzel ist ein traditionelles Heilmittel der nordamerikanischen Indianerinnen, die es als Tonikum für die Fortpflanzungsorgane benutzen. Die Wurzel enthält eine Östrogen-Vorstufe, die vom Körper in Östrogen umgewandelt wird, und reguliert den Hormonhaushalt des Körpers.

Die getrocknete, gemahlene Wurzel eignet sich hervorragend zur Behandlung von Störungen des Menstruationszyklus und von urogenitalen Erkrankungen, insbesondere, wenn diese mit ziehenden Schmerzen im Unterbauch einhergehen. Die Inhaltsstoffe der Wurzel wirken auch gegen Würmer oder andere Parasiten.

Dosierung: Man bereitet aus drei bis neun Gramm der gemahlenen Wurzel einen Auszug oder Tee zu oder nimmt dreimal täglich zwei Milliliter der Tinktur zu sich.

Achtung: Kann in hohen Dosen zu Erbrechen führen.

Wanzenkraut *(Cimicifuga racemosa)*

Auch diese Pflanze wird seit langer Zeit von den nordameri-kanischen Indianern als traditionelles Heilmittel gebraucht. Da sie Östrogene enthält, wirkt sie normalisierend auf die weiblichen Fortpflanzungsorgane. Außerdem besitzt sie stark beruhigende Eigenschaften.

Cimicifuga ist besonders für Frauen geeignet, die in den Wechseljahren unter arthritischen Schmerzen, Muskel-schmerzen und Angst- oder Spannungszuständen leiden. Auch Hitzewallungen oder Streßsymptome werden gelin-dert. Cimicifuga wurde traditionell zur Verhütung des Ge-bärmuttervorfalls angewandt.

Zubereitung: Man läßt einen Teelöffel der getrockneten und gemahlenen Wurzel in einer Tasse Wasser zehn bis fünf-zehn Minuten lang kochen. Dieser Auszug wird dreimal täg-lich getrunken. Statt dessen kann auch dreimal täglich zwei bis vier Milliliter der Tinktur einnehmen.

Kontraindikation: Nicht bei starker Monatsblutung oder Gebärmutterblutung anwenden.

Kamille *(Matricaria Chamomilla)*

Nach angelsächsischer Überlieferung war die Kamille eines von neun heiligen Kräutern, die der Menschheit vom Gott Wodan geschenkt wurden. Kamille hat eine lange Tradition als Heilmittel in der Frauenheilkunde, ihre heilenden Eigen-schaften waren schon den Römern bekannt. Kamille enthält sedierend wirkende Glykoside sowie aktive Inhaltsstoffe, die den Hormonhaushalt regulieren. Außerdem ist die Ka-mille eine Quelle für leicht aufnehmbares Kalzium. Wegen ihrer beruhigenden und entspannenden Wirkung wird sie oft bei Wechseljahresbeschwerden eingesetzt, die mit Angst-zuständen, Streß und Schlaflosigkeit einhergehen. Auch bei schmerzhafter Periode und Mastitis ist sie hilfreich. Außer-dem wirkt sie tonisierend auf die Gebärmutter.

Kamillentee ist in Supermärkten und Naturkostläden erhältlich. Abends getrunken ist er ein ausgezeichnetes Mittel gegen Schlafstörungen. Um eine therapeutische Wirkung zu erzielen, nimmt man täglich sechs bis zwölf Gramm der als Tee zubereiteten Pflanze zu sich.

Herzgespann (Leonurus Cardiaca)

Die Alten Griechen benutzten Herzgespann zur Behandlung von Angstzuständen bei schwangeren Frauen. Culpeper, ein Kräuterheiler des Mittelalters, schrieb: „Es gibt kein besseres Kraut, um melancholische Schatten aus dem Herzen zu vertreiben, das Herz zu stärken und den Geist heiter und wohlgemut zu stimmen."

Herzgespann wirkt sich regulierend auf die Muskulatur der Gebärmutter und der Vagina aus und wird oft bei schmerzhafter Periode eingesetzt. Es wirkt deutlich sedierend und entspannend.

Die Anwendung von Herzgespann ist angezeigt, wenn die Menopause mit Herzklopfen, Nervosität, Spannungszuständen und nächtlichen Schweißausbrüchen einhergeht. Depressionen und Schlafstörungen werden ebenfalls positiv beeinflußt. Außerdem wirkt es tonisierend auf Gebärmutter, Blase und Vagina und lindert Menstruationskrämpfe.

Kontraindikation: Herzgespann sollte nicht bei Gebärmutterblutung angewandt werden.

Trillium Erectum (Wachslilie)

Von den nordamerikanischen Indianern für seine aphrodisische Wirkung gepriesen, enthält Trillium erectum eine natürliche Vorstufe der weiblichen Sexualhormone. Es wirkt tonisierend auf die Gebärmutter und ist aufgrund seiner austrocknenden Eigenschaften ein gutes Mittel gegen starke Gebärmutterblutungen (die immer gynäkologisch abgeklärt werden müssen). Gewöhnlich wird Trillium erectum mit

Gelbwurz (Hydrastis Canadensis) kombiniert, einem Mittel, das sich tonisierend auf die endokrinen Drüsen auswirkt und stark antibiotische Eigenschaften besitzt. Trillium erectum sollte immer unter Anleitung eines qualifizierten Kräuterheilers angewandt werden.

Dong Quai (Angelica Sinensis)

Dong Quai ist ein schnell wirksames chinesisches Heilkraut, das den Hormonhaushalt reguliert und viele Wechseljahresbeschwerden wie Hitzewallungen, Wasseransammlungen im Gewebe, Angstzustände und Depressionen lindern kann. Normalerweise wird es mit anderen Heilkräutern kombiniert und sollte unter der Aufsicht eines in chinesischer Medizin oder Kräuterkunde ausgebildeten Behandlers angewandt werden.

Andere natürliche Heilmittel für klimakterische Beschwerden

Vitamin E

Vitamin E lindert Hitzewallungen, indem es den Östrogenspiegel stabilisiert. Damit es vom Körper besser aufgenommen werden kann, sollte es gleichzeitig mit Vitamin C und Selen eingenommen werden. Dosis: dreißig bis hundert Milligramm pro Tag.

Kontraindikation: Hoher Blutdruck, Diabetes, Herzbeschwerden, Krebs.

GLS (Gammalinolensäure)
Milchsternöl, Borretschöl und Nachtkerzenöl

Gammalinolensäure kann klimakterische Symptome lindern. Es hebt die Stimmung und den Energiepegel und hilft, die Haut gesund zu erhalten. (Milchsternöl enthält dreimal soviel GLS wie Nachtkerzenöl.)

Mischung aus Blütenessenzen
Beemdkroon (auch als *Field Scabious* bekannt) (Bloesem), *Willow* (Alaska-Blütenessenzen), *Jacob's Ladder* (Alaska-Blütenessenzen) und *Sunflower* (Alaska-Blütenessenzen). Als Mischung lindern diese Essenzen Hitzewallungen und allgemeine klimakterische Beschwerden.

Mittel gegen Hitzewallungen

Mulla Mulla *(Busch-Blütenessenzen)*
Mulla Mulla wächst in den heißesten Regionen der australischen Wüste und eignet sich hervorragend zur Behandlung von Zuständen, die mit „Hitze" einhergehen, wie Hitzewallungen und erhöhte Körpertemperatur. Ein paar Tropfen, im Abstand von wenigen Minuten eingenommen, können eine Hitzewallung schnell lindern.

Belladonna
Belladonna ist ein ausgezeichnetes „Erste-Hilfe-Mittel" gegen Hitzewallungen. Als homöopathisches Präparat ist Belladonna besonders gut geeignet, wenn die Hitzewallungen mit Schweißausbrüchen, Verstopfung und Gesichtsrötung einhergehen. (Kann in der Potenz D6 oder C30 eingenommen werden. Höhere Potenzen sollten von einem Homöopathen verschrieben werden.)

Salbei
In der Homöopathie wird Salbeitinktur zur Behandlung von Hitzewallungen verwendet, die vom Brustkorb aus nach

oben strahlen. Dosierung: Man nimmt abends sieben bis zehn Tropfen der Tinktur in etwas Wasser ein. Die Dosis kann, wenn nötig, auf zwanzig Tropfen erhöht werden.

Lachesis

Das Gift der giftigsten Schlange dieser Erde, des Buschmeisters, wird in nichttoxischer homöopathischer Verdünnung angewandt. Es eignet sich gut zur Behandlung von Hitzewallungen, die mit Herzklopfen und Kopfschmerzen, einem Engegefühl um den Hals, Erstickungsgefühlen und plötzlichem Blutandrang im Kopf einhergehen. Lachesis ist besonders angezeigt bei der Unfähigkeit, irgend etwas Enges um den Hals zu tolerieren. Außerdem hilft es gegen zu starke Monatsblutungen. Dosierung nach Verordnung eines Homöopathen.

Glycerintrinitrat

Glycerintrinitrat ist ein allopathisches Medikament, das auch in homöopathischer Verdünnung gegeben werden kann (um Nebenwirkungen zu vermeiden). Es wird eingesetzt bei Hitzewallungen, die mit pochenden Kopfschmerzen einhergehen. Sollte unter Anleitung eines Homöopathen angewandt werden.

Amylnitrit

Ein weiteres allopathisches Medikament, das ebenfalls in homöopathischer Aufbereitung erhältlich ist. Amylnitrit wirkt gegen plötzlich auftretende Hitzewallungen, die mit Kopfschmerzen, Angstgefühlen und Herzklopfen einhergehen. Sollte unter Anleitung eines Homöopathen angewandt werden.

Sulfur

Sulfur gehört zu den „Konstitutionsmitteln" der Homöopathie, das zur Persönlichkeit des Patienten passen muß. Ein typischer Sulfur-Patient vernachlässigt die Sauberkeit, ist unordentlich, nach innen gekehrt und liebt Süßigkeiten und fettige Nahrungsmittel.

Kalium Carbonicum (Kaliumcarbonat)

Kalium Carbonicum ist ebenfalls ein Konstitutionsmittel und hilft bei Hitzewallungen, die mit Rückenschmerzen und Schwächegefühlen im Rücken und den Beinen einhergehen. Hilft auch gegen klimakterische Symptome wie (vorübergehenden) Verlust des Sprechvermögens, falsche Wortwahl oder plötzliche Leseschwäche.

Calcium Carbonicum

Calcium Carbonicum, ein weiteres Konstitutionsmittel, hilft gegen Hitzewallungen, die mit übermäßiger Schweißabsonderung einhergehen. Wird auch zur Ausschwemmung von Übergewicht verursachenden Wasseransammlungen im Gewebe angewandt. Ein typischer Calcium Carbonicum-Patient ist blaß und schwach und reagiert empfindlich auf Kälte.

Aurum Metallicum

Dieses homöopathische Mittel eignet sich zur Behandlung von Hitzewallungen, die mit Depressionen und Selbstmordgedanken einhergehen. In der Potenz C30 kann es hier als „Erste-Hilfe-Mittel" eingesetzt werden.

Mittel gegen übermäßige Blutungen

homöopathische: *Sepia, Pulsatilla, Phosphorus*
chinesische: *Yunnan Bai Yao*

Mittel gegen Schlaflosigkeit

Baldrian (Tropfen oder Tabletten)
Lattich

Kamillentee
Blütenessenzen, Mischung aus: *Boronia, Crowea* und *Black-Eyed Susan* (Australische Busch-Blütenessenzen)

Mittel gegen Kloßgefühl im Hals
Ignatia D6

NOTIZEN

QUELLEN
Siehe *Menopause Matters*, Judy Hall & Robert Jacobs. Element Books, Shaftesbury, 1994
1 *WDDTY*, Ausg. 4, Nr. 9, S. 2 (siehe Literaturhinweise)
2 *Passage to Power*, Leslie Kenton. Thorsons, 1996
  Natural Progesterone: A Nutrition Factsheet, The Nutrition Line
  Natural Progesterone, J.R. Lee. BLL Publishing, Kalifornien 1993
3 . *WDDTY*, Ausg. 6, Nr. 8, S. 853; *WDDTY*, Ausg. 6, Nr. 11, S. 8–9
4 Wissenschaftliche Studie, die in *Some Basic Information About Progesterone* zitiert wurde
5 Bio/Tech News: *The Hormone of Life. Natural Progesterone: a nutritional factsheet*, The Nutrition Line. Positive Health. April/Mai 1996
  Australian Bush Flower Essences, Ian White. Findhorn Press, 1993
6 *Proof*, Ausg. 1 (siehe Literaturhinweise)
7 Persönliche Korrespondenz an die Autorin, in der auf eine nicht näher genannte homöopatische Quelle Bezug genommen wird

Selbsthilfe: Akupressur

Akupressur oder Shiatsu (die japanische Form) wird von qualifizierten Körpertherapeuten angeboten, eignet sich aber auch als Selbsthilfetechnik zur Linderung von Wechseljahresbeschwerden. Bei der Akupressur stimuliert man bestimmte Akupunkturpunkte, indem man sie mit einem Finger oder Daumen kreisend massiert (normalerweise merkt man, ob man den richtigen Punkt erwischt hat, weil er schmerzt!). Akupressur ist eine wirksame Erste-Hilfe-Maßnahme gegen Hitzewallungen, Kopfschmerzen, Schlaflosigkeit und andere Störungen.

Tägliche Anwendung
Massieren Sie die auf den folgenden Abbildungen eingezeichneten Punkte (auf beiden Körperseiten) mindestens einmal täglich, um Ihren Hormonhaushalt ins Gleichgewicht zu bringen, Ihre Vitalität zu steigern, Hitzewallungen zu lindern und die innere Anspannung zu reduzieren.

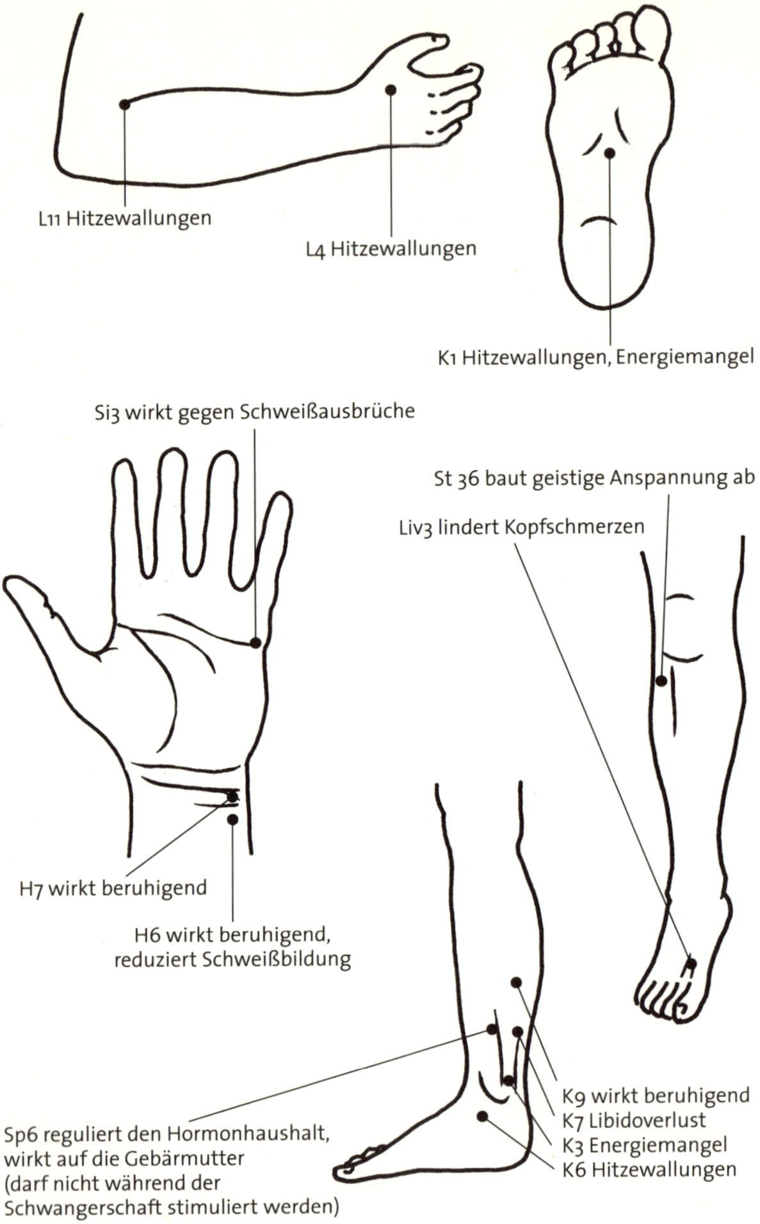

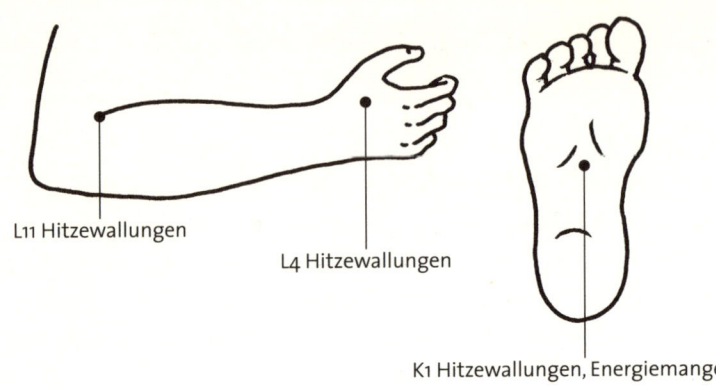

L11 Hitzewallungen

L4 Hitzewallungen

K1 Hitzewallungen, Energiemangel

Si3 wirkt gegen Schweißausbrüche

St 36 baut geistige Anspannung ab

Liv3 lindert Kopfschmerzen

H7 wirkt beruhigend

H6 wirkt beruhigend,
reduziert Schweißbildung

K9 wirkt beruhigend
K7 Libidoverlust
K3 Energiemangel
K6 Hitzewallungen

Sp6 reguliert den Hormonhaushalt,
wirkt auf die Gebärmutter
(darf nicht während der
Schwangerschaft stimuliert werden)

Abb. 3: Tägliche Akupressurbehandlung

Wie finde ich die mir gemäße alternative Behandlungsmethode?

In Anbetracht des großen Angebots an alternativen Behandlungsformen kann man sich bei dem Versuch, die richtige zu finden, manchmal ziemlich entmutigt fühlen. Oft muß man die Methode wählen, die sich einfach „richtig anfühlt". (Das gelingt natürlich um so leichter, je besser die eigene Intuition funktioniert. Ein paar Übungen zur Steigerung der intuitiven Fähigkeiten finden Sie an anderer Stelle in diesem Buch.) Wenn Sie sich zu einer bestimmten Behandlungsmethode besonders hingezogen fühlen, sollten Sie sie ausprobieren.

Bitte kreuzen Sie Zutreffendes an:

	leicht	schwer
Sind Ihre Symptome	☐	☐

	ja	nein
Treten sie schon seit längerer Zeit auf?	☐	☐
Sind Sie ansonsten gesund?	☐	☐

Wenn Sie unter starken Symptomen leiden, die schon seit längerem auftreten, oder wenn Ihr körperlicher Allgemeinzustand schlecht ist, sollten Sie einen qualifizierten Arzt oder Behandler aufsuchen. Bei leichten oder gerade beginnenden Symptomen könnten Sie, je nach Art der Symptome, eine Kräuterbehandlung mit Herzgespann oder Mönchspfeffer (Tropfen oder Tabletten) beginnen. Oder Sie versuchen es mit der auf Seite 97 beschriebenen Blütenessenzmischung. Die Ergebnisse werden Sie vielleicht überraschen.

	ja	nein
Liegen bei Ihnen Kontraindikationen für eine Hormonersatztherapie vor? (siehe Seite 70)	☐	☐

Wenn Sie die Frage mit Ja beantwortet haben, sollten Sie einen erfahrenen Arzt oder Behandler aufsuchen, der in chinesischer Medizin oder Homöopathie ausgebildet ist oder Ihnen geeignete Blütenessenzen verordnen kann.

	ja	nein
Liegt bei Ihnen wahrscheinlich eine Östrogendominanz vor? (siehe Seite 37)	☐	☐

Wenn eine Östrogendominanz vorliegt, sprechen Sie wahrscheinlich gut auf natürliches Progesteron (Wilde Yamswurzel) an.

	ja	nein
Sind die Kosten einer Therapieform ein wichtiger Faktor für Sie?	☐	☐

Blütenessenzen sind mit Sicherheit die preisgünstigste Alternative. Wir haben in diesem Buch auf einige der wirksamsten Blütenessenzen gegen Wechseljahresbeschwerden hingewiesen. Sie kosten nur ein paar Mark, sind sehr ergiebig und können auch ohne Beratung durch einen Behandler angewandt werden (obwohl eine solche Beratung natürlich sehr hilfreich sein kann). Es gibt inzwischen viele Bücher zu diesem Thema (siehe Literaturhinweise). Die guten sind illustriert. Eine einfache Methode, eine geeignete Blütenessenz auszuwählen, besteht darin, sich die Abbildungen der Blüten anzuschauen und dann diejenige zu wählen, zu der man sich hingezogen fühlt (Sie können Ihr höheres Selbst um Führung bitten). Schauen Sie dann unter den Indikationen der betreffenden Blüte nach. Auf den ersten Blick haben diese vielleicht nicht viel mit Ihren Beschwerden zu tun, aber sie treffen immer zu.

Auch die Homöopathie gehört zu den preiswerteren Alternativen. Sie müssen zwar die Konsultation beim Homöopathen bezahlen, aber die homöopathischen Mittel sind recht billig.

Auch Akupunkturbehandlungen sind normalerweise nicht unerschwinglich. Die Sitzungen müssen zwar eine Zeitlang in kürzeren Abständen durchgeführt werden, dafür hat diese Methode aber den Vorteil, daß sie schnell wirkt.

	ja	nein
Leiden Sie unter mentalem Streß, Schmerzen, Schlaflosigkeit, Energiemangel?	☐	☐

Wenn ja, kann Ihnen mit Akupunktur oder chinesischer Medizin wahrscheinlich geholfen werden.

	ja	nein
Können Sie Akupunkturnadeln ertragen?	☐	☐

Wenn nicht, sollten Sie sich eher für Akupressur oder chinesische Heilkräuter entscheiden.

	ja	nein
Können Sie bitter oder seltsam schmeckende Medizin einnehmen?	☐	☐

Wenn Sie diese Frage mit Nein beantwortet haben, sind Heilkräuter vielleicht nicht das Richtige für Sie. (Inzwischen sind aber immer mehr Heilkräuter in Tablettenform erhältlich.)

Ein Behandler, der die Bioresonanzmethode oder eine ähnliche Diagnosemethode beherrscht, kann durch entsprechende Tests herausfinden, welche Therapieform am besten für Sie geeignet ist: Kräutermedizin, Homöopathie oder sogar Allopathie (HET). Auch ein kompetenter Kinesiologe kann das für Sie herausfinden.

SEXUALITÄT

Obwohl es absolut keinen Grund gibt, die Sexualität während oder nach den Wechseljahren nicht zu genießen – es kann sogar sein, daß sie danach viel lustvoller wird –, geht die Menopause manchmal mit einem Libidoverlust (nachlassendem sexuellem Verlangen) sowie mit Austrocknung der Scheide einher. Diese beiden Symptome haben nicht unbedingt etwas miteinander zu tun und sind auch keine spezifischen Wechseljahresprobleme. Mit einem neuen Sexualpartner kehrt die Libido meistens zurück, aber es gibt auch psychische Faktoren, die das sexuelle Verlangen dämpfen (siehe Kapitel „Geist" ab Seite 224).

Bei Libidoverlust wird häufig eine Hormonersatztherapie verschrieben. Das Problem wird dadurch aber bei weitem nicht in allen Fällen gelöst, was darauf hinweist, daß Östrogenmangel nicht die Hauptursache für nachlassendes sexuelles Interesse ist. Andererseits wurden hier mit natürlichem Progesteron Erfolge erzielt. Es gibt eine einfache Übung, die, zweimal am Tag ausgeführt, Ihre sexuelle Blockade lösen kann (siehe Seite 113). Auch die australischen Busch-Blütenessenzen können tiefsitzende und das sexuelle Verlangen blockierende Gefühle beeinflussen. Heilkräuter können helfen, den Hormonhaushalt zu regulieren. In der chinesischen

Medizin wird ein Libidoverlust auf ein energetisches Ungleichgewicht im Körper zurückgeführt, das mit Hilfe von Akupunktur und Heilkräuterpräparaten beseitigt werden kann.

Scheidentrockenheit kann durch Östrogenmangel hervorgerufen werden, muß aber nicht unbedingt mit Östrogenpräparaten behandelt werden. Es sind allerdings östrogenhaltige Cremes im Handel, die lokal angewandt werden können, wenn es angezeigt scheint. Die Trockenheit der Scheide und das Dünnerwerden der Vaginalschleimhaut (Vaginitis) kann mit homöopathischen Mitteln, Kräuterpräparaten und sogar mit natürlichem Biojoghurt behandelt werden. Es gibt auch verschiedene rezeptfreie Gleitcremes. Vaginale Trockenheit ist keine unvermeidliche Folge der Wechseljahre.

FAKTEN

Ein gesundes Sexualleben ist die beste Vorbeugung gegen sexuelle Probleme in den Wechseljahren.

Frauen in den Wechseljahren brauchen normalerweise ein längeres Vorspiel.

Libidoverlust kann durch ärztlich verordnete Medikamente hervorgerufen werden.

Manchmal werden Frauen bei Libidoverlust mit Androgenen (männlichen Sexualhormonen wie Testosteron) behandelt. Das kann zu unerwünschten Nebenwirkungen wie Vermännlichung, Zunahme der Gesichtsbehaarung und Tieferwerden der Stimme führen.

Natürliche Mittel zur Behandlung des Libidoverlustes

Mönchspfeffer (Agnus Castus)
Safran (Crocus Sativus) wird in kleinen Mengen unter das Essen gemischt
Natürliche Progesteroncreme
Trillium erectum (Wachslilie)
Homöopathie: *Sepia, Murex*
Die chinesische Medizin kennt viele Heilkräuter gegen Libidoverlust, die jedoch von einem qualifizierten Behandler verschrieben werden müssen.

Natürliche Mittel gegen Scheidentrockenheit

Bryonia (homöopathisch), zweimal täglich eine Tablette Bryonia D6
Herzgespann (Tropfen), sechs bis zehn Tropfen zweimal täglich
Agnus Castus (Tropfen, Tabletten oder homöopathische Präparate zur innerlichen Einnahme)
Ringelblumensalbe, wird auf die Vaginalschleimhaut aufgetragen
Aloe Vera, wird auf die Vaginalschleimhaut aufgetragen
Natürliches Progesteronöl, wird äußerlich aufgetragen

Australische Busch-Blütenessenzen gegen Vaginitis

Dagger Hakea, Sturt Desert Rose, Billy Goat Plum

Mittel gegen Zystitis

Preiselbeersaft

Mittel gegen Ausfluß und unspezifische Gebärmutterhalsveränderungen

Pulsatilla D6, zweimal täglich

Östrogenhaltige Vaginalcreme

wird vom Arzt gegen Scheidentrockenheit verschrieben. Da

Östrogencreme über die Vaginalschleimhaut resorbiert wird, birgt sie die gleichen Risiken wie eine Hormonersatztherapie, einschließlich Endometriumkrebs, Gebärmutterhalskrebs, Vaginalkrebs und Leberkrebs.

Werden diese Präparate länger als zwei Jahre angewendet, kann sich eine Neigung zu Gallensteinen entwickeln.

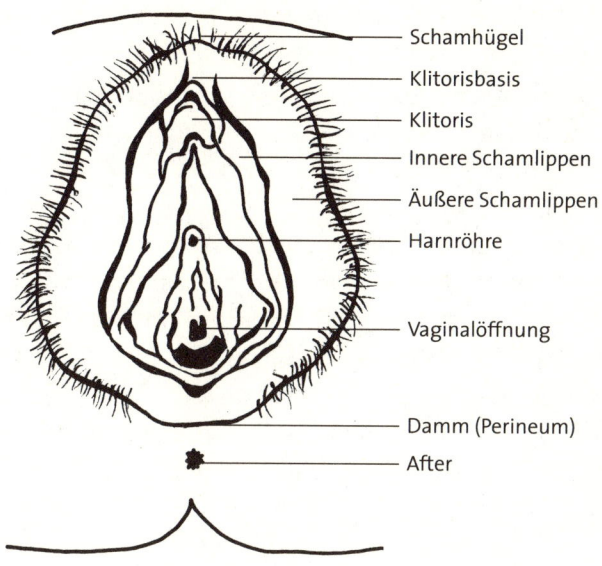

Abbildung 4: Äußere weibliche Genitalien

Sich selbst Lust schenken

Die meisten Mädchen werden während der Kindheit öfter ermahnt, sich „da unten" nicht zu berühren (was genau sie nicht anfassen sollen, wird meistens nicht gesagt). Sich selbst Lust zu schenken, zu masturbieren, gilt irgendwie als „schlecht", „sündig" oder „schmutzig" (siehe Kapitel „Geist"). Als Jugendliche finden die Mädchen dann oft heraus, daß Masturbation in Wirklichkeit etwas sehr Angenehmes ist. Trotzdem glauben viele von ihnen weiterhin, daß sie so etwas nicht tun sollten. Doch Masturbation schenkt nicht nur Lustgefühle, sie wirkt sich, besonders in der Lebensmitte, auch positiv auf den Körper aus, denn sie hält die Vagina gesund. Ohne regelmäßige sexuelle Stimulierung ist die Wahrscheinlichkeit höher, daß Sie während oder nach den Wechseljahren an Scheidentrockenheit und Dünnerwerden der Vaginalschleimhaut leiden werden – Symptome, die Sex zu einer sehr schmerzhaften Angelegenheit machen können. Es kann also sehr heilsam sein, die Freuden der Masturbation (mit oder ohne Vibrator) zu entdecken. So bleibt die Vaginalwand elastisch und feucht.

Wenn Sie einen Partner haben, könnten Sie zuerst für sich selbst herausfinden, was Ihnen Spaß macht, und später mit Ihrem Partner teilen, was Sie entdeckt haben. Das kann Ihrem Sexualleben ganz neue Impulse geben (manche Männer finden die Vorstellung, einer masturbierenden Frau zuzuschauen, ziemlich anregend). Lesbische Frauen wissen normalerweise alles über Masturbation.

Lassen Sie Ihrer Phantasie freien Lauf. Viele Frauen haben sexuelle Phantasien, doch oft bleiben diese auf den Kopf beschränkt. Aber Sie können auch Ihre Vagina am Spaß teilhaben lassen. Masturbation muß auch nicht immer im Bett stattfinden. Vielleicht stellen Sie fest, daß ein warmes Bad für Sie genau der richtige Ort ist, um sich ein bißchen zu verwöhnen. Sie können auch ein paar Tropfen eines anregenden oder fein duftenden Öls ins Badewasser geben. Wenn Sie noch nie masturbiert haben, werden Sie überrascht sein, wie einfach es ist und welch intensive Empfindungen Sie auf diese Weise auslösen können. Zunächst sollten Sie natürlich wissen, wo Ihre Klitoris ist (nicht alle Frauen wissen das – siehe Abbildung). Nehmen Sie sich etwas Zeit, Ihren Körper zu erforschen und zu experimentieren. Probieren Sie es zuerst einmal mit den Fingern. Mögen Sie leichte oder lieber feste Berührungen? Berühren Sie sich lieber innerhalb oder außerhalb der Vagina? Streicheln Sie den Bereich um die Klitoris. Probieren Sie verschiedene Hand- und Fingerpositionen aus. Es ist möglich, verschiedene Bereiche gleichzeitig zu stimulieren. Wenn Sie möchten, können Sie auch einen Vibrator benutzen. Und vergessen Sie nicht zu atmen – der Atem läßt die sexuelle Energie zirkulieren. Wenn Sie dann erregter werden und sich dem Orgasmus nähern, können Sie die Hand auf dem Schamhügel ruhen lassen, während Ihre Finger sich über die Klitoris in die Vagina hineinbewegen. Mit ein wenig Übung können Sie Ihren ganzen Körper in den Orgasmus einbeziehen. Wenn die orgasmischen Kontraktionen einsetzen, legen Sie einen Finger auf die Basis der Klitoris. Spüren Sie, wie die Energie in die Wirbelsäulenbasis eintritt. Fahren Sie mit der Hand leicht über die Klitoris zurück, während der Orgasmus sich ausbreitet, und spüren Sie, wie die Energie die Wirbelsäule hochfließt. Ziehen Sie die Hand weiter bis zur Spitze der Klitoris zurück. Nun pulsiert die Energie die ganze Wirbelsäule entlang bis hinauf zum Kopf. Atmen Sie aus und lassen Sie die Energie durch den ganzen Körper bis in die Fingerspitzen und Zehen fließen. Auf diese Weise können sie leicht mehrere Orgasmen hintereinander haben. Wenn ein Orgasmus zu Ende geht, bewegen Sie Ihre Hand wieder in die Ausgangsposition, stimulieren sich sanft ein wenig – und sind wieder bereit.

ÜBUNG

Wissen Sie eigentlich, wie Ihr Genitalbereich aussieht? Wenn nicht, sollten Sie einmal einen Spiegel zur Hand nehmen und ihn sich genau anschauen.

Kreuzen Sie bitte das entsprechende Kästchen an, wenn Sie eines der folgenden Medikamente einnehmen:

Beruhigungsmittel ☐

Antidepressiva ☐

Blutdruckregulierende Medikamente ☐

Betablocker ☐

Medikamente gegen zu starke Monatsblutung ☐

Alle oben genannten Medikamente können zu einem Libidoverlust führen.

	ja	nein
Können Sie einen Orgasmus erreichen?	☐	☐
Mit einem Partner?	☐	☐
Allein?	☐	☐
Haben Sie es allein versucht?	☐	☐
Haben Sie das Gefühl, daß Sie ein längeres Vorspiel brauchen?	☐	☐
Wählen Sie beim Sex immer die gleiche Stellung?	☐	☐
Am gleichen Ort?	☐	☐
Würden Sie gern eine neue Stellung ausprobieren?	☐	☐

Wenn Sie nie zum Orgasmus kommen, könnten Sie von einer Sexualberatung profitieren. Eine der Hauptursachen für Libidoverlust sind Langeweile sowie ein Mangel an emotionaler und körperlicher Stimulation. Teilen Sie Ihrem Partner genau mit, was Sie erregt und auf welche Weise Sie stimuliert werden möchten. Experimentieren Sie mit neuen Stellungen (probieren Sie eine aus, bei der Ihre Klitoris stimuliert wird oder bei der es möglich ist, daß Ihr Partner Ihre Klitoris mit der Hand stimuliert). Bestehen Sie darauf.

Geben Sie Ihrem Partner eine Massage – ohne jede sexuelle Erwartung.

Lassen Sie sich von Ihrem Partner eine Massage geben – ohne jede sexuelle Erwartung.

Die Libido wecken

Stellen Sie sich locker hin – die Füße etwa hüftbreit voneinander entfernt – und machen Sie mit dem Becken weit ausladende kreisende Bewegungen. Bewegen Sie das Becken zuerst nach rechts, dann nach vorn, dann nach links, dann nach hinten. Wiederholen Sie das zehnmal und wechseln Sie dann die Richtung. Diese Übung sollten Sie mindestens zwei Wochen lang morgens und abends durchführen.

Kräftigende Übung für Vagina und Blase

Diese Übung stärkt den Beckenboden, beugt dem Gebärmuttervorfall und der Inkontinenz vor und kräftigt die Vaginalmuskeln. Mit ein wenig Übung wird es Ihnen gelingen, verschiedene Muskelgruppen im vorderen Bereich der Vagina und um den Anus herum anzuspannen. Anfangs ist es am besten, diese Übung auf der Toilette auszuprobieren, weil Sie so beobachten können, wie sich die Kontraktionen auf den Urinfluß auswirken. Später können Sie die Übung im Sitzen, Stehen oder Liegen machen:

Spannen Sie die Vaginalmuskeln an, und halten Sie die Spannung, während Sie bis zehn zählen. Dann entspannen Sie die Muskeln wieder. Wiederholen Sie das zehnmal. Machen Sie die Übung mehrmals täglich. Wenn Sie die Übung beherrschen, können Sie sie zu jeder Zeit und an jedem Ort durchführen.

Wichtig: Da die Sexualität untrennbar mit Gefühlen und geistigen Einstellungen verbunden ist, sollten Sie hier auch die Kapitel „Psyche" und „Geist" einbeziehen.

Osteoporose

Osteoporose ist ein Krankheitsbild, bei dem die Knochen porös werden und an Substanz verlieren. Das kann, muß aber keine Folge der Wechseljahre sein. Es ist keine spezifische Wechseljahreserkrankung. Bei manchen Frauen tritt dieses Krankheitsbild bereits vor der Menopause auf, und einige Forscher vertreten die Ansicht, daß es sich schon ab Mitte Dreißig zu entwickeln beginnt. Es handelt sich um eine „schlummernde" Krankheit, die erst viele Jahre nach ihrem Ausbruch offen zutage tritt.

Eine Osteoporose tritt auf, wenn in einem normal mineralisierten Knochen das Knochengewebe schwindet. Der Knochen weist keinen Kalziummangel auf, aber das Knochenvolumen reduziert sich. Das heißt, der Knochen wird dünner und poröser, bis er einer Bienenwabe zu ähneln beginnt und zu spontanen Frakturen neigt. Das geschieht, wenn der natürliche Prozeß des Knochenabbaus und der Reabsorption schneller vor sich geht als das neue Knochenwachstum. Bisher konnte man Osteoporose nur mit Hilfe eines kostspieligen Knochendichtetests oder nach einer Reihe spontaner Frakturen diagnostizieren. Gegenwärtig wird in England ein neues Diagnoseverfahren getestet, bei dem ein

Knochenabbauprodukt im Urin nachgewiesen wird. Diese Methode ermöglicht den schnellen und kostengünstigen Nachweis einer Osteoporose-Erkrankung. Bei einem weiteren neuen Test, dem Achilles-Plus-Test, setzt man Ultraschall ein, um Veränderungen im Fersenknochen festzustellen. Da dieser Knochen einer der ersten ist, in dem die Dichte des Knochengewebes abnimmt, kann man durch eine frühzeitig einsetzende Behandlung weiteren Knochenschwund verhindern.

Die meisten Ärzte betrachten die Osteoporose als eine hormonale Mangelkrankheit und führen sie auf das Sinken des Östrogenspiegels zurück. Osteoporose tritt aber auch bei Frauen auf, die einen Progesteronmangel aufweisen. Östrogen verlangsamt den Abbau und die Reabsorption des verbrauchten Knochengewebes, während Progesteron die Bildung von neuem Knochengewebe anregt. In den Wechseljahren können hormonale Veränderungen das Gleichgewicht zwischen diesen beiden Vorgängen stören, die Progesteron-Produktion kann zum Stillstand kommen, so daß eine Östrogendominanz auftritt. In diesem Fall geht der Knochenabbau weiter, während keine Neubildung von Knochengewebe mehr stattfindet. Das führt zu dem typischen Krankheitsbild der Osteoporose mit „schwammartigen" oder „bienenwabenartigen" Knochen.

Es könnte jedoch auch sein, daß die Osteoporose eher durch Ernährungsdefizite als durch ein hormonales Ungleichgewicht hervorgerufen wird[1], weil die Aufnahme und Verwertung von Kalzium ebenfalls eine wichtige Rolle bei der Knochenbildung spielt. Wissenschaftliche Untersuchungen haben gezeigt, daß bestimmte Enzyme, ein Mangel an Magensäure sowie Vitamin- und Mineralmangelzustände eine Rolle bei der Entstehung von Osteoporose spielen. Da diese Krankheit also auf viele verschiedene Faktoren wie falsche Ernährung, Bewegungsmangel, Rauchen und Trinken und sogar bestimmte Materialien von Kochtöpfen zurückzuführen ist, sollte man sie korrekterweise eher als eine Zivilisationskrankheit bezeichnen.

FAKTEN

Nicht alle Frauen entwickeln nach der Menopause eine Osteoporose. Diese Krankheit ist allerdings auf dem Vormarsch. Heute leidet bereits jede dritte Frau daran.

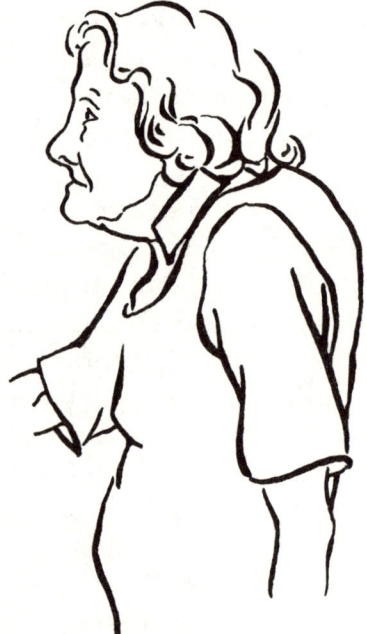

Abb. 5: Typische Körperhaltung bei Osteoporose

Vor einer Behandlung sollte eine Osteoporose durch entsprechende Tests definitiv festgestellt werden, um die unnötige Einnahme von Medikamenten zu vermeiden.

Osteoporose kann sowohl Männer als auch Frauen betreffen.

Es sterben mehr Frauen nach einer Hüftfraktur als an Gebärmutterkrebs, Gebärmutterhalskrebs und Eierstockkrebs zusammengenommen.

Eine Dauerbehandlung mit Cortison kann zu Osteoporose führen.

Hinweise
Reduktion der Körpergröße („Schrumpfen")
„Witwenbuckel"
Rücken- und Nackenschmerzen
Spontane Frakturen von Handgelenken, Hüften und Wirbelsäule
Verminderte Knochendichte (die Knochendichte kann nicht durch äußerliche Untersuchungsmethoden festgestellt werden. Sie ist nur durch ein Knochenszintigramm feststellbar).

Die effektivsten Maßnahmen zur Verhütung von Osteoporose
Ausreichende Aufnahme von Kalzium (und unterstützenden Mineralien), besonders in der Jugend, um eine optimale Knochendichte vor der Menopause zu erreichen.

Gesunde, abwechslungsreiche und vollwertige Ernährung (schränken Sie den Eiweißverzehr, den Salzverbrauch sowie Alkohol- und Kaffeegenuß ein). Sie sollten pro Tag nicht mehr als fünf Gramm Salz (ein Teelöffel voll) zu sich nehmen.

Ausreichende körperliche Bewegung vor, während und nach der Menopause zur Erhaltung der Knochengesundheit. Ob Sie eine Osteoporose entwickeln oder nicht, hängt zum großen Teil auch davon ab, ob Sie sich in jungen Jahren genügend bewegten.

Das chinesische Heilkraut *He Shou Wu* ist ein ausgezeichnetes Mittel zur Vorbeugung und Behandlung von Osteoporose.

Kalzium spielt eine wichtige Rolle bei der Bildung von Knochenmasse. Ein übermäßiger Verzehr von rotem Fleisch sowie eine übermäßige Aufnahme von Phosphor (in Milch und Cola-Getränken) und Aluminium (in säurebindenden Mitteln, Sojamilch und manchen Kochtöpfen enthalten) können die Kalziumaufnahme stören. Um genügend Kalzium aufnehmen und verwerten zu können, braucht der Körper auch eine ausreichende Menge an Vitamin D. Diese bildet er bereits, wenn man sich täglich fünfzehn Minuten in der Sonne aufhält. Eine gute Kalziumverwertung setzt darüber hinaus ein ausgewogenes Verhältnis von Magnesium, Zink, Mangan, Phosphor sowie den Vitaminen A und C im Körper voraus. Mit einer abwechslungsreichen, vollwertigen Ernährung nehmen Sie all diese Mineralstoffe, Spurenelemente und Vitamine in ausreichender Menge auf. (Wenn Sie Ihrer Meinung nach zusätzliche Vitaminpräparate benötigen, sollten Sie zunächst eine Ernährungsberaterin/einen Ernährungsberater aufsuchen.)

Kalziumreiche Nahrungsmittel

Parmesankäse	Sesamsamen	Tahin
Vollgetreide	Thunfisch	Sardinen (mit Gräten)
Lachs	Cheddarkäse	Karobpulver
Spinat	Petersilie	Brokkoli
Tofu	Milch	Garten- und Limabohnen
Feigen	Eigelb	Dunkle Melasse
Joghurt	Kichererbsen	Mandeln
Hüttenkäse	Rhabarber	Paranüsse
Haselnüsse	Algen	rote Kidneybohnen
Mineralwasser mit Kohlensäure		

Kalziumsubstitution
Die Frage, ob die zusätzliche Zufuhr von Kalzium eine Rolle

bei der Verhütung von Osteoporose spielt, ist nicht ausreichend geklärt. Verschiedene wissenschaftliche Studien erbrachten widersprüchliche Ergebnisse. Es wird jedoch allgemein empfohlen, mit der Ernährung ausreichend Kalzium in Verbindung mit anderen essentiellen Vitaminen und Mineralien aufzunehmen.

Der Wissenschaftler Doktor John McLaren Howard[2] stellte fest, daß keine der im Rahmen seiner Studie untersuchten Frauen einen niedrigen Kalziumspiegel hatte. Statt dessen wiesen sie einen Mangel an Alkalischer Phosphatase, einem Knochenenzym, sowie bestimmten, an der Knochenbildung beteiligten Nährstoffen auf. Die niedrigsten Alkalische-Phosphatase-Spiegel fand man bei Frauen, die Hormonpräparate zur Verhütung von Osteoporose einnahmen. Doktor Guy Abraham[3] vertritt die Ansicht, daß ein Magnesiummangel das Sinken des Alkalische-Phosphatase-Spiegels begünstigt. Nach einer achtmonatigen Magnesiumsubstitution wurde eine elfprozentige Zunahme der Knochendichte nachgewiesen.

Magnesiumreiche Nahrungsmittel
Hirse, Limabohnen, Paranüsse, Joghurt, dunkelgrüne Blattgemüse

Bewegung
Regelmäßiges isometrisches Training und gewichttragende Übungen wirken dem Knochenschwund entgegen. Besonders geeignete Trainingsformen sind Yoga, Tai Chi Chuan, Qi-Gong, Tanzen, schnelles Gehen, Tennis, Gewichtheben und Fahrradfahren (tragen Sie gelegentlich Ihre Einkäufe nach Hause, anstatt das Auto zu benutzen).

Exzessiver Sport und hartes athletisches oder Tanztraining können die Entstehung von Osteoporose begünstigen.

BEHANDLUNG

HET

Die Verhütung von Osteoporose ist einer der meistgenann-
ten Gründe für die Verordnung einer Hormonersatztherapie.
Die Hormonsubstitution soll angeblich weiteren Knochenschwund verhüten, spielt aber keine Rolle bei der Bildung
neuen Knochengewebes. Nach dem Absetzen des Hormon-
präparats setzt der Knochenschwund sofort wieder ein und
beschleunigt sich sogar noch. Unter den Experten herrscht
Uneinigkeit darüber, wie lange eine Frau Hormonpräparate
einnehmen sollte, um gegen spontane Knochenbrüche im
Alter gefeit zu sein. Manche Ärzte empfehlen eine zehn-
jährige Einnahme, während andere diese Zeitspanne für
nicht ausreichend halten.

Natürliche Progesteroncreme

Natürliche Progesteroncreme wird aus der mexikanischen
Yamswurzel hergestellt. Im Hinblick auf seine Wirkungen
und Nebenwirkungen ist natürliches Progesteron umstrit-
ten. Manche Experten empfehlen die Anwendung von natürlichem Progesteron, andere sind vorsichtig, besonders im
Hinblick auf mögliche Nebenwirkungen wie Brustkrebs –
dem nach Ansicht der Befürworter mit natürlichem Progesteron vorgebeugt werden kann.

Doktor John Lee, der seit 1982 natürliches Progesteron in
Verbindung mit ausgewogener Ernährung und ausreichender Bewegung verordnet, behauptet, daß es den Knochenschwund nicht nur zum Stillstand bringt, sondern sogar
rückgängig macht. Er berichtete von einer zehnprozentigen
Zunahme der Knochendichte innerhalb eines Jahres, auf die
eine drei- bis fünfprozentige Zunahme folgte, bis die Knochendichte sich auf dem Niveau einer gesunden 35jährigen
Frau stabilisiert hatte.[4] Keine der 67 Frauen, die an seiner drei

Jahre dauernden Studie teilgenommen hatten, erlitt in diesem Zeitraum eine osteoporosebedingte Fraktur.

Natürliche Progesteroncreme wird im Wechsel auf Körperstellen mit dünner Haut, wie Handflächen, Handgelenke, Hals und oberen Brustkorb, aufgetragen. Sie wird vom Fettgewebe aufgenommen, bevor sie in den Blutstrom gelangt. Die Anwendungshinweise des Herstellers sollten genau befolgt werden. Es können bis zu drei Monate vergehen, bevor sich eine Wirkung zeigt. Zur Verhütung von Osteoporose ist eine längere Anwendung erforderlich.

Natürliche Progesteroncreme sollte unter Anleitung eines ausreichend qualifizierten Behandlers angewandt werden.

Der Extrakt der wilden oder mexikanischen Yamswurzel ist auch in Tablettenform erhältlich, es gibt allerdings keinen Nachweis dafür, daß diese Präparate eine osteoporoseverhütende Wirkung haben.

DHEA (Dehydroepiandrosteron)

Dieses natürliche Steroidhormon wird in den Nebennieren gebildet. Es ist einer der wichtigsten hormonalen Bausteine. In verschiedenen Studien zeigte sich, daß Frauen mit den niedrigsten DHEA-Spiegeln die geringste und Frauen mit den höchsten DHEA-Spiegeln die höchste Knochendichte aufwiesen. Die Verminderung der Knochendichte war aufgrund der sinkenden DHEA-Spiegel vorhersagbar.[5] Doktor Allan Gaby, der intensiv mit DHEA gearbeitet hat, weist darauf hin, daß dieses Hormon wahrscheinlich die knochenbildende Wirkung des Progesterons verstärkt, und bezeichnet es als das einzige Hormon, das anscheinend sowohl die Knochenreabsorption hemmen als auch die Knochenneubildung anregen kann.[6] Der DHEA-Analogstoff wird aus der mexikanischen Yamswurzel hergestellt. Nach der zur Stabilisierung der DHEA-Spiegel erforderlichen Anfangsdosis wird eine niedrigere Erhaltungsdosis eingenommen.

DHEA sollte stets unter Anleitung eines qualifizierten Behandlers angewandt werden.

Fluorid

Manche Ärzte verschreiben Fluorid, um die Knochenneubildung anzuregen. Es wurde jedoch nachgewiesen, daß das neugebildete Knochengewebe brüchig ist und daß eine Neigung zu Hüftfrakturen auftritt. Die Rate erhöhte sich bei Frauen um drei Prozent.[7] (In Gebieten, wo das Wasser einen natürlich hohen Fluoridgehalt hat, kommen Hüftfrakturen deutlich häufiger vor.) Man muß sich also fragen, wie sich die Fluorisierung des Wassers auf die Entstehung von Osteoporose auswirkt. Fluorid entfaltet außerdem toxische Wirkungen. Bis zu vierzig Prozent der Patientinnen setzten die Behandlung ab, weil sie unter Entzündungen im Magen-Darm-Trakt, Magengeschwüren, Blutungen und Schmerzen gelitten hatten.

Kalzitonin

Kalzitonin ist ein an der Knochenbildung beteiligtes Schilddrüsenhormon. Da der Kalzitoninspiegel mit zunehmendem Alter sinken kann, wurden häufig Kalzitonininjektionen zur Verhütung von Osteoporose verabreicht. Allerdings nimmt der Körper das Kalzitonin nach zwölf bis achtzehn Monaten nicht mehr auf, so daß dies allenfalls eine Kurzzeitbehandlung sein kann.

Natriumetidronsäure

Dieses Mittel wird bei nachgewiesener spinaler Osteoporose zur Kurzzeitbehandlung angewandt. Es kann sich hemmend auf die Mineralisierung der Knochen auswirken, kann Schmerzen verschlimmern und das Risiko non-spinaler Frakturen erhöhen, wenn es über einen längeren Zeitraum in hoher Dosis verabreicht wird.

Alendronsäure *(Fosamax)*

Die Hersteller des Anti-Osteoporose-Medikaments Alen-
dronsäure haben inzwischen eingeräumt, daß dieses Mittel
schwere Nebenwirkungen verursacht.[8] (Es kann unter anderem Geschwüre in der Speiseröhre hervorrufen.)

Chinesische Heilkräuter gegen Osteoporose

Chinesische Heilkräuter sind äußerst wirksam gegen Osteoporose und können sowohl zur Vorbeugung als auch zur Behandlung eingesetzt werden. Sie werden seit Tausenden von
Jahren angewandt und haben, bei angemessener Dosierung,
keinerlei Nebenwirkungen. Sie sollten von einem in chinesischer Medizin ausgebildeten Behandler verordnet werden
und können, je nach den individuellen Bedürfnissen, mit anderen Heilkräutern kombiniert werden.

He Shou Wu *(Polygonium Multifolium oder Chinesische Acker-
winde)*

He Shou Wu ist ein tonisierendes Heilkraut, das über längere
Zeit angewandt und mit einem Yin-Tonikum wie *Rehmannia
glutinosa* kombiniert werden kann. Dieses Mittel scheint in
der Tat eine Rückbildung der Osteoporose zu bewirken. He
Shou Wu senkt auch den Cholesterinspiegel. Man nimmt es
zunächst drei Monate lang ein und wiederholt die Behandlung nach einer zwei- oder dreimonatigen Pause so oft wie
nötig. Die empfohlene Dosis ist ein Teelöffel der Tinktur täglich. Dieses Heilkraut ist auch in Pulver- oder Tablettenform
erhältlich.

Sibirischer Ginseng *(Eleutherococcus)*

Außer zur Behandlung und Vorbeugung von Osteoporose
wird der Sibirische Ginseng auch wegen seiner antirheuma-
tischen, entspannungsfördernden und vitalisierenden Eigenschaften eingesetzt. Er ist also ein ideales Heilkraut für

Frauen in der Menopause. Er normalisiert auch den Blutzuckerspiegel und regt das Immunsystem an. (Sibirischer
Ginseng sollte nicht mit anderen Arten verwechselt werden.)

Homöopathie

Homöopathische Mittel sind verdünnte Zubereitungen von
Substanzen, die, in ihrer ursprünglichen Form eingenommen, die gleichen Symptome hervorrufen würden wie die zu
behandelnde Krankheit. Homöopathische Präparate sind so
stark verdünnt, daß sie keine Moleküle der Ursprungssubstanz mehr enthalten, sondern nur noch deren energetische
Informationen. Sie sind äußerst nützlich, wenn Kontraindikationen gegen allopathische Medikamente oder Heilkräuter vorliegen oder diese nicht vertragen werden. Obwohl
einige homöopathische Präparate als „Erste-Hilfe-Mittel"
eingesetzt werden können, ist es ratsam, einen Homöopathen zu konsultieren, der eine ausführliche homöopathische
Anamnese aufnimmt, bevor er ein bestimmtes Mittel verschreibt.

Sepia

Sepia kann, wenn es der Konstitution der betreffenden Patientin entspricht, sehr wirksam gegen Osteoporose und
Osteoarthritis sein. Eine „Sepia-Patientin" wirkt normalerweise niedergeschlagen, wie unter einer dunklen Wolke, und
äußert den Wunsch, ihren familiären Verpflichtungen zu entfliehen. Sepia-Patientinnen neigen zu Schweißausbrüchen.
Nach körperlicher Betätigung fühlen sie sich besser. Meistens tanzen sie gern.

Orachel

Orachel ist ein Vitamin- und Mineralstoffpräparat. Laut Herstellerangaben soll es den arteriellen Ablagerungen das Kalzium entziehen und wieder im Knochengewebe einlagern.

NOTIZEN

QUELLEN

1   *WDDTY*, Ausg.6, Nr.12. S. 1
2   *Cur Res in Osteo and Bone Mine Meas II*, British Institute of Radiology, London, 1992, zitiert in: *WDDTY*, Ausg.6, Nr.12
3   *Corticosteroids and Bone*, The National Osteoporosis Society, England, 1996
4   *Osteoporosis reversal with transdermal progesterone*, Lancet 336, 24. Nov. 1990
5   *Bio/Tech News: The Hormone of Life* zitiert das *Journal of Steroid Biochemistry and Molecular Biology* und *The Interdisciplinary Group on Osteoporosis* der *Free University of Brussels*, Belgien, 1990
6   *Preventing and Reversing Osteoporosis*, AR Gaby, MD, Prima Publishing, 1993
7   *Journal of the American Medical Association*, 12. Aug. 1992, zitiert in: *Natural Progesterone: the multiple role of a remarkable hormone*, John R Lee, MD. BLL Publishing , Kalifornien, 1993
8   *WDDTY* Ausg.7, Nr.3
    Corticosteroids and Bone, The Osteoporosis Society, op. cit.

Siehe auch:
    Menopause Matters, Judy Hall und Dr. Robert Jacobs. Element Books, Shaftesbury, England, 1994
    Passage to Power, Leslie Kenton. Vermillion, London, 1996
    A Book About Menopause, Montreal Health Press Inc.
    WDDTY Ausg.3, Nr.9.; Ausg.6, Nr.8, S.10; Nr.7, S.9; Nr.6, S.1

ÜBUNG

Besteht bei Ihnen ein Osteoporose-Risiko?

Kreuzen Sie bitte an, was auf Sie zutrifft:

Osteoporose-Fälle in der Familie ☐

Geringe Kalzium-Aufnahme
(besonders in der Jugend) ☐

Niedriges Körpergewicht ☐

Geringe Knochendichte ☐

Knochenbrüche ☐

Wiederholte Schlankheitskuren
(besonders Radikaldiäten) ☐

Anorexia Nervosa oder Bulimie ☐

Bewegungsmangel ☐

Frühes Einsetzen der Menopause ☐

Europäischer Abstammung ☐

Kinderlosigkeit ☐

Wiederholt minimale oder
ausbleibende Monatsblutung ☐

Hoher Alkoholkonsum ☐

Hoher Kaffeekonsum ☐

Übermäßiger Genuß von Cola-Getränken ☐

Exzessive sportliche Betätigung in der Vergangenheit ☐

Entzündungen des Darmtraktes ☐

Rheumatische Arthritis ☐

Schilddrüsenerkrankung ☐

Chronische Leber- oder Nierenerkrankung ☐

Einnahme von Cortison-Präparaten
(Steroid-Präparaten) ☐

Einnahme von Entwässerungsmitteln ☐

Starke Raucherin ☐

Mangelernährung oder übermäßig
eiweißreiche Ernährung ☐

Hoher Verbrauch an (aluminiumhaltigen)
Säurehemmern ☐

Östrogendominanz ☐

Selbst ein einziges Kreuzchen kann bedeuten, daß bei Ihnen ein Osteoporose-Risiko besteht. Es lohnt sich in jedem Fall, vorbeugende Maßnahmen zu ergreifen und schädliche Lebensgewohnheiten zu ändern.

Überprüfen Sie Ihre Körpergröße
Bitten Sie Ihren Partner oder eine Freundin, Ihre Körpergröße alle drei Monate an einem Türrahmen zu markieren. Ein Längenverlust von drei Millimetern oder mehr pro Jahr kann auf Osteoporose hinweisen.

Familiengeschichte
Sprechen Sie mit den älteren Frauen in Ihrer Familie. Fragen Sie sie vor allem, ob sie im Laufe der Jahre kleiner geworden sind. Hatten ihre Mütter die gleichen Symptome? Litten sie unter spontanen Frakturen der Handgelenke, der Hüfte, der Wirbelsäule oder anderer Knochen? Hatten sie ständig

Schmerzen im unteren Rücken oder im Nacken? Wenn ja, besteht bei Ihnen eine familiäre Vorbelastung. In diesem Fall sollten Sie für sich selbst (und für Ihre Töchter, falls Sie welche haben) vorbeugende Maßnahmen ergreifen.

Holen Sie einmal Ihre alten Fotoalben hervor. Betrachten Sie sich Familienfotos, besonders die von Paaren, von denen Sie Fotos aus verschiedenen Lebensabschnitten besitzen. Schauen Sie sich die Hochzeitsfotos Ihrer Großeltern an und dann die Aufnahmen, die dasselbe Paar im Alter zeigen. Schauen Sie, ob sich im Größenverhältnis der beiden etwas verändert hat. Betrachten Sie sich auch die Hochzeitsfotos Ihrer Eltern und vergleichen Sie sie mit neueren Fotos. Betrachten Sie sich alle Paare aus Ihrer Verwandtschaft (bei denen die Frau mit Ihnen verwandt ist). Vergleichen Sie die Körperlänge auf alten und neuen Fotos und vergessen Sie nicht, daß auch Männer von Osteoporose betroffen sein können. Scheint es, als seien die Frauen auf den Fotos geschrumpft? Haben manche einen Witwenbuckel entwickelt? Scheint ihr Nacken verschwunden zu sein? Wirken sie mit sechzig oder siebzig noch genauso groß wie früher? Oder schrumpfen sie allmählich in sich zusammen, mit hervorstehenden Bäuchen, einer zum S verformten Wirbelsäule und einem in den Nacken gesunkenen Kopf?

All diese Anzeichen weisen auf eine familiäre Disposition zur Osteoporose hin. In diesem Fall lohnt es sich, einen in chinesischer Medizin ausgebildeten Behandler aufzusuchen, der Ihnen Heilkräuter wie beispielsweise He Shou Wu verordnen kann. Sie können natürlich auch einen westlich orientierten Naturheilkundler aufsuchen und sich natürliche Progesteron-Präparate verschreiben lassen.

Körperliche Bewegung
Wie sieht es bei Ihnen mit Bewegung aus? Treiben Sie Sport? (Spaziergänge mit dem Hund zählen auch dazu.)

Wie lange bewegen Sie sich?
Wie oft?
Machen Sie gewichttragende Übungen?
Machen Sie Übungen, bei denen Sie Ihre Muskeln anspannen müssen?

Wenn Sie im Beruf oder im Alltag überwiegend sitzen, sollten Sie sich ernsthaft um mehr Bewegung bemühen. Das muß keine lästige Pflicht sein. Sie müssen nicht täglich joggen oder an einem Aerobic-Kurs teilnehmen. Es genügt schon, das Auto stehenzulassen und zum Einkaufszentrum zu laufen. Wenn Sie sich angewöhnen, rasch zu gehen und Ihre Einkäufe nach Hause zu tragen, erhöhen sich Ihre Chancen, ohne Osteoporose alt zu werden, deutlich. Sie können sich auch Gewichte kaufen und damit trainieren. Oder an einem Gymnastikkurs teilnehmen, denn es ist auch wichtig, regelmäßig Übungen zu machen, bei denen die Muskeln angespannt werden. Benutzen Sie häufiger Ihr Fahrrad. Oder tanzen Sie ab und zu zwanzig Minuten lang im Wohnzimmer zu Ihren alten Lieblingshits. Die Teilnahme an einer Yoga-, Tai Chi- oder Qi Gong-Gruppe gibt Ihnen Gelegenheit, sowohl neue Leute als auch angenehme Bewegungsformen kennenzulernen.

Erinnern Sie sich an Ihre Jugendzeit. Welche Sport- oder Bewegungsarten haben Ihnen am meisten Spaß gemacht? Können Sie eine dieser Sportarten wieder aufnehmen? Nehmen Sie sich vor, *jetzt* damit anzufangen. Suchen Sie sich einen entsprechenden Kurs aus, oder gewöhnen Sie sich an, regelmäßig zu laufen.

Ernährung

Da mehr als zwei Tassen Kaffee oder drei Tassen Tee pro Tag eine beginnende Osteoporose verschlimmern können und eine gesunde Ernährung diesen Zustand positiv beeinflussen kann, sollten Sie sich Gedanken über Ihre Ernährung machen und diese gegebenenfalls umstellen. (Siehe Kapitel Ernährung, Seite 145.)

Herzkrankheiten

Eine Erkrankung des Herzens ist keine typische Wechseljahreskrankheit, obgleich Herzkrankheiten bei Frauen vor der Menopause wesentlich seltener auftreten als bei Männern. Nach der Menopause steigt die Herzerkrankungsrate bei Frauen auf das gleiche Niveau wie bei Männern. Dies wird auf die Tatsache zurückgeführt, daß der Cholesterinspiegel (der koronare Herzerkrankungen auslösende Blutfettwert [LDL]) nach der Menopause ansteigt. Obwohl diese Zusammenhänge noch nicht genau erforscht sind, wurde die Theorie aufgestellt, daß Östrogene vor der Menopause eine Schutzwirkung entfalten. Andererseits ist bekannt, daß die Antibaby-Pille, die ja Östrogen enthält, das Risiko erhöht, an einem Herzleiden zu erkranken, weil sie die Neigung zu Blutgerinnseln verstärkt. Sie hemmt auch die Wasser- und Salzausscheidung, was zu hohem Blutdruck und dadurch zu einem erhöhten Herzinfarkt-, Embolie-, Thrombose- und Schlaganfall-Risiko führen kann. Die Theorie, daß Östrogen Herzerkrankungen verhüten kann, basiert auf der Beobachtung, daß es den Cholesterinspiegel senkt. Vor der Menopause nutzt der Körper das Cholesterin zur Produktion von Sexualhormonen. Nach den Wechseljahren kann also ein Überschuß an Cholesterin vorhanden sein, das der Körper nun in weit geringerem Maße zur Hormonproduktion benötigt. (Aus diesem Grunde kann ein hoher Cholesterinspiegel gegen Ende der Menopause durchaus normal sein und es ist vielleicht nicht unbedingt nötig, die Ernährung drastisch auf

cholesterinfreie Nahrungsmittel umzustellen oder cholesterinsenkende Medikamente einzunehmen, wie es Frauen in
dieser Lebensphase oft empfohlen wird.)

Inzwischen sind die Ärzte dabei, ihre Meinung über Cholesterin zu ändern. Sie haben erkannt, daß es „gutes" Cholesterin und „schlechtes" Cholesterin gibt. Cholesterin ist
die Grundsubstanz, der Baustein, aus dem der Körper alle
Steroidhormone herstellt. Es ist demnach ungeheuer wichtig
für eine ganze Reihe lebenswichtiger Körperprozesse. Ein
Mangel an „richtigem" Cholesterin kann die Gesundheit genauso stark beeinträchtigen wie ein Übermaß an „falschem"
Cholesterin. Es wurde ein Zusammenhang zwischen niedrigem Cholesterinspiegel – besonders von Natur aus niedrigem – und einer Neigung zum Selbstmord nachgewiesen.[1]

FAKTEN

Vitamin E

Es hat sich gezeigt, daß eine tägliche Gabe von 100 Milligramm Vitamin E das Risiko von Herz- und Kreislauferkrankungen um 46 Prozent senken kann.[2] Darüber hinaus lindert
Vitamin E einige Wechseljahresbeschwerden. Man nimmt es
am besten zusammen mit Vitamin C und Selen ein, weil es
mit Hilfe dieser Stoffe besser vom Körper aufgenommen
werden kann. Frauen, die an hohem Blutdruck, Diabetes
oder Herzproblemen leiden, sollten Vitamin E nur unter der
Aufsicht eines Ernährungsspezialisten einnehmen, da es diese Zustände verschlimmern kann. Bei Frauen mit Erkrankungen, die Östrogengaben ausschließen (Brustkrebs, Gebärmutterkrebs, Bindegewebsgeschwülste, Endometriose),
ist die Situation unklar. Verschiedene Studien hatten darauf
hingewiesen, daß es ratsam ist, zusätzliche Vitamin-E-Gaben
zu vermeiden, da diese den Östrogenspiegel anheben kön-

nen. Eine französische Studie zeigte jedoch, daß Brustkrebs-Patientinnen einen signifikant niedrigeren Vitamin-E-Spiegel aufwiesen als Kontroll-Probandinnen[3], was anscheinend auf einen niedrigeren Antioxidans-Status hinweist. Man nahm an, daß die erhöhten Östrogenspiegel durch die natürlichen Östrogene verursacht wurden, die in dem raffinierten Sojaöl enthalten sind, das bei der Herstellung einiger Vitamin-E-Präparate verwendet wird.[4] Vitamin E sollte also am besten in Form von natürlichen, unverarbeiteten Nahrungsmitteln aufgenommen werden.

Vitamin-E-reiche Nahrungsmittel: kaltgepreßte Öle wie Sonnenblumen- und Distelöl, Eier, Weizenkeime, Innereien, Vollgetreide, Avocados, Nüsse (besonders Haselnüsse), Tomaten, Gurken, dunkelgrüne Blattgemüse, brauner Reis und Samen.

Selen

Ein Selenmangel wurde mit einem erhöhten Arteriosklerose-Risiko in Verbindung gebracht. Selen ist ein natürliches, im Ackerboden vorkommendes Spurenelement, das hauptsächlich in Vollgetreide, Vollkornbrot, Fleisch und Geflügel enthalten ist. Da unsere Ackerböden jedoch inzwischen arm an Selen sind, kann eine zusätzliche Selenaufnahme erforderlich sein. Selen sollte am besten mit der Nahrung aufgenommen werden, da es bereits in relativ niedrigen Dosen (600 Milligramm pro Tag) toxisch ist. Bei der Einnahme von Selen-Präparaten sollte die tägliche Dosis auf 50 bis 200 Milligramm beschränkt werden.

Selenquellen in der Nahrung: Paranüsse, Thunfisch, Zwiebeln, Tomanten und Brokkoli.

Früchte

Verschiedene Studien haben gezeigt, daß bei gesunden Menschen, die täglich vier frische Früchte zu sich nehmen, das Risiko, einer tödlichen Herzkrankheit zu erliegen, um 24 Prozent sinkt. Das Risiko, einem tödlichen Schlaganfall zu erliegen, sinkt um 32 Prozent, und die allgemeine Sterblichkeitsrate um 21 Prozent. Vegetarier haben gegenüber Nicht-Vegetariern ein um fünfzehn Prozent vermindertes Risiko, tödliche Herzkrankheiten zu erleiden, bei Menschen, die täglich Vollkornbrot essen, sinkt das Risiko um zwölf Prozent, bei Menschen, die täglich einen rohen Salat verzehren, um 26 Prozent.[5] Getrocknete Feigen enthalten Pektin, eine lösliche Faser, die eine cholesterinsenkende Wirkung haben soll.

Bewegung

Körperliche Bewegung spielt eine wichtige Rolle bei der Verhütung von Herzkrankheiten. Es muß sich aber um aerobes Training handeln, das den Pulsschlag über einen längeren Zeitraum erhöht und mindestens dreimal wöchentlich dreißig Minuten lang durchgeführt wird. Ein strammer Spaziergang, Schwimmen, Radfahren, Rennen, Tanzen und Tai Chi können aerobes Training sein.

Omega-3-Fettsäuren

Omega-3-Fettsäuren (in fettem Fisch, Sojabohnen und Sojaprodukten, Sesamsamen und Leinsamen enthalten) können die Herzerkrankungsrate nachgewiesenermaßen dramatisch senken. Wählen Sie Fischöl mit hohem Omega-3-Anteil. Wenn Sie Vegetarierin sind, können Sie sich auch durch die in grünem Blattgemüse enthaltene Linolsäure schützen. Außerdem benötigen Sie, ob Sie Vegetarierin sind oder nicht, eine ausreichende Menge an Ballaststoffen, um Ihr Herz zu schützen.

HET und Herzkrankheiten

Die Verhütung von Herzkrankheiten ist der zweithäufigste Grund für die Verordnung einer Hormonersatztherapie. Die diesbezüglichen wissenschaftlichen Studien brachten jedoch keine eindeutigen Ergebnisse. Eine Studie, die angeblich nachwies, daß HET das Risiko von Herzerkrankungen um die Hälfte senken kann, wies so gravierende Mängel auf, daß sie im Leitartikel der Zeitschrift, die sie veröffentlichte, kritisiert wurde.[6] Ein weiteres Studium vorliegender Forschungsergebnisse ergab, daß bei der Wahl der Beispiele eine gewisse „Selektion" im Spiel war. Die meisten Anwenderinnen der Hormonersatztherapie sind weiße, schlanke, gebildete Frauen aus der oberen Mittelschicht, die ohnehin ein geringeres Herzerkrankungsrisiko haben. Eine andere Studie wies darauf hin, daß sich das Herzerkrankungsrisiko durch die Anwendung der Hormonersatztherapie sogar erhöhen könne.[7] (Eine an Männern durchgeführte Studie mußte abgebrochen werden, als die Rate von Herzattacken bei den Probanden stark anstieg.[7] Die oben genannten Studien wurden an Frauen durchgeführt, denen ausschließlich Östrogen verabreicht wurde. Diese Frauen waren allgemein gesünder und wurden sorgfältiger ausgesucht als jene Frauen, die heutzutage eine Hormonersatztherapie verordnet bekommen. Es ist bekannt, daß sich das Progestogen, das heute an bestimmten Zyklustagen verabreicht wird, um das Krebsrisiko zu senken, negativ auf den Cholesterinspiegel auswirkt.

Inzwischen wurden neue Studien begonnen, um die Auswirkungen der kombinierten Hormonersatztherapie zu erforschen. Im Rahmen der jüngsten, vom *Imperial Cancer Research Teams Unit* in Oxford durchgeführten Studie, vertritt Sir Richard Doll, ein führender Krebsspezialist, die Ansicht, daß die Hormonersatztherapie das Herzerkrankungsrisiko *möglicherweise* um bis zu dreißig Prozent senken könne.[8]

Cholesterinsenkende Medikamente

Gegen einen zu hohen Cholesterinspiegel können cholesterinsenkende Medikamente wie beispielsweise Zocor verschrieben werden. Sie bergen jedoch (gut dokumentierte)
Risiken für die Leber, so daß häufige Leberfunktionstests un-
erläßlich sind. Ein besonders hohes Risiko stellt die Behandlung mit diesen Medikamenten für Patientinnen dar, die viel
Alkohol trinken oder bei denen die Leber bereits vorgeschä-
digt ist. Mehrere Wissenschaftler der University of California
vertreten darüber hinaus die Ansicht, daß diese Medikamente krebserzeugend wirken.[9]

Natürliche Hormone

Natürliche Hormone werden aus Pflanzen gewonnen. Sie
entfalten eine ähnliche Wirkung wie die körpereigenen Hormone. (Man darf sie aber nicht mit den synthetischen Hormonen verwechseln, die zwar aus der gleichen Quelle stammen können, aber in ihrer Molekularstruktur verändert
wurden.) Natürliche Hormone verbinden sich mit den gleichen Rezeptoren wie die körpereigenen Hormone, aktivieren diese aber anscheinend nicht auf die gleiche Weise.
Deshalb bergen die aus Pflanzen gewonnen Hormone wahrscheinlich nicht die gleichen Risiken wie die synthetischen
„menschlichen" Hormone, etwa Östrogen und Progestogen.

DHEA (Dehydroepiandrosteron)

DHEA ist ein natürlicherweise im Körper vorkommendes
Steroidhormon, das von den Nebennieren produziert wird.
Es wird auch das „Mutterhormon" genannt, weil der Körper
es in Östrogen und Testosteron und indirekt in Progesteron
umwandeln kann.[9] Niedrige DHEA-Spiegel wurden bei
Männern mit der Entstehung von Herzkrankheiten in Ver-
bindung gebracht.[10] Doktor Alan R. Gaby behauptet, daß die
Substitution mit natürlichem DHEA pflanzlichen Ursprungs

135

den LDL-Cholesterinspiegel (das „schlechte" Cholesterin) senken und auf diese Weise Herzkrankheiten vorbeugen kann.[11] Der DHEA-Analogstoff wird aus der mexikanischen Wilden Yamswurzel extrahiert und ist unter verschiedenen Markennamen im Handel. Es wird empfohlen, je nach Bedarf ein bis zwei Tabletten täglich einzunehmen.

Cremes aus dem Extrakt der Wilden Yamswurzel
Das in diesen Cremes enthaltene natürliche Progesteron soll die Blutgerinnung sowie die Salz- und Wasserausscheidung normalisieren und somit zur Verhütung von Embolien, Thrombosen und hohem Blutdruck beitragen (siehe Natürliche Hormonersatztherapie).

Chinesische Medizin
Das chinesische Heilkraut He Shou Wu besitzt cholesterinsenkende Eigenschaften. Es sollte unter Anleitung eines in chinesischer Medizin ausgebildeten Behandlers angewandt werden.

Orachel
Orachel ist ein natürlicher, oral verabreichter Chelatkomplex, der anscheinend in der Lage ist, arterielle Ablagerungen nebenwirkungsfrei zu beseitigen. Es regt die Ausschüttung von Lipoproteinen hoher Dichte (HDL) an. HDL verhindert eine Ablagerung von Cholesterin an den Arterienwänden, löst die Fettbestandteile auf und entfernt bereits vorhandene Ablagerungen.[12]

Folsäure
Folsäure schützt die Arterienwände. Die empfohlene Tagesdosis beträgt 400 Milligramm.

NOTIZEN

QUELLEN

1 WDDTY Ausg.7, Nr.8
2 Bericht über den Kongress der *American Heart Association* in New Orleans in der *Medical World News*, Dezember 1992, S.16–17
3 *Int J Cancer* 67(2) 170-75, 17 Juli 1996, zitiert in *Positive Health* Ausg. 17, 1997
4 Jeff Millar in einer Internet-Konversation mit Debbie Howard
5 *BMJ*, 1996, 313:775–79
6 New England Journal of Medicine, 15. April 1993
7 *WDDTY* Ausg.6, Nr.12, S.7
8 Zitiert in *The Lancet* 10.97, op.cit.
9 *Positive Health Magazine* April/Mai 1996
10 *Bio/Tech News: The Hormone of Life*
11 *Preventing and Reversing Osteoporosis*, Alan Gaby. Prima Publishing, 1993. John Hopkins Department of Medicine Research, 1988
   WDDTY Ausg.4, NR.9, S.3; Ausg.7, Nr.5
12 Tom Mower, President of Neways International Ltd

ÜBUNG

Sind Sie gefährdet?

Kreuzen Sie bitte an, was für Sie zutrifft.

Raucherin ☐

Übergewicht ☐

überwiegend sitzende Lebensweise ☐

hoher Streßpegel ☐

schlechte Ernährung ☐

hoher Alkoholkonsum ☐

hoher Kaffeekonsum ☐

Herzkrankheiten in der Familie ☐

hohe Blutfettwerte ☐

Wenn Sie eines oder mehrere Kästchen angekreuzt haben, sollten Sie eine Veränderung Ihrer Lebensgewohnheiten in Erwägung ziehen.

Schritte zur Verminderung des Herzrisikos
Geben Sie das Rauchen auf.
Halten Sie Normalgewicht.
Ernähren Sie sich ballaststoffreich und nehmen Sie nur wenig tierisches Fett zu sich (die Rolle der tierischen Fette wird gegenwärtig neu bewertet, deshalb kann es sein, daß dieser Rat sich ändert).
Nehmen Sie Fischöl zu sich und kochen Sie mit Olivenöl.
Essen Sie viel frisches Obst und eine Walnuß pro Tag.
Meiden Sie koffeinhaltigen Kaffee, Tee sowie Limonaden.

Sorgen Sie für ausreichende körperliche Bewegung.
Reduzieren Sie die Streßfaktoren in Ihrem Leben.

Forschen Sie in Ihrer Familiengeschichte nach Fällen von Herzerkrankungen

Fragen Sie Ihre älteren Angehörigen, ob es in Ihrer Familie Fälle von Herz- oder Kreislauferkrankungen gegeben hat.

Ändern Sie Ihre Lebensweise

Körperliche Bewegung ist eine der wichtigsten Vorbeugungsmaßnahmen gegen Herz-Kreislauf-Erkrankungen. Achten Sie darauf, mindestens dreimal wöchentlich dreißig Minuten zu trainieren. Ein strammer Spaziergang genügt bereits.

Reduzieren Sie die Streßfaktoren in Ihrem Alltag. Lernen Sie, Streßauslöser zu erkennen (hier kann das Menopausentagebuch sehr hilfreich sein).

Halten Sie Situationen schriftlich fest, in denen Sie sich angespannt, ängstlich oder unter Druck fühlen.
Gibt es Möglichkeiten, einige dieser Streßfaktoren zu eliminieren? (Indem Sie beispielsweise Ihr Arbeitspensum reduzieren, Ihre Arbeitszeit flexibler gestalten, Teilzeit arbeiten und so weiter.)

Wieviel Zeit nehmen Sie sich täglich für sich selbst?

Was nährt Sie, gibt Ihnen neue Kraft? Was schenkt Ihnen ein gutes Gefühl?

Wieviel Zeit nehmen Sie sich dafür?

Können Sie mehr Zeit für diese angenehmen Dinge erübrigen? Wie?

Wenn Sie berufstätig sind und gleichzeitig einen Haushalt führen müssen, könnten Sie sich eventuell eine Putzfrau leisten. Vielleicht ist es auch notwendig, sich jemanden zu suchen, mit dem Sie die Arbeit im Haushalt oder im Büro teilen können. Besprechen Sie Ihre Situation mit einer Freundin. Gehen Sie mit ihr alle Möglichkeiten durch. Oft kann uns ein Außenstehender auf etwas hinweisen, das wir übersehen haben.

Bewegung

Die beste Vorbeugung gegen Herzerkrankungen ist aerobes Training, eine Bewegungs- oder Sportart also, die Ausdauer erfordert und bei der Sie außer Atem kommen. Es ist auch wichtig, daß Sie eine Trainingsart wählen, die Sie über einen längeren Zeitraum beibehalten können, denn es bringt Ihnen nicht viel, wenn Sie ein paar Wochen lang joggen und dann das Interesse daran verlieren. Ein guter Einstieg könnte darin bestehen, daß Sie sich im nächsten Fitneßzentrum oder Turnverein anmelden. Oder Sie tun sich mit ein paar Freundinnen zusammen, so daß Sie sich gegenseitig zum regelmäßigen Training motivieren. Wenn Sie einen Kurs belegen, den Sie im voraus bezahlen müssen, ist die Wahrscheinlichkeit höher, daß Sie durchhalten. Außerdem macht es mehr Spaß, gemeinsam mit anderen zu trainieren als allein. Wenn Sie sich angewöhnen, täglich zu Fuß zu gehen oder mit dem Rad zu fahren (zum Einkaufen, zur Arbeit oder zum Zug), haben Sie schon ausreichend Bewegung. Falls Sie mit dem Bus oder mit der U-Bahn zur Arbeit fahren, könnten Sie nach Feierabend ein paar Stationen früher aussteigen und den Rest des Weges zu Fuß zurücklegen. Machen Sie in der Mittagspause einen Spaziergang durch den Park und rennen Sie morgens einmal um den Häuserblock. Sie werden sich nicht nur besser fühlen, sondern auch besser schlafen, weil ausreichende Bewegung einen gesunden Schlaf fördert.

An welcher Bewegungs- oder Sportart haben Sie Interesse?

Können Sie ein paar Freundinnen für ein gemeinsames Training gewinnen?

Was könnten Sie täglich tun, um wirklich dauerhaft davon zu profitieren?

Erkundigen Sie sich nach entsprechenden Kursangeboten.

Beginnen Sie *jetzt*!

Lernen Sie, sich zu entspannen

Nehmen Sie sich mindestens zwanzig Minuten pro Tag Zeit für eine Entspannungsübung, wenn möglich auch mehr. Ideal wären zwei Sitzungen pro Tag. (Wenn Sie mit öffentlichen Verkehrsmitteln zur Arbeit fahren, können Sie die folgende Übung leicht abwandeln, auf Kassette aufnehmen und auf dem Weg zur Arbeit oder nach Hause mit dem Walkman abhören.)

Basisentspannung

Stellen Sie sicher, daß Sie während dieser Entspannungsübung nicht gestört werden. Wenn Sie unter Zeitdruck stehen und sich während der Übung ständig fragen, wieviel Zeit bereits vergangen ist, können Sie sich einen Wecker stellen. Es sollte jedoch einer mit einem sanften Klingelton sein, denn durch schrilles Läuten aus der Entspannung gerissen zu werden, ist nicht nur unangenehm, sondern auch ziemlich kontraproduktiv. Sie können die Dauer der Sitzung auch mit geeigneter Musik vorgeben. Setzen oder legen Sie sich bequem hin. Die Kleidung sollte Sie nicht einengen. Sie können die folgende Übung entweder auf eine Kassette aufnehmen oder auswendig lernen. Vergessen Sie nicht, an den entsprechenden Stellen eine Pause einzulegen. (Vielleicht hilft es Ihnen auch, wenn eine Freundin Ihnen den Text während der ersten paar Sitzungen vorliest.)

Sie sitzen oder liegen mit geöffneten Augen bequem da. Nun schließen und öffnen Sie die Augen langsam bei jeder Zahl, während Sie rückwärts von zehn bis eins zählen. Auf diese Weise entspannen sich Ihre Augenlider. Wenn Sie zu Ende gezählt haben, können Sie die Augen schließen und während der ganzen Sitzung geschlossen halten.

Nehmen Sie wahr, wie entspannt sich Ihre Augenlider anfühlen, wie sanft sie das Unterlid berühren. Lassen Sie zu, daß sich dieses Gefühl der Entspannung nun über Ihre Stirn und Ihr Gesicht ausbreitet. Wenn Sie irgendwo noch Spannung spüren, machen Sie eine Grimasse und entspannen das Gesicht dann wieder. Wenn Ihre Kopfhaut spannt, heben und senken Sie die Augenbrauen, um die Spannung zu lösen.

Das Gefühl der Entspannung breitet sich jetzt bis in Ihren Nacken und in Ihre Schultern aus. Wenn Sie eine Spannung in den Schultern spüren, ziehen Sie sie hoch und lassen sie dann wieder fallen, um die Spannung zu lösen.

Nehmen Sie das Gefühl in Ihren Armen wahr, während die Wellen der Entspannung sich bis hinunter in die Hände bewegen. Ballen Sie Ihre Hände zu Fäusten und öffnen Sie sie dann wieder, um die Spannung zu lösen. Jetzt breitet sich das Gefühl der Entspannung bis in Ihre Fingerspitzen aus. Die Arme liegen nun ganz locker und entspannt neben Ihrem Körper.

Lassen Sie das Gefühl der Entspannung sich nun weiter bis in Ihren Brustkorb ausbreiten, nehmen Sie ein paar tiefe, langsame Atemzüge. Atmen Sie alle Spannungen aus, die Sie wahrnehmen. Nun geht das Gefühl des Friedens und der Entspannung auf Ihr Zwerchfell über, Sie spüren, wie dieser Bereich beim Atmen immer weicher und entspannter wird.

Atmen Sie jetzt in den Bauch hinunter. Atmen Sie alle Spannungen aus, die Sie dort spüren. Jetzt sollte Ihr Bauch entspannt sein; lassen Sie ihn hervortreten.

Spüren Sie Ihre Hüften und Ihren unteren Rücken und lassen Sie die Welle der Entspannung durch sie hindurchfließen. Wenn Sie dort Spannungen wahrnehmen, spannen Sie die Gesäßmuskeln an und lassen sie dann wieder los.

Die Wellen der Entspannung bewegen sich jetzt weiter in Ihre Beine und Füße hinein. Um dort alle Spannungen zu beseitigen, ziehen Sie die Knie nach unten, um sie anzuspannen, und entspannen sie dann wieder. Spannen Sie die Füße an und entspannen Sie sie wieder. Jetzt nehmen Sie das Gefühl des Friedens und der Entspannung bis in die Fußspitzen wahr.

Überprüfen Sie jetzt, ob sich Ihr ganzer Körper locker und entspannt anfühlt. Atmen Sie noch langsamer. Lassen Sie die Bauchmuskeln das Atmen übernehmen und machen Sie eine kurze Pause zwischen jedem Ein- und Ausatmen. Werden Sie ein paar Minuten lang ganz still und genießen Sie dieses Gefühl totaler Entspannung und vollkommenen Friedens.

(Sie können die Sitzung an diesem Punkt beenden, wenn Sie die kurze Version machen wollen. In diesem Fall gehen Sie zur Abschlußinstruktion** über.)

Während Sie mit diesem Gefühl des Friedens und der Entspannung weiteratmen, nehmen Sie wahr, daß Sie von Licht umgeben sind. Atmen Sie dieses Licht in Ihr Herz hinein, spüren Sie, wie es ganz davon erfüllt wird.

Wenn Ihr Herz ganz von Licht erfüllt ist, lassen Sie dieses Licht bis hinauf in Ihren Kopf und bis hinunter in Ihre Füße fließen. Atmen Sie mehr und mehr Licht ein. Lassen Sie es durch Ihren Körper strömen und allen Schmerz, alle Verspannungen und alle Sorgen auflösen. Wenn Sie dann ganz von Licht erfüllt sind, entspannen Sie sich einfach und genießen das Gefühl absoluten Friedens.

** Wenn Sie bereit sind, die Sitzung zu beenden, fangen Sie an, ein wenig tiefer zu atmen und nehmen Ihr Körpergewicht wieder bewußt wahr. Hüllen Sie sich in Licht ein wie in einen Kokon. Ihr Körper bleibt ganz entspannt. Zählen Sie langsam von eins bis zehn. Bei zehn sind Sie wieder hellwach. Öffnen Sie die Augen und kehren Sie ins Hier und Jetzt zurück.

(Wichtig: Wenn Sie nach dieser Übung einschlafen möchten, lassen Sie die abschließende Instruktion** einfach weg und ersetzten sie durch folgende.*)

* Sie atmen weiterhin rhythmisch und lassen Ihre Atemzüge tiefer werden, bis Sie sanft in den Schlaf gleiten. Sie werden so lange schlafen, wie Sie es wünschen, und erfrischt und voller Energie aufwachen.

Ernährung

Was Sie Ihrem Körper zuführen, beeinflußt Ihren Gesundheitszustand.

Eine gesunde, ausgewogene Ernährung ist in jeder Lebensphase wichtig, aber in den Wechseljahren kann sie den entscheidenden Unterschied machen.

Die ideale Diät setzt sich aus einer Vielfalt vollwertiger Lebensmittel zusammen und enthält so wenig industriell verarbeitete Nahrungsmittel wie möglich, dafür aber einen hohen Anteil an frischem Gemüse und Früchten, die dem Körper Mineralstoffe, Spurenelemente und Vitamine in ausreichender Menge zur Verfügung stellen. Am besten ist es natürlich, wenn diese Nahrungsmittel aus biologischem Anbau stammen und somit kaum Pestizide und andere Giftstoffe enthalten. Beziehen Sie auch Sprossen, Bohnen und Getreidekörner in Ihre Ernährung ein. Da ein Übermaß an Eiweiß die Kalziumaufnahme hemmen kann, sollten Sie nur wenig rotes Fleisch zu sich nehmen. Versuchen Sie auch, Ihren Kaffee- oder Schwarztee-Konsum einzuschränken. Kräutertees und Mineralwässer dagegen helfen, den Körper zu reinigen.

Sojabohnen, Mais, Tomaten und einige andere Gemüsesorten werden inzwischen teilweise genetisch manipuliert (und kommen oft trotzdem als „biologische" Ware auf den Markt). Sie können genetisch veränderte Pestizide, „natürliche" Antibiotika und andere schädliche Substanzen enthalten. Es liegt auf der Hand, daß derart behandelte Nahrungsmittel der Gesundheit abträglich sind. Das gilt auch für Lebensmittel, die radioaktiv bestrahlt wurden, um ihre längere Haltbarkeit zu garantieren. Prüfen Sie also sorgfältig, bevor Sie etwas kaufen. Manche Konstitutionstypen vertragen keine rohen Nahrungsmittel. Wenn Sie unter Blähungen und Aufgedunsenheit leiden, sollten Sie Ihr Gemüse dünsten und keine rohen Salate verzehren.

Viele der sogenannten Wechseljahresbeschwerden, unter denen Frauen leiden, sind in Wirklichkeit auf Nahrungsmittelallergien zurückzuführen. Wenn Sie den Verdacht haben, daß bei Ihnen eine Nahrungsmittelallergie vorliegt, oder wenn Sie Probleme mit Übergewicht, Verschlackung und übermäßiger Müdigkeit haben, sollten Sie die Detox-Diät (Entgiftungsdiät) ausprobieren (siehe unten). Dabei sollten möglichst nur biologisch angebaute Lebensmittel verwendet werden.

Ein Nahrungsmittel, auf das Sie allergisch reagieren, sechs Monate lang zu meiden, reicht oft aus, um die Allergie zu beheben. Meiden Sie möglichst alle Nahrungsmittel, die Lebensmittelzusätze und Konservierungsstoffe enthalten, weil diese die toxische Belastung Ihres Körpers erhöhen.

FAKTEN

Vitamin E-Quellen
Kaltgepreßte Öle wie Sonnenblumen- und Distelöl, Eier, Weizenkeime, Innereien, Vollgetreide, Vollkornbrot, Avocados, Nüsse, Tomaten, Gurken, Blattgemüse.

Vitamin C-Quellen
Zitrusfrüchte, Hagebutten, Erdbeeren, Brokkoli, Tomaten, Paprika.

Selen-Quellen
Fleisch, Milchprodukte, Bierhefe, Fisch, Getreide.

Vitamin B6-Quellen
Vollgetreide, Milch, Hefe, Eigelb, brauner Reis, Kleie.

Die Detox-Diät zur Entgiftung des Körpers

Frühstück: gekochte (vorher eingeweichte) Trockenfrüchte wie Aprikosen, Pfirsiche, Birnen, Feigen, Pflaumen und Äpfel (Anmerkung: Gekochte frische Äpfel können hinzugefügt werden.)

Mittagessen: hausgemachte Gemüsesuppe, Misosuppe oder gedünstetes Gemüse mit braunem Reis

Abendessen: brauner Reis mit gedünstetem Gemüse oder, gelegentlich, in kalt gepreßtem Olivenöl gebratenes Gemüse

Getränke: Trinken Sie so wenig wie möglich. Nur Mineralwasser und Kräutertees sind erlaubt, kein Schwarztee, Kaffee oder Alkohol.

Meiden Sie alle Lebensmittel, gegen die Sie allergisch sind, weiterhin Zucker, Salz, Brot, Milchprodukte, Tomaten, Zitrusfrüchte und rohe Lebensmittel, Früchte sollten gekocht werden.

Wichtig: Verwenden Sie so viele verschiedene Gemüsesorten wie möglich, einschließlich Meeresgemüse (Algen) sowie Gemüse- und Getreidesprossen. Vollkornreis kann mit Knoblauch und ein wenig frischem Ingwer gekocht werden. Die Suppen können Sie mit verschiedenen Kräutern würzen. Ab und zu können Sie mit Wasser verdünntes Tahin (Sesammus, sehr kalziumreich) als Soße benutzen.

Halten Sie die strenge Diät zwei bis vier Wochen lang ein und nehmen Sie dann nach und nach andere Lebensmittel (auf die Sie nicht allergisch reagieren) in Ihren Speiseplan auf. Wenn Sie negative Wirkungen verspüren, kehren Sie sofort zur strikten Diät zurück. Es kann sein, daß sich die Symptome durch den Entgiftungsprozeß zunächst verschlimmern, bevor eine Besserung eintritt, doch nach etwa zwei Wochen sollte sich Ihr Befinden deutlich gebessert haben. Als positive Nebenwirkung kann in den ersten beiden Wochen ein Gewichtsverlust von etwa sieben Pfund auftreten (den Sie durch die Diät ohne Heißhungerattacken erzielen).

Saftfasten ist ebenfalls eine höchst wirkungsvolle Entschlackungsmethode, vorausgesetzt, Ihr Körper toleriert diese Art des Fastens. (Manche Leute haben das Gefühl, daß sie durch Fasten zu sehr „abheben"; das hängt vom Konstitutionstyp ab.) Verwenden Sie, wenn möglich, nur frische, biologisch angbaute Früchte und Gemüse, aus denen Sie die Säfte selbst herstellen (Es sind verschiedene gute Entsafter für den Hausgebrauch auf dem Markt.) Wenn Sie fertige Säfte bevorzugen, sollten Sie sie im Naturkostladen kaufen. Die Gemüsesäfte sollten auch grünes Blattgemüse enthalten (allerdings nicht zuviel Spinat wegen des Gehalts an Oxalsäure). Probieren Sie hin und wieder auch ausgefallene Kombinationen: Rote Beete, Karotten und Orangen ergeben zusammen einen wohlschmeckenden, kräftigenden Saft. Während des Saftfastens sollten Sie viel Mineralwasser trinken. Kräutertees sind ebenfalls erlaubt, aber keinesfalls Kaffee, Schwarztee, Limonade oder Alkohol.

ÜBUNG

Versuchen Sie, bewußter zu essen. Führen Sie eine oder zwei Wochen lang ein Ernährungstagebuch. Schreiben Sie *alles* auf, was Sie Ihrem Körper zuführen, besonders die Lebensmittel, auf die Sie einen Heißhunger verspüren. Diese können Sie auf eine Nahrungsmittelallergie, aber auch auf einen

Mangel an einem bestimmten Spurenelement oder Mineral-
stoff hinweisen, weil der Körper, wenn man ihn gewähren
läßt, gewöhnlich weiß, was er braucht. Notieren Sie auch alle
Getränke, die Sie zu sich nehmen (auch Wasser). Zählen Sie
sie am Ende des Tages zusammen. Sie werden überrascht sein,
wieviele Tassen Kaffee oder Tee Sie an einem Tag trinken.

Haben Sie bei sich eine Nahrungsmittelallergie festgestellt
oder hegen Sie den Verdacht, daß eine solche bei Ihnen vorliegt?

Haben Sie einen Zusammenhang zwischen dem Verzehr eines bestimmten Lebensmittels und bestimmten Symptomen
festgestellt? Wenn Sie bei sich eine Nahrungsmittelallergie
vermuten, sollten Sie die Detox-Diät ausprobieren und dann
nach und nach wieder andere Nahrungsmittel in Ihren Speiseplan aufnehmen. Falls die Symptome wieder auftreten,
kehren Sie sofort zur Detox-Diät zurück.

Verwenden Sie möglichst ausschließlich frische, vollwertige
Nahrungsmittel.

Um ein maximales Energieniveau zu erreichen (und PMS-
Symptome zu reduzieren), sollten Sie eine kohlenhydratrei-
che Ernährungsweise auf der Basis von braunem Reis oder
anderem gekochtem Getreide, Vollkornbrot und Vollkornnu-
deln ausprobieren. Diese Lebensmittel werden in kürzeren
Zeitabständen verzehrt (fünf statt drei Mahlzeiten pro Tag).
So stellen Sie eine konstante Zufuhr energiespendender Koh-
lenhydrate sicher.

Nehmen Sie so wenig Zucker wie möglich zu sich, weil eine
verdeckte Blutzuckerstörung „Wechseljahressymptome" vor-
täuschen kann.

Kreuzen Sie bitte an, was auf Sie zutrifft:

niedriger Blutzuckerspiegel ☐

häufige Schwindelanfälle ☐

kalter Schweiß ☐

plötzliche Schwankungen des Energieniveaus ☐

Panikgefühle oder Desorientiertheit ☐

Reizbarkeit bei Nahrungsabstinenz ☐

Heißhunger auf Süßigkeiten oder
gezuckerte Lebensmittel ☐

Verschlechterung des Befindens
ein bis zwei Stunden nach dem Verzehr
solcher Lebensmittel ☐

Wenn Sie drei oder mehr Kästchen angekreuzt haben, besteht die Möglichkeit, daß Sie unter Hypoglykämie (niedrigem Blutzuckerspiegel) leiden. Diese Störung kann nicht durch eine einzelne Blutzuckermessung festgestellt werden, sondern nur mit Hilfe eines speziellen Tests, des Sechs-Stunden-Glukose-Toleranz-Tests, der in jeder Arztpraxis oder jedem Krankenhaus durchgeführt werden kann.

Behandlung: Hypoglykämie spricht gut auf eine ballaststoffreiche Ernährung an. Raffinierter Zucker und Lebensmittel mit Zuckerzusatz sollten gemieden werden. Chromhaltige Nahrungsergänzungsmittel wie beispielsweise Bierhefe können hilfreich sein. (Wenn Sie an Candida-Befall leiden, sollten Sie jedoch auf Bierhefe verzichten.) Möglicherweise kann Ihnen auch ein in Naturheilkunde, Homöopathie oder Kräuterkunde ausgebildeter Arzt helfen. Außer der Ernährungsumstellung gibt es keine schulmedizinische Behandlung für diese Störung.

Peach-Flowered Tea-Tree (Busch-Blütenessenzen) trägt zur Stabilisierung des Blutzuckerspiegels bei.

Nehmen Sie so viel „grüne Energie" wie möglich zu sich, einschließlich Algen, die Sie in Naturkostläden, manchen Supermärkten und in chinesischen Läden kaufen können.

Machen Sie keine radikalen Schlankheitskuren. Die Detox-Diät hilft Ihnen beim Abnehmen, wenn Sie das für notwendig halten.

Verwenden Sie Kaffee, dem das Koffein auf natürliche Weise entzogen wurde (manchen entcoffeinierten Kaffees wurde das Koffein mit Hilfe chemischer Substanzen entzogen) und kaufen Sie biologisch angebauten Tee (am besten entcoffeinierten). Wenn es Ihnen möglich ist, sollten Sie Ihren Schwarztee- und Kaffeekonsum einschränken. Ersetzen Sie diese Getränke durch Kräutertees, Fruchtsäfte und Mineralwasser.

Gewöhnen Sie sich an, die Etiketten auf den Lebensmittelpackungen zu lesen! Viele enthalten einen versteckten Zucker- oder Salzanteil, und manche Produkte, die bei uns verkauft werden, enthalten künstliche Süßstoffe oder Zusätze, die in anderen Ländern aufgrund ihrer krebserregenden Wirkung verboten sind. Viele Produkte enthalten auch Soja, was bedeutet, daß Sie vielleicht unwissentlich genetisch veränderte Sojabohnen zu sich nehmen.

NOTIZEN

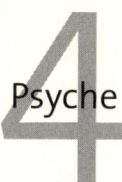

Psyche

Veränderung ist die Trauer über Vergangenes,
das Bedauern von Dingen, die man nicht getan hat
und nun nie mehr wird tun können.

Stimmungen

Stimmungen und Gefühle spielen eine wichtige Rolle in diesem Veränderungsprozeß in der Mitte des Lebens. Die Ärzte bringen Stimmungsschwankungen, Angstzustände und Depressionen normalerweise mit den Wechseljahren in Verbindung, schieben sie auf „die Hormone". Und die Hormone spielen hier in der Tat eine Rolle. Wenn Ihr hormonales Gleichgewicht gestört ist, ist Ihr psychisches Gleichgewicht ebenfalls gestört. Selbst wenn Sie normalerweise die zufriedenste und glücklichste Frau der Welt sind, stellen Sie nun vielleicht fest, daß Sie manchmal weinerlich oder reizbar sind. Es kann aber auch sein, daß Sie gelegentlich ein unerklärliches Hochgefühl verspüren, eine plötzliche Freude, die Sie ohne äußeren Anlaß in Hochstimmung versetzt. Vielleicht schieben Sie all das auf Ihr Alter – die meisten Frauen tun das. Fast alle Frauen machen in den Wechseljahren solche Stimmungsschwankungen durch. Das gehört zum „Wechsel" und weist vielleicht auf nichts anderes hin als auf einen plötzlichen Hormonstoß. Es kann aber auch sein, daß unter den irrationalen, oberflächlichen Stimmungsschwankungen viel tiefere Prozesse im Gange sind.

Ihre Gefühle sind ein Indikator für Ihr Befinden – auf allen Ebenen. Das klingt zwar sehr einfach, aber die meisten Menschen machen sich das nicht wirklich klar oder verdrängen es. Gefühle und Stimmungen sind weder gut noch schlecht – sie *sind* einfach. Aber vielleicht hat man Ihnen beigebracht, daß „es sich nicht gehört", Wut, Trauer oder sogar große Freude zu fühlen. Im allgemeinen drücken die Menschen nicht wirklich aus, was sie empfinden. Sie halten ihre Gefühle zurück, unterdrücken sie. Dieser Vorgang läuft oft so automatisch ab, daß viele nicht einmal wahrnehmen, daß sie etwas fühlen. Wenn man sie fragt, wie es ihnen geht, erwidern sie „ausgezeichnet", auch wenn das gar nicht stimmt. Oder sie leiern eine lange Liste von Symptomen herunter, die die Frage „Wie geht es *dir*?" immer noch nicht beantwortet. Sie sind nicht nur ein Körper. Sie sind eine Person. Eine Person mit Gefühlen. Man kann Symptome haben und sich trotzdem gut fühlen. Andererseits kann man völlig symptomfrei sein und sich trotzdem schrecklich fühlen. Wir „fühlen" Gefühle und *haben* Symptome.

Wie oft halten Sie inne und fragen sich: „Geht es mir wirklich gut?" Vielleicht würde die Antwort lauten: „Ja, ich habe Kopfschmerzen, aber abgesehen davon fühle ich mich gut." Und das stimmt dann auch. Auf der Gefühlsebene ist alles in Ordnung. Es könnte aber auch sein, daß Sie antworten: „Ich weiß, daß ich Kopfschmerzen habe, und heute morgen habe ich die Kinder angeschrien, und dann habe ich ein bißchen geweint, aber eigentlich geht es mir gut, oder nicht?" Wenn Sie sich dann hinsetzen und darüber *nachdenken*, sagen Sie sich vielleicht: „Ja, ich weiß, daß ich im Augenblick ein bißchen unter Druck stehe. Meine älteste Tochter wird uns in Kürze verlassen, um die Universität zu besuchen, und ich muß ihr bei den Vorbereitungen helfen. Ich werde sie sehr vermissen. Vielleicht geht es mir im tiefsten Innern doch nicht so gut wie ich dachte." Und wenn Sie sich hinsetzen und sich das *fühlen* lassen, kann es durchaus sein, daß Sie in Tränen ausbrechen. Vielleicht überfällt Sie sogar eine Hitzewallung oder ein anderes „Wechseljahressymptom". In diesem Fall geht es Ihnen also auf der Gefühlsebene nicht gut, und das hat vielleicht viel mit den Symptomen zu tun, die Sie hatten.

ÜBUNG

Wie geht es Ihnen also? Wie fühlen Sie sich? Schreiben Sie auf, was gegenwärtig in Ihrem Leben passiert und welche

Gefühle das in Ihnen auslöst. Kümmern Sie sich nicht darum, ob es sich bei diesen Gefühlen um glückliche, traurige, irrationale, sinnlose, „gute" oder „schlechte" handelt. Schreiben Sie sie einfach unzensiert nieder.

Nehmen Sie sich dann genug Zeit, um diese Gefühle anzuerkennen und zu würdigen. Sagen Sie sich: „Ja, so fühle ich mich jetzt." Bewerten Sie Ihre Gefühle nicht, sondern erlauben Sie ihnen, einfach dazusein.

Blättern Sie dann einmal in Ihrem Wechseljahre-Tagebuch. Welche Gefühle haben Sie meistens unter der Rubrik „Stimmung" notiert? Welches Gefühl taucht am häufigsten auf? Gibt es da einen roten Faden, ein unterschwelliges Muster? Haben Sie einen Zusammenhang zwischen bestimmten Ereignissen und Ihren Gefühlen entdeckt? Betrachten Sie sich noch einmal die Grundaussage, die Sie zu Beginn Ihrer Arbeit mit diesem Buch über sich selbst machten. Sagten Sie: „Ich bin eine Frau, die sich … fühlt." Möchten Sie jetzt noch etwas hinzufügen?

Bevor wir uns nun näher damit befassen, wie Sie sich fühlen, müssen wir grundsätzlich klären, ob Sie einfach nur die normalen emotionalen Höhen und Tiefen der mittleren Lebensjahre durchmachen oder ob eine ernstere emotionale Störung vorliegt. Wenn Sie wissen, daß es Ihnen eigentlich gut geht, können Sie den nächsten Abschnitt überspringen. Leiden Sie dagegen seit längerem an Depressionen, Panikattacken, Angst- und Spannungszuständen oder anderen emotionalen Störungen, können die folgenden Informationen Ihnen vielleicht helfen.

Angstzustände und Depressionen

Obgleich die meisten Frauen nur gelegentliche Stimmungs-schwankungen durchmachen, können die Wechseljahre auch mit Angstzuständen und Depressionen einhergehen, die oft schon ein oder zwei Jahre vorher beginnen. Es ist allerdings gut zu wissen, daß das Auftreten von Depressionen circa ein Jahr nach der Menopause deutlich abnimmt. Selbst wenn Sie vor und während der Wechseljahre unter Depressionen lit-ten, ist es also eher unwahrscheinlich, daß dies auch noch nach der Menopause der Fall sein wird. Angstzustände und Panikattacken können im Rahmen einer Depression auftre-ten, aber auch andere Ursachen haben.

Depressionen werden oft mit Antidepressiva, suchter-zeugenden Tranquilizern, Schlaftabletten, Betablockern oder Hormonpräparaten (HET) behandelt. Bei endogenen De-pressionen können Antidepressiva hilfreich sein, weil sie die aus dem Gleichgewicht geratene Körperchemie stabilisieren. Patientinnen mit reaktiven Depressionen, Angstzuständen und Panikattacken sprechen nicht gut auf Antidepressiva an, sie profitieren eher von Beratungen und Psychotherapie. Bei beiden Arten von Depressionen kann man mit natürlichen Heilmitteln ausgezeichnete Erfolge erzielen.

FAKTEN

In der Statistik zeigt sich ein deutlicher Anstieg von Depres-sionen bei Frauen zwischen dem fünfundvierzigsten und dem neunundvierzigsten Lebensjahr. Diese Entwicklung hält bis zu einem Jahr nach der Menopause an und ist dann stark rückläufig.

Depressive Zustände verbessern sich nach der Menopause dramatisch.

Es gibt zwei Arten von Depressionen.
Endogene Depressionen scheinen durch ein Ungleichgewicht in der Körperchemie ausgelöst zu werden und können deshalb auch mit dem sich verändernden Hormonspiegel in Zusammenhang gebracht werden. Hier können Antidepressiva, Akupunktur oder Naturheilmittel hilfreich sein.

Reaktive Depressionen werden durch bestimmte äußere Ereignisse und Streßfaktoren ausgelöst. Sprechen gut auf Psychotherapie und streßreduzierende Techniken an. Antidepressiva sind hier kaum von Nutzen.

Panikattacken. Erste-Hilfe-Maßnahme: Atmen Sie fünfmal hintereinander tief und langsam ein und aus. Wenn Sie schnell und oberflächlich atmen oder nach Luft schnappen, sollten Sie eine große Papiertüte über den Kopf ziehen (hilft gegen die übermäßige Sauerstoffaufnahme) oder beide Hände wie eine Schale vor die Nase legen. Nehmen Sie *Rescue Remedy* ein. Inhalieren Sie Lavendelöl – ein paar Tropfen auf einem Taschentuch reichen für den ganzen Tag.
Panikattacken sprechen auf Tranquilizer und Kräutermedizin an. Sie können auch verdeckte Ursachen haben (einschließlich eines niedrigen Blutzuckerspiegels). Psychologische Beratung oder Psychotherapie können hier ebenfalls hilfreich sein.
Einige Medikamente sowie manche in Raumsprays enthaltene synthetische Duftstoffe können Depressionen verursachen.

ÜBUNG

Falls Sie unter Depression leiden, fällt es Ihnen leichter, die
richtige Behandlungsart zu wählen, wenn Sie herausfinden,
welche Art von Depression bei Ihnen vorliegt.

Leiden Sie unter Schlafstörungen oder Schlaflosigkeit? ☐

Leiden Sie unter Appetitverlust? ☐

Wachen Sie in den frühen Morgenstunden auf? ☐

Fühlen Sie sich morgens ganz schrecklich? ☐

Fühlen Sie sich nutzlos, unerwünscht,
abgelehnt, erbärmlich? ☐

	ja	nein
Können freudige Ereignisse Sie aufheitern?	☐	☐
Verschlechtert sich Ihr Befinden durch negative Ereignisse?	☐	☐
Fühlen Sie sich besser, wenn Sie mit jemandem über Ihre Sorgen und Gefühle sprechen können?	☐	☐

Essen Sie, um sich zu trösten? ☐

Leiden Sie unter Streß? ☐

Schlafen Sie gut? ☐

Fühlen Sie sich beim Aufwachen gut
und verschlechtert sich Ihr Befinden
im Laufe des Tages? ☐

Haben Sie das Gefühl, daß Ihre Depression
durch ein bestimmtes Ereignis ausgelöst wurde? ☐

Wenn Sie die ersten vier bis fünf Kästchen angekreuzt und die drei Ja/Nein-Fragen mit Nein beantwortet haben, leiden Sie wahrscheinlich an einer endogenen Depression. Dann könnten Ihnen Antidepressiva, Akupunktur und Naturheilmittel helfen.

Haben Sie die drei Ja/Nein-Fragen mit Ja beantwortet und die nachfolgenden Kästchen angekreuzt, leiden Sie wahrscheinlich an einer reaktiven Depression. Sie könnten von einer psychologischen Beratung oder Psychotherapie profitieren.

Leiden Sie unter Panikattacken?

	ja	nein
Leiden Sie häufig unter Angst, feuchten Handflächen, Herzklopfen, Schwindelanfällen, Atemnot?	☐	☐
Fühlen Sie sich in engen Räumen oder in einer Menschenmenge unwohl?	☐	☐
Machen Sie sich häufig Sorgen?	☐	☐

Auch wenn es seltsam klingt, eine ausgezeichnete Erste-Hilfe-Maßnahme gegen Panikattacken besteht darin, sich eine große Papiertüte über den Kopf zu ziehen und normal weiterzuatmen. Wenn Sie in Panik geraten, neigen Sie dazu, zu hyperventilieren und nehmen dadurch zuviel Sauerstoff auf. Durch das Atmen in einer Papiertüte wird dieses Ungleichgewicht wieder ausgeglichen.

Rescue Remedy (eine Bachblütenessenz, die in vielen Apotheken erhältlich ist) ist ebenfalls sehr hilfreich bei Panikattacken. Langfristig könnte Ihnen eine psychologische Beratung oder Psychotherapie helfen, die unbewußten Auslöser der Attacken aufzudecken. Naturheilmittel wie andere Blütenessenzen und homöopathische Zubereitungen können hier sehr hilfreich sein. Auch ein niedriger Blutzuckerspiegel kann Panikattacken auslösen. Dieser Ursache kann man mit einer ballaststoffreichen Ernährung und chromhaltigen Nahrungsergänzungsmitteln wie Bierhefe, aber auch mit Homöopathie oder Heilkräutern entgegenwirken. Es gibt keine schulmedizinische Behandlung für diesen Zustand. Normalerweise geben die Ärzte ein paar Ratschläge zur Ernährung.

Atmung

Chronische Angstzustände gehen stets mit einer schnellen, oberflächlichen Atmung einher. Legen Sie beide Hände auf den Solarplexus (die Fingerspitzen sollen sich berühren) und atmen Sie ein.

	ja	nein
Heben sich Ihre Schultern?	☐	☐
Entfernen sich Ihre Fingerspitzen voneinander?	☐	☐

Wenn Sie die erste Frage mit Ja und die zweite mit Nein beantwortet haben, atmen Sie oberflächlich. Versuchen Sie, nach folgendem Muster zu atmen:

Zählen Sie beim Einatmen bis vier. Der Atem soll bis in den Bauch – der sich leicht vorwölbt – hinunterströmen. Sie können das überprüfen, indem Sie Ihre Hände mit sich berührenden Fingerspitzen unterhalb der Taille auf den Bauch legen (beim Einatmen trennen sich die Fingerspitzen). Halten Sie den Atem an, während Sie bis drei zählen, und zählen Sie dann beim Ausatmen bis fünf. Jetzt zieht sich Ihr Bauch zurück, während die Lungenflügel sich leeren. Halten Sie den Atem dann wieder an und zählen Sie bis drei. Wiederholen Sie dieses Atemmuster zehn bis zwanzig Mal. Wenn Sie dann ein wenig geübter sind, können Sie das Zählen allmählich ausdehnen.

Versuchen Sie, nach diesem Muster zu atmen, wann immer Sie sich ängstlich fühlen.

FAKTEN

Natürliche Behandlung von Depressionen

Es gibt viele nicht süchtig machende Heilmittel, die Ihnen bei Depressionen helfen können. Um Heilerfolge zu erzielen, müssen diese Mittel jedoch exakt auf Ihren Zustand abgestimmt sein. In vielen Naturkostläden und Apotheken erhalten Sie Kräuterpräparate, die natürliche Tranquilizer enthalten. Homöopathie, chinesische Medizin, Kräutermedizin und Akupunktur können helfen, ursächliche Störungen des Energieflusses oder der Körperchemie auszugleichen.

Johanniskraut (Hypericum perforatum)

Johanniskraut wird bereits seit Jahrhunderten zur Behandlung von Angstzuständen, Depressionen und nervösen Spannungen eingesetzt. Verschiedene Studien haben gezeigt, daß Johanniskraut solche Zustände ebenso wirkungsvoll bekämpft wie konventionelle Antidepressiva, ohne deren Nebenwirkungen zu haben.[1] Johanniskraut erhalten Sie in Naturkostläden oder Apotheken in Tabletten- oder Tropfenform. Man kann es aber auch als Tee zubereiten.

Akupunktur

Akupunktur wirkt auf natürliche Weise beruhigend und entspannend. Entsprechende Studien haben gezeigt, daß Akupunktur den Endorphinpegel im Körper anhebt. Endorphine wirken als natürliche Antidepressiva.

Warratah (Busch-Blütenessenzen)

Diese australische Busch-Blütenessenz eignet sich hervorragend zur Behandlung von Depressionen, bei denen sich die Patientin wie in eine schwarze Wolke eingehüllt fühlt und Selbstmordgedanken hegt. In extremen Fällen kann sie in zehnminütigem Abstand eingenommen werden. Danach nimmt man etwa eine Woche lang dreimal täglich sieben Tropfen.

Mustard *(Bachblüten)*
Mustard hilft gegen Melancholie, tiefe Trauer und schwere Depressionen, die die Patientin anscheinend ohne Anlaß überfallen.

Pink Fairy Orchid *(Living Essence)*
Diese Essenz ist besonders geeignet, wenn Depressionen oder Panikattacken durch eine Überempfindlichkeit gegen äußeren Streß, einen hektischen Arbeitsplatz oder Menschenansammlungen ausgelöst werden.

Pulsatilla
Pulsatilla, ein homöopathisches Konstitutionsmittel, ist für sehr weinerliche Frauen geeignet, die viel Trost brauchen. Die Pulsatilla-Patientin neigt zu emotionalen Extremen, Lachen und Weinen liegen bei ihr dicht nebeneinander.

Ihr Konstitutionsmittel, das sorgfältig von einem Homöopathen ausgewählt werden muß, kann Ihnen helfen, Ihre Depressionen zu bewältigen, indem es die Ursachen des Problems sanft an die Oberfläche bringt.

Bei Panikattacken
Rescue Remedy (Bachblüten) wirkt schnell gegen alle Arten von Schock oder Panikzuständen.
Pink Fairy Orchid (LE)
Chrom (falls ein niedriger Blutzuckerspiegel die Ursache ist)
Akupressur, siehe Abbildung 3 auf Seite 102

Bei Hypoglykämie *(niedrigem Blutzuckerspiegel)*
Peach-Flowered Tea-Tree (Busch-Blütenessenzen) bringt den
Blutzuckerspiegel ins Gleichgewicht.

Das Selbstwertgefühl stärken

Depressionen und Angstzustände gehen oft mit einem niedrigen Selbstwertgefühl einher, dem Gefühl, daß man wertlos
ist, daß man von allen abgelehnt wird, daß man einfach nicht
„besonders" genug ist. Selbst wenn Sie nicht an Depressionen leiden, kann Sie dieses Gefühl in den Wechseljahren hin
und wieder ohne Vorwarnung überfallen.

ÜBUNG

Kaufen Sie sich ein dickes, großformatiges Notizbuch, in
dem Sie alles festhalten, was Ihr Selbstwertgefühl stärkt, alles, was Ihnen ein besseres Gefühl über sich selbst gibt. Wenn
Sie von jemandem ein Geschenk bekommen, können Sie ein
Foto davon machen und es in dieses Buch einkleben. Pressen
Sie eine schöne Blume und legen Sie sie hinein. Kleben Sie
Karten, Briefe und andere Erinnerungen ein. Wenn jemand
etwas Nettes zu Ihnen sagt, notieren Sie es. Versuchen Sie, jeden Tag eine Eintragung zu machen. Und wenn niemand etwas zu Ihnen sagt, können Sie selbst etwas Gutes an sich ent-
decken und es aufschreiben. Entdecken Sie die Schönheit
Ihres Körpers, Ihre Fähigkeiten und Talente und machen Sie
darüber Notizen. Schreiben Sie auch auf, wenn Sie für andere
etwas Gutes getan haben. Kleben Sie Fotos ein, die Ihnen das
Gefühl geben, jemand Besonderes zu sein. Sie können auch
Fotos von nahestehenden Familienmitgliedern und engen
Freunden einkleben, von den Menschen also, die Sie schät-

zen und unterstützen. Blättern Sie in diesem Buch, wann immer Sie sich niedergeschlagen fühlen. Sie sind jemand Besonderes!

Welche Gefühle löst der Gedanke an die Wechseljahre in mir aus?

Wahrscheinlich denkt jede Frau mit gemischten Gefühlen an die Wechseljahre. Manche sind vielleicht optimistisch, freuen sich auf neue Möglichkeiten, eine neue Freiheit, ein neues Leben. Doch es werden sicher auch pessimistische Gedanken auftauchen – Gedanken an eine düstere, freudlose Zukunft, an das allmähliche Nachlassen der Kräfte. Da diese Zeit um die Mitte des Lebens so voller Widersprüche ist, kann es sein, daß eine Frau, die bisher ihre ganze Kraft in ihre Karriere gesteckt hat, plötzlich andere Seiten an sich entdeckt, sich von der Außenwelt zurückziehen und nach innen wenden möchte. Eine Frau, die sich bisher ausschließlich um ihre Kinder gekümmert hat, die jetzt flügge werden, erlebt vielleicht das „Leere-Nest-Syndrom" mit Gefühlen des Verlustes und der Trauer. Viele Frauen empfinden aber auch ein ganz neues Freiheitsgefühl. In der Mitte des Lebens kommen viele verschiedene Gefühle an die Oberfläche: Wut, Angst, Groll, Bitterkeit, Bedauern, Freude, Hoffnung. Wahrscheinlich haben Sie durch die Arbeit mit diesem Buch und Ihrem Wechseljahre-Tagebuch bereits begonnen, einige dieser Gefühle zu identifizieren.

ÜBUNG

Nehmen Sie sich zwanzig bis dreißig Minuten Zeit. Sorgen Sie dafür, daß Sie nicht gestört werden. Wenn nötig, können Sie den Telefonstecker herausziehen. Denken Sie nun einmal über das Wort „Wechseljahre" nach. Fügen Sie dann ein anderes Wort hinzu, sagen Sie: „Meine Wechseljahre." Achten Sie auf Ihre körperlichen Reaktionen. Spüren Sie, daß Sie sich anspannen? Ein wenig zurückschrecken? Wollen Sie das Wort irgendwie wegdrücken? Sitzt Ihnen plötzlich ein Kloß im Hals? Welche Gefühle wollen hochkommen? Ertappen Sie sich bei dem Gedanken „Das kann mir nicht passieren"? Welche Gefühle auch immer an die Oberfläche drängen, lassen Sie sie zu. Versuchen Sie nicht, sie zu unterdrücken, zensieren Sie die Gedanken, die Ihnen spontan in den Sinn kommen, nicht. Konzentrieren Sie sich einfach auf Ihre Gefühle. Fangen Sie an, alles aufzuschreiben, lassen Sie alle Ihre Assoziationen und Gefühle zu den Wechseljahren ungehindert aufs Papier fließen.

Wenn Sie steckenbleiben, können Sie sich auf folgende Fragen konzentrieren:

Welcher Aspekt der Wechseljahre löst bei mir ein Gefühl des Bedauerns aus?
Bin ich über irgend etwas wütend?
Was werde ich vermissen?
Worauf freue ich mich im Zusammenhang mit den Wechseljahren?
Welche Gefühle steigen beim Gedanken an die Wechseljahre in mir auf?

Wenn Sie sicher sind, daß Sie diese Fragen ausreichend beantwortet haben, sollten Sie sich Zeit nehmen, um das Geschriebene noch einmal durchzugehen. Schauen Sie sich die

Dinge an, auf die Sie sich freuen. Vielleicht können Sie einige davon schon jetzt verwirklichen. Machen Sie eine Liste dieser Dinge und schreiben Sie darüber „Ich freue mich auf…" Hängen Sie die Liste an einen Platz, wo Sie sie oft sehen können.

Widmen Sie sich dann den Gefühlen der Trauer und des Bedauerns. Kommen bestimmte Themen an die Oberfläche? Ein häufiges Thema ist die Furcht, „das Verfallsdatum" überschritten zu haben. Es taucht in verschiedenen Variationen auf, hat aber stets mit dem Gefühl zu tun, den Höhepunkt überschritten zu haben, jenseits von Gut und Böse zu sein, zu alt, nutzlos. Ein anderes weitverbreitetes Thema in diesem Zusammenhang lautet: „Niemand braucht mich mehr." Dieser Gedanke taucht gewöhnlich auf, wenn die Kinder (oder der Ehemann) das Heim verlassen. Vielleicht fühlt man sich überflüssig oder fürchtet sich vor einer frühen Pensionierung. Es gibt aber noch Themen wie: „Es ist zu spät, meine Träume zu verwirklichen" oder „Es ist Zeit, daß ich mir Freiheiten nehme und etwas unternehme." Welche Emotionen stecken hinter diesen Themen? Einige dieser Gefühle haben sicher ihre Berechtigung in der Gegenwart, bei anderen handelt es sich vielleicht um Altlasten aus der Vergangenheit. Vielleicht schleppen Sie emotionales Gepäck mit sich herum, von dem Sie bisher nicht einmal wußten, daß es existiert. Oder Sie kennen es genau, sahen aber bisher keine Möglichkeit, es loszulassen.

Loslassen ist der Schlüssel. Die in der Mitte des Lebens auftauchenden Stimmungen und Gefühle sind real und berechtigt, aber wenn Sie zu lange daran festhalten, beginnen sie, an Ihnen zu nagen, und verwandeln sich in weit destruktivere Emotionen wie Groll, Zorn und Bitterkeit. Diese können sich zu einem Lebensmuster verfestigen, das dann wirklich nur noch bergab führt.

Wut

Wut ist kein „schlechtes" Gefühl. Vielleicht hat man Ihnen in der Kindheit das Gegenteil gesagt. Dann wird es Ihnen schwerfallen, sich zu erlauben, wütend zu sein. Vielleicht haben Sie als Kind auch gelernt, daß Wut etwas ist, wovor man sich fürchten muß. Also halten Sie sich zurück, um nur ja keine Wut bei anderen auszulösen. Wie oft waren Sie wütend, ohne es zu zeigen, und stießen kurz darauf gegen ein Hindernis oder ließen irgend etwas fallen? Die Wut kann ins Unbewußte absinken und dann in einer anderen Situation explosionsartig wieder an die Oberfläche kommen – vielleicht in einer Situation, in der Sie das Äußern Ihrer Wut intuitiv als weniger bedrohlich empfinden. Hätten Sie Ihre Wut unmittelbar ausgedrückt, als sie in Ihnen aufstieg, wäre das eine sauberere Sache gewesen und Sie hätten sich diese hämmernden Kopfschmerzen oder diese unangenehme Hitzewallung möglicherweise erspart.

Wut kann ein sehr positiver Anstoß zur Veränderung sein. Wenn Sie auf etwas wütend sind und diese Energie in die richtigen Bahnen lenken, können Sie alles erreichen, was Sie wollen. Wenn Sie Ihre Wut jedoch nicht zielgerichtet einsetzen, wird sie destruktiv und beginnt, Sie innerlich zu zerfressen. Die Wechseljahre gehören zu jenen Lebensphasen, in denen unterdrückte Gefühle an die Oberfläche schießen. Wenn Sie Ihre Wut also jahrelang zurückgehalten haben, werden Sie jetzt wieder mit ihr konfrontiert. Aber vielleicht zeigt sie nun ein anderes Gesicht. Wut auf die „eigene Unfähigkeit" tritt ziemlich häufig auf, wenn hormonale Veränderungen das Gedächtnis und die Koordinationsfähigkeit beeinträchtigen. Vielleicht lösen auch die Ereignisse, mit denen Sie jetzt in Ihrem Leben konfrontiert werden, Wut in Ihnen aus. Die Lebensmitte ist eben leider auch eine Zeit, in der es vorkommen kann, daß der Lebenspartner sich entschließt,

seinen eigenen Träumen von verlorener Jugend nachzuja-
gen, in der die heranwachsenden Kinder besonders widerspenstig und anstrengend sind und die eigenen Eltern möglicherweise pflegebedürftig werden. Vielleicht werden Ihnen
ausgerechnet jetzt Pflichten aufgebürdet, die Sie lieber nicht
erfüllen würden. Wut kann eine natürliche Reaktion auf
diese Belastungen und viele andere Situationen sein. Wenn
Sie feststellen, daß Sie Ihre Wut zurückhalten, haben Sie drei
Möglichkeiten. Sie können sie weiterhin zurückhalten. Sie
können das betreffende Ereignis akzeptieren und dann innerlich loslassen. Oder Sie können etwas tun, um die Situation zu verändern.

Nehmen wir beispielsweise an, Sie mußten sich einer Hysterektomie unterziehen, eine Situation, mit der nicht wenige
Frauen in den mittleren Jahren konfrontiert werden. Selbst
wenn die Operation unumgänglich war, kann es sein, daß Sie
Wut darüber empfinden. Und es ist fast sicher, daß Sie wütend sind, wenn man Sie rücksichtslos behandelt hat, Ihnen
nicht genügend Informationen gab oder Ihnen keine Wahl
ließ. Vielleicht fühlten Sie sich frustriert, hilflos, überwältigt
oder hatten das Gefühl, daß Ihr Körper nicht mehr Ihnen gehörte. Auch wenn Sie die Zeit nicht zurückdrehen und die
Operation nicht ungeschehen machen können, können Sie
Ihre Gefühle darüber zum Ausdruck bringen. Sie können
zum Beispiel einen Brief an den Chirurgen schreiben. Wenn
dieser nicht mehr erreichbar ist, können Sie den Brief trotzdem schreiben und ihn dann in kleine Stücke zerreißen und
verbrennen. Sie könnten sich auch entschließen, etwas zu
tun, was Frauen in ähnlichen Situationen helfen kann. Schließen Sie sich einer Selbsthilfegruppe an oder besuchen Sie
Frauen im Krankenhaus, die sich der gleichen Operation unterziehen müssen. Darüber hinaus könnten Sie versuchen zu
vergeben. Vergebung ist sehr heilsam für die Seele und hilft
Ihnen, den Groll loszulassen.

Wenn Ihr Mann Sie verlassen hat, können Sie ihm ebenfalls einen Brief schreiben. Sie sollten ihn so oder ähnlich beginnen: „Als das und das geschah, war ich wütend. Ich fühlte mich …" (Es ist besser, über die eigenen Gefühle zu sprechen, als den anderen mit Vorwürfen zu überhäufen. Schuldzuweisungen treiben ihn in die Defensive und er wird nie verstehen, wie Sie sich fühlten, oder fühlen, wenn Sie Ihre gegenwärtige Wut zum Ausdruck bringen.) Auch in diesem Fall haben Sie die Möglichkeit zu vergeben. Auf diese Weise können Sie Altes loslassen und weitergehen.

ÜBUNG

Kreuzen Sie an, was auf Sie zutrifft:

Ich werde sehr schnell wütend. ☐

Es fällt mir schwer, Wut zu zeigen. ☐

Als Kind durfte ich nie wütend sein. ☐

Mir fällt immer erst viel zu spät ein,
was ich hätte sagen können. ☐

Ich bekomme Angst, wenn jemand wütend wird. ☐

Meine Eltern waren niemals wütend. ☐

Ein Elternteil (oder beide) war (waren) ständig wütend. ☐

Ich will die Harmonie um jeden Preis aufrechterhalten. ☐

Ich grübele über Situationen nach,
in denen ich wütend war, es aber nicht zeigte. ☐

Im tiefsten Innern bin ich sehr wütend. ☐

Es kann durchaus sein, daß Sie einige Zusammenhänge zwischen Ihrer Erziehung und Ihrer Fähigkeit, Wut zu zeigen, entdecken.

Betrachten Sie sich nun, was Sie aufgeschrieben oder entdeckt haben, und schauen Sie, ob sich daraus eine „Wutliste" ergibt. Vielleicht gibt es nur einen Punkt auf der Liste, vielleicht aber auch mehrere oder sogar viele. Sammeln Sie sie und schreiben Sie für jeden Punkt eine Aussage nieder. Beginnen Sie den Satz jeweils mit: „Ich bin wütend über …"

Ist es etwas, das Sie loslassen können?
Wenn nicht – sind Sie bereit, etwas an der Situation zu ändern?

Wenn Sie etwas ändern möchten, schreiben Sie die Schritte auf, die Sie unternehmen können. Legen Sie fest, wann Sie es tun werden.

Wut körperlich ausagieren

Wenn Sie wütend werden, schießt Adrenalin durch Ihre Adern. Das nennt man den „Kampf-oder-Flucht-Reflex". Das Adrenalin versorgt Ihre Muskeln mit zusätzlicher Energie. Wenn Sie aber nichts damit anfangen, bleibt es in Ihrem Körper und verursacht Streß. Durch heftiges Atmen, bei dem Sie keuchen und schnaufen, können Sie diesen Streß wieder abbauen, aber noch besser ist es, sich zu bewegen, um das Adrenalin wieder aus den Muskeln hinauszubefördern. Stampfen Sie mit den Füßen auf, rennen Sie ein paarmal um den Häuserblock, gehen Sie in den Garten und schneiden Sie die Hecken oder misten Sie einen Schrank aus. Jede Aktivität, bei der Sie diese Energie umsetzen können, ist geeignet. Wenn es

Ihnen schwerfällt, Wut auszudrücken, und besonders, wenn Sie Schwierigkeiten haben, „nein" zu sagen, können Sie folgendes ausprobieren:

Suchen Sie sich einen Ort, an dem Sie nicht gestört werden und wo Sie niemand hören kann. Stampfen Sie rhythmisch mit den Füßen (vielleicht fällt es Ihnen auch leichter, nur mit einem Fuß aufzustampfen). Sie können dabei auch die Arme auf- und abbewegen. Oder schlagen Sie mit den Fäusten auf einen Tisch. (Sie sollten allerdings die Tischplatte mit einem Handtuch oder einem Kissen abpolstern, damit Sie sich nicht verletzen.) Jedesmal wenn Sie aufstampfen, schreien Sie so laut wie möglich „nein". Wenn Ihnen eine bestimmte Person oder Situation in den Sinn kommt, schleudern Sie ihr das „Nein" entgegen, nicht aber die Wut. Tun Sie das so lange wie möglich.

Angst

In der Mitte des Lebens kommen viele Ängste hoch. Manche beziehen sich auf die praktische Seite des Lebens: „Wie werde ich im Alter zurechtkommen?" Manche sind aber auch völlig irrational: „Keiner wird mich mehr wollen." Es kann auch sein, daß Ängste Sie davon abhalten, Dinge zu tun, die Sie schon immer tun wollten: „Ich bin nicht gut genug …" Einer der wichtigsten Schritte, um sich diese Zeit der Veränderungen zu erleichtern, besteht darin, sich die eigenen Ängste offen und ehrlich anzuschauen und sie dann zu überwinden.

ÜBUNG

Schreiben Sie alle Ihre Ängste auf. Machen Sie sich keine Gedanken darüber, ob es sich um rationale oder irrationale, große oder kleine Ängste handelt. Listen Sie sie einfach auf. Gehen Sie dann die Liste durch. Nehmen Sie sich zuerst die wichtigsten Punkte vor.

Haben Sie Ängste, die sich auf die praktische Seite des Lebens im Alter beziehen? Fragen Sie sich: „Wie werde ich zurechtkommen? Wird meine Rente ausreichen?" Wenn ja, sollten Sie sich Ihren finanziellen Vorsorgeplan entweder allein oder mit Ihrem Partner noch einmal genau anschauen. Sie können auch professionellen Rat einholen. Vielleicht haben Sie die Möglichkeit, Ihre Rente durch eine größere einmalige Zahlung oder durch monatliche Raten aufzustocken. In mittleren Jahren lohnt es sich meistens auch noch, eine Lebensversicherung abzuschließen, aber vergessen Sie nicht, daß sich durch jedes Jahr, das Sie verstreichen lassen, die Auszahlungssumme bei gleich hoher Prämie reduziert. Vielleicht sind Ihre Kinder schon aus dem Haus und Sie stellen fest, daß Sie, realistisch betrachtet, nicht mehr soviel Wohnraum benötigen. Indem Sie Ihr Haus verkaufen und in eine kleinere Wohnung ziehen, könnten Sie eine hübsche Summe erzielen, die Sie in Ihre Altersversorgung investieren können. Vielleicht fallen Ihnen noch andere, unkonventionelle Lösungen ein. Wenn Sie allein leben, könnten Sie Ihr Haus vielleicht mit einem Freund oder einer Freundin teilen oder einen Teil davon vermieten, um ein zusätzliches Einkommen zu erzielen. Oder könnten Sie sich vorstellen, einen jungen Menschen in Ihr Haus aufzunehmen, der ein geeignetes Heim sucht? (In vielen Gemeinden gibt es Programme für Jugendliche, deren Organisatoren Ihnen mit Rat und Unterstützung zur Seite stehen.) Das könnte die Lösung sein, wenn Ihre Kinder bereits aus dem Haus sind und Sie das Gefühl haben, von niemandem mehr gebraucht zu werden.

Sie können auch nebenbei eine Ausbildung beginnen, die Ihnen die Möglichkeit eröffnet, später etwas Nützliches zu tun und Ihre Rente aufzubessern. Heutzutage lassen sich so viele Frauen in alternativen Heilweisen oder als psychologische Beraterinnen ausbilden, daß ein Mangel an Kräften besteht, die praktische Dienste anbieten. Doch selbst auf therapeutischem Gebiet gibt es noch Bereiche, in denen ein großer Bedarf an Helfern besteht, beispielsweise Trauerarbeit und Sterbebegleitung.

Haben Sie einmal darüber nachgedacht, später vielleicht als Möbelrestauratorin, Schreinerin, Installateurin oder Automechanikerin zu arbeiten? Wenn Ihnen Gartenarbeit Spaß macht, könnten Sie älteren Menschen im Garten helfen, die diese Arbeit nicht mehr allein bewältigen können. Oder Sie könnten Ihre Dienste als „Ersatzoma" anbieten, für alte Leute einkaufen gehen, bügeln und so weiter. Viele alte Menschen brauchen Hilfe bei den alltäglichen Verrichtungen. Es gibt unzählige Möglichkeiten.

Wenn Sie allein leben und Ihre größte Angst die Furcht vor der Einsamkeit im Alter ist, sollten Sie jetzt anfangen, Ihren Interessenbereich zu erweitern und neue Freundschaften zu schließen. Es ist sicher ein Fehler, alle Energien auf die Suche nach einem neuen Partner zu richten. Denn wenn das nicht klappt, sind Sie immer noch allein, während Freunde und Hobbys immer da sind. Auch die ehrenamtliche Mitarbeit in verschiedenen gemeinnützigen Programmen könnte Ihnen ein neues Gefühl der Erfüllung schenken. Unzählige Möglichkeiten warten auf Sie. Sie müssen nur Ihre Angst beiseite schieben und sich umschauen.

Gehen Sie die Liste Ihrer Ängste von oben bis unten durch und schauen Sie, welche Lösungen Sie finden können.

Die irrationalen Ängste müssen Sie möglicherweise auf einer tieferen Ebene erforschen. Vielleicht müssen Sie herausfinden, woher Sie stammen (siehe Abschnitt „Geist", Seite 210).

Die Angst bewältigen

Es hat keinen Sinn, Ängste zu leugnen. Das funktioniert nicht, denn die Angst kommt zur Hintertür wieder herein und erwischt Sie, wenn Sie am wenigsten damit rechnen. Besser ist es, die Existenz der Angst anzuerkennen, sie dann aber beiseite zu schieben und weiterzumachen. Wenn Sie das Gefühl haben, daß Ihre Knie vor Angst schlottern, können Ihnen Blütenessenzen helfen. Unter den Original-Bachblüten gibt es einige speziell gegen Ängste: *Aspen, Cherry Plum, Red Chestnut, Rock Rose* und *Mimulus. Dog Rose* (Australische Busch-Blütenessenzen) wirkt gegen alle Arten von Ängsten und schenkt Selbstvertrauen.

Visualisieren kann Ihnen ebenfalls bei der Bewältigung Ihrer Ängste helfen (siehe „Kreatives Visualisieren", Seite 217).

ÜBUNG

Schließen Sie die Augen und entspannen Sie sich. Lassen Sie vor Ihrem geistigen Auge das Bild eines Tieres entstehen, das Ihre Angst verkörpert. Ist es ein wilder, ungezähmter Tiger? Eine ängstliche kleine Maus? Lassen Sie das Bild aufsteigen, das Ihre Ängste am besten widerspiegelt.

Fragen Sie dieses Tier, was es braucht, um sich sicher zu fühlen. Braucht es einen sicheren Ort? Braucht es Aufmerksamkeit? Will es hin und wieder gehätschelt und bestätigt werden? Versprechen Sie ihm, für alles zu sorgen, was es braucht (und vergessen Sie nicht, sich wirklich von Zeit zu Zeit darum zu kümmern).

Lassen Sie das Bild dann allmählich verblassen.

Sie können das Bild auch konkreter werden lassen. Kaufen Sie sich ein Plüschtier, streicheln Sie es, sprechen Sie mit ihm und lassen Sie es sich um Ihre Angst kümmern.

Verlust und Trauer

Die Wechseljahre sind auch eine Zeit des Loslassens, eine Zeit, in der manche Dinge enden, und dieser Übergang kann auch mit Trauer einhergehen. Oft kommen in dieser Zeit nicht abgeschlossene innere Themen wieder hoch und bewirken, daß frühere Verluste erneut Trauer auslösen.

Wahrscheinlich haben Sie bereits einige dieser Auslöser für Ihre Trauer identifiziert. Wenn Sie sie genügend verarbeitet haben, können Sie ein kleines Ritual durchführen, bei dem Sie die Liste verbrennen und Ihren Schmerz und Ihr Bedauern sich in Rauch auflösen lassen.

Vielleicht haben Sie erkannt, daß der Verlust Ihrer Fruchtbarkeit Trauer in Ihnen auslöst – besonders dann, wenn Sie sich immer Kinder gewünscht haben, aber keine bekommen konnten. Mit der Menopause lassen Sie die biologische Kreativität hinter sich, um zu einer anderen Form der Kreativität zu gelangen. Wenn Sie nie die Möglichkeit hatten, sich kreativ auszudrücken, oder wenn Sie sich immer hauptsächlich als Mutter gesehen haben, mag es Ihnen zunächst schwerfallen, sich auf diese neue Art des Selbstausdrucks einzulassen. Malerei, Tanz, Musik, Bewegung, Worte und Lieder sind nur einige der vielen Möglichkeiten, Ihre Kreativität zu leben. Vielleicht besteht der erste Schritt für Sie darin, einen Weg zu finden, wie Sie Ihre Trauer über den Verlust Ihrer Fruchtbarkeit ausdrücken können. Kreieren Sie ein Trauerritual, zünden Sie eine Kerze an, pflanzen Sie einen Baum.

Wenn es bei Ihnen um ganz bestimmte Verluste geht, den Verlust eines Partners, der Eltern, der Kinder, kann es hilfreich sein – nachdem Sie Ihren natürlichen Trauerprozeß mit all seinen Gefühlen und Schmerzen des Loslassens abgeschlossen haben –, einen solchen Verlust einmal aus einer anderen Perspektive zu sehen. Auch wenn Sie die positive Seite daran nicht unmittelbar erkennen können, ist es eine Tatsache, daß jeder Verlust den Weg für eine Veränderung frei macht. Es ist möglich, das Glück im Unglück zu entdecken. Vielleicht stellen Sie fest, daß Sie erst durch den Tod eines geliebten Elternteils zu Ihrer wahren Persönlichkeit fanden, Ihre eigene Meinung vertreten und ganz anders leben können, als Ihre Mutter oder Ihr Vater es sich für Sie vorstellten. Möglicherweise stellen Sie auch fest, daß erst Trauer und Verlust Sie lehrten, Mitgefühl zu empfinden, und vielleicht möchten Sie diese Gefühle mit anderen Menschen teilen, die das gleiche durchmachen.

ÜBUNG

Beschreiben Sie den Verlust, den Sie erlitten haben, so ausführlich wie möglich. Erforschen Sie Ihre Gefühle im Hinblick auf diesen Verlust.

Haben Sie den Trauerprozeß abgeschlossen und losgelassen? Wenn nicht, können Sie *Ignatia C 200* oder *Sturt Desert Pea* (Busch-Blütenessenzen) ausprobieren.

Auf welche Weise hat der Verlust Ihr Leben oder Ihr Empfinden verändert? Versuchen Sie, die positive Seite daran zu entdecken, und halten Sie nach Möglichkeiten Ausschau, diese positive Seite mit anderen zu teilen. Vielleicht kommt in Ihnen der Wunsch hoch, alles noch einmal mit einem psychologischen Berater oder Therapeuten durchzusprechen. Es sollte jemand sein, der auf diese Arbeit spezialisiert ist. Wenn Sie unmittelbar Hilfe benötigen, sollten Sie nicht zögern, die Telefonseelsorge anzurufen.

Haben Sie Ihren Trauerprozeß noch nicht abgeschlossen, sollten Sie sich täglich eine Viertelstunde Zeit nehmen, um zu trauern und alle aufsteigenden Gefühle wirklich zuzulassen. Vielleicht erscheint Ihnen eine Viertelstunde pro Tag recht kurz, aber wenn Sie die Gefühle in ihrer ganzen Tiefe zulassen, reicht diese Zeit aus. Erkennen Sie an, daß Sie diese Gefühle über Ihren Verlust hegen. Lassen Sie die Gefühle dann wieder los und kehren Sie zu Ihren normalen Aktivitäten zurück. Wenn Sie diesen Verlust irgendwann überwunden haben, werden Sie vielleicht den Wunsch verspüren, anderen Ihre auf persönlicher Erfahrung beruhenden Dienste anzubieten, sei es als Beraterin oder im Rahmen einer Selbsthilfegruppe.

Das „Leere-Nest-Syndrom"

Die Wechseljahre sind normalerweise die Zeit, in der die erwachsenen Kinder das Heim verlassen. Vielleicht identifizieren Sie sich noch immer stark mit der Mutterrolle. Ihre Kinder sind vielleicht schon längst ausgezogen, aber in Ihren Augen bleiben Sie „Kinder". Wenn der Auszug Ihrer Kinder starke Gefühle der Trauer in Ihnen auslöste, kann es durchaus sein, daß Sie am „Leeren-Nest-Syndrom" leiden.

ÜBUNG

Kreuzen Sie an, was auf Sie zutrifft:

Sind Ihre Kinder ausgezogen? ☐

Vermissen Sie sie schrecklich? ☐

Fällt es Ihnen schwer, sie loszulassen? ☐

Haben Sie das Gefühl, daß Ihr Haus und Ihre
Tage ohne Ihre Kinder leer sind? ☐

Haben Sie ständig das Gefühl, daß irgend etwas fehlt? ☐

Sind Sie verstimmt, wenn Ihre Kinder nicht anrufen? ☐

Waschen Sie immer noch die Wäsche für Ihre Kinder? ☐

Haben Sie die Kinderzimmer seit dem Auszug
Ihrer Kinder unverändert gelassen? ☐

Fühlen Sie sich deprimiert, weinerlich, orientierungslos? ☐

Haben Sie Ihren Lebenszweck verloren? ☐

Haben Sie das Gefühl, zu nichts mehr nütze zu sein? ☐

In einer Gesellschaft, in der Frauen hauptsächlich Anerkennung für ihre Mutterrolle bekommen, kann es für eine Frau, die sich vorwiegend mit dieser Rolle identifizierte, in der Tat eine Katastrophe sein, ihre Kinder zu „verlieren". Wenn es Ihnen schwerfällt, die Kinder loszulassen und eine neue Rolle für sich selbst zu finden, kann Ihnen vielleicht eine Visualisierungsübung helfen (die Bachblüte *Walnut* unterstützt diesen Prozeß).

Schließen Sie die Augen und entspannen Sie sich. Atmen Sie sanft und kommen Sie innerlich zur Ruhe.

Lassen Sie jetzt das Bild Ihres Kindes vor Ihrem geistigen Auge entstehen. Sehen Sie Ihr Kind in seinem jetzigen Alter (als jungen oder nicht mehr so jungen Erwachsenen). Erkennen Sie an, daß Ihr Kind jetzt erwachsen ist und sich von Ihnen lösen muß. Visualisieren Sie die unsichtbaren Bande, die Sie weiterhin an Ihr Kind binden, als „Schürzenbänder", mit denen Sie und Ihr Kind aneinander festgebunden sind. Nehmen Sie nun eine goldene Schere und schneiden Sie diese Schürzenbänder durch. Dann visualisieren Sie ein heilendes Licht, das die herabhängenden Reste der Schürzenbänder auflöst und die Stellen heilt, an denen sie befestigt waren. Überprüfen Sie, ob eventuell noch verborgene Schürzenbänder am Rücken befestigt sind. Wenn ja, schneiden Sie diese ebenfalls durch und lösen sie auf die gleiche Weise auf.

Wenn Sie sicher sind, daß Sie alle Schürzenbänder durchgeschnitten haben, betrachten Sie Ihr erwachsenes Kind mit neuen Augen. Akzeptieren Sie, daß nun eine unabhängige Person, ein Individuum, vor Ihnen steht. Ein Mensch, für den Sie Ihr Bestes gegeben haben, den Sie aber jetzt loslassen müssen, damit er seinen eigenen Weg finden kann. Fassen Sie den Entschluß, Ihr Kind sein Leben nach seinen eigenen Vorstellungen leben zu lassen, die nichts mit Ihren Vorstellungen zu tun haben müssen. Unterstützen Sie Ihr Kind mit Liebe, aber versuchen Sie nicht, sein Leben zu kontrollieren. Lassen Sie bedingungslose Liebe zwischen sich und Ihrem Kind fließen. Wünschen Sie ihm für sein Leben alles Gute. Visualisieren Sie diesen Menschen nun von Licht umgeben und lassen Sie ihn gehen. Sehen Sie ihn in seiner Welt, nicht in Ihrer. Sehen Sie jetzt auch sich selbst von Licht umgeben, einem heilenden, liebebringenden Licht.

Kommen Sie dann langsam wieder zurück, nehmen Sie den Raum und die Dinge um sich herum wahr, aber bleiben Sie gleichzeitig in Licht eingehüllt.

Mit dem Durchschneiden der Schürzenbänder durchtrennen Sie nicht das Band der Liebe zwischen sich und Ihrem Kind. Im Gegenteil, es ist ein von Liebe getragener Akt. Sie trennen sich lediglich von all dem „Wenn und Aber", „Muß und Sollte", das gewöhnlich Eltern-Kind-Beziehungen und sogenannte „Liebesbeziehungen" beherrscht. Wenn Sie eine schwierige Beziehung zu Ihrem Kind hatten, kann diese Visualisierungsübung zur Verbesserung der Situation beitragen. Wenn Sie möchten, können Sie nach der Übung Ihrem Kind noch einen Brief schreiben, in dem Sie ihm mitteilen, daß Sie es immer lieben werden, es aber gleichzeitig als Erwachsenen anerkennen, der in der Lage ist, sein eigenes Leben zu führen, und daß Sie sich von nun an nicht mehr in sein Leben einmischen werden.

Alten Groll auflösen

Auch Groll gehört zu den Emotionen, die während der Wechseljahre an die Oberfläche kommen können. Groll ist aufgestaute Wut, die im Laufe der Zeit zu einer schwärenden inneren Wunde wurde. Sie gärt unter der Oberfläche, bricht aber von Zeit zu Zeit auf. Meistens gibt es für den Groll gar keinen Grund mehr, aber er kann das Leben sehr freudlos werden lassen. Wenn Sie festgestellt haben, daß Sie alten Groll mit sich herumschleppen, haben Sie zwei Möglichkeiten. Sie können daran festhalten und zulassen, daß er Ihr Leben allmählich vergiftet. Oder Sie können ihn loslassen und zur Lebensfreude zurückfinden.

ÜBUNG

Schließen Sie die Augen und entspannen Sie sich. Denken Sie an die Punkte auf Ihrer Liste, die ein Gefühl von Groll in Ihnen auslösen. Nehmen Sie Ihren Körper wahr und versuchen Sie zu spüren, wo der Groll sitzt. Überprüfen Sie Ihren Oberbauch, Ihren Unterbauch, Ihre Schultern, Ihren Solarplexus. Visualisieren Sie den Groll als „schwarze Energie".

Visualisieren Sie nun direkt vor sich einen violetten Kristall. Dieser Kristall ist ein Magnet und kann den Groll aus Ihrem Körper herausziehen. Beobachten Sie, wie die ganze schwarze Energie herausgezogen wird. Spüren Sie, wie sie Ihren Körper verläßt, und beobachten Sie, wie sie im Kristall verschwindet.

Nachdem die ganze schwarze Energie in dem Kristall transformiert wurde, nimmt dieser eine andere Farbe an. Er wird rosa und strahlt nun eine rosafarbene Energie aus, die an all die Stellen fließt, an denen Sie den Groll festgehalten haben. Der rosafarbene Strahl heilt diese Wunden. Dann fließt der rosafarbene Energiestrahl in Ihr Herz und erfüllt es mit Frieden und Freude, bis es überfließt.

Wenn Sie die Visualisierungsübung beendet haben, öffnen Sie die Augen und stellen sich vor, daß Sie noch immer von der rosafarbenen Energie umgeben sind. Sie wird Sie schützen und Ihnen Kraft geben.

Die Dinge annehmen, wie sie sind

Ganz sicher gibt es auch in Ihrem Leben Dinge, die Sie gern ändern würden, aber nicht ändern können. Andererseits haben sich vielleicht Dinge geändert, von denen Sie wünschten, sie würden für immer so bleiben. Auch hier haben Sie wieder zwei Möglichkeiten. Sie können die Dinge entweder akzeptieren, wie sie sind, oder Sie können endlos damit hadern. Nicht wenige Frauen bleiben „in den Wechseljahren stecken", und dazu kann die Hormonersatztherapie durchaus beitragen. Diese Frauen machen nie den letzten Schritt, der es Ihnen ermöglichen würde, auf eine neue Seinsebene zu gelangen. Der Schlüssel zu dieser Tür heißt „Annehmen". Die Vergangenheit annehmen und dann loslassen. Den gegenwärtigen Augenblick annehmen, ihn total leben. Die Veränderungen, mit denen Sie konfrontiert werden, annehmen. Und die noch konturlose Zukunft annehmen, den Gedanken an sie zulassen, ohne sich Sorgen zu machen, was sie wohl bringen wird. Wenn Sie diese Fähigkeit des Annehmens entwickeln und die Veränderungen willkommen heißen, können Sie auf Ihrem Weg fortschreiten.

Dabei können Ihnen positive Affirmationen helfen. Affirmationen können Sie „neu programmieren". Eine Affirmation ist eine positive Aussage, die in der Gegenwart ausdrückt, was Sie sich wünschen, so, als wäre es bereits eingetroffen. Sie sagen nicht „Ich werde", sondern „Ich bin". Anfangs wird es Sie wahrscheinlich überraschen, daß Sie zu dem werden, was Sie affirmieren. Affirmieren Sie also: „Ich akzeptiere die Veränderung und heiße sie willkommen", sind Sie auch in der Lage, das zu tun. Affirmieren Sie: „Ich lasse die Vergangenheit los und heiße die Gegenwart willkommen", wird genau das geschehen. Die australische Buschblüte *Bottlebrush* kann Ihnen helfen, die unumgänglichen Veränderungen zu akzeptieren und die bedeutsamen Übergänge Ihres Lebens zu meistern. Affirmationen können gesprochen oder aufgeschrieben werden. Man sollte sie eine Woche lang zwei- oder dreimal täglich wiederholen, bis die Veränderung deutlich wird. Sie können Zettel mit Affirmationen über dem Spülbecken, an Ihrem Schreibtisch oder an irgendeiner anderen Stelle anbringen, wo Sie sie oft sehen und so an Ihre Absicht erinnert werden.

ÜBUNG

Betrachten Sie sich alle Dinge auf Ihrer Liste, die Sie akzeptieren müssen. Schreiben Sie für jeden Punkt eine positive Affirmation nieder. Nehmen Sie sich jeden Tag ein paar Minuten Zeit, um die Affirmationen zu wiederholen.

Wiedergutmachung

Zu den „unerledigten Angelegenheiten", die in den Wechsel-jahren an die Oberfläche kommen können, gehört auch das Bedauern der Dinge, die man getan oder nicht getan hat. Wenn eine andere Person davon betroffen ist, ist es nie zu spät, sich um eine Wiedergutmachung zu bemühen. Sie könnten Ihre Hilfe anbieten, Blumen schicken, einen Brief schreiben. Sie können alles tun, was Ihnen angemessen er-scheint. Wenn Sie nicht wissen, wo die betreffende Person sich aufhält, tut es vielleicht eine symbolische Wiedergutma-chung, oder Sie tun eine „gute Tat" und widmen sie dieser Person. Sie können einer gemeinnützigen Organisation eine Spende zukommen lassen, gemeinnützige Arbeit verrichten, einer einsamen alten Dame Blumen schicken. Tun Sie, was sich für Sie gut anfühlt.

ÜBUNG

Denken Sie an die vergangene Tat, für die Sie gern eine Wie-dergutmachung leisten würden.

Welche Tat wäre heute angemessen, um die damalige auszu-gleichen?

Können Sie mit Ihrer Wiedergutmachung die betroffene Per-son direkt erreichen?

Wenn ja, sollten Sie das tun. Wenn nicht, sollten Sie versu-chen, symbolisch oder auf andere Weise Wiedergutmachung zu leisten.

Vergebung

Wenn jemand Ihnen vergibt oder Sie jemandem vergeben, findet eine innere Heilung statt. Vergebung wirkt auf der geistigen Ebene reinigend. Wenn es möglich ist und angemessen erscheint, sollten Sie versuchen, mit der betroffenen Person zu sprechen. Vielleicht fällt es Ihnen leichter, wenn Sie das, was Sie sagen möchten, vorher aufschreiben und noch einmal durchlesen. Wenn Sie sich von einem anderen Menschen Vergebung erhoffen, sollten Sie Ihre Gründe dafür nennen. Wollen Sie jemandem vergeben, sollten Sie erklären, weshalb Sie das für notwendig halten. Die betreffende Person muß nicht physisch anwesend sein; Sie können auch zu einem Foto oder zu einem inneren Bild sprechen. (Wenn Sie sich selbst etwas zu vergeben haben, können Sie beide Rollen übernehmen. Stellen Sie zwei Stühle einander gegenüber und setzen Sie sich abwechselnd auf den Platz des Vergebenden und auf den Platz desjenigen, dem vergeben wird.) Wenn Sie religiös sind, können Sie um Vergebung beten oder zur Beichte gehen und die Absolution empfangen.

Vielleicht haben Sie das Gefühl, daß Ihnen vergeben werden sollte, ohne genau zu wissen wofür. In diesem Fall kann Ihnen eine Visualisierung helfen.

ÜBUNG

Setzen Sie sich auf einen bequemen Stuhl oder Sessel und schließen Sie die Augen. Visualisieren Sie direkt vor sich eine kleine rosa Lichtkugel. Dieses Licht dehnt sich aus, wird größer und stärker, bis es Sie ganz einhüllt. Es ist eine liebevolle Präsenz, die Ihnen Vergebung bringt. Lassen Sie jede Zelle Ihres Wesens von dieser Vergebung durchdringen. Wenn Sie soviel Vergebung in sich aufgenommen haben, wie Sie annehmen können, lassen Sie das rosa-

farbene Licht langsam wieder zu einer kleinen Kugel werden und nehmen diese in Ihr Herz hinein.

Kehren Sie dann langsam in die Gegenwart zurück und nehmen Sie Ihre Umgebung wieder wahr.

Ballast abwerfen

Jede von uns schleppt „emotionales Gepäck" mit sich herum. Oft haben wir einfach vergessen, es loszulassen, obwohl wir schon lange nichts mehr damit zu tun haben. Aber es gibt eine Möglichkeit, diesen Ballast abzuwerfen, ohne daß wir unbedingt wissen müssen, worum es sich im einzelnen handelt.

ÜBUNG

Setzen Sie sich mit geschlossenen Augen bequem hin. Spüren Sie die Präsenz eines wohlwollenden Wesens, das mit einem Staubsauger auf Sie zukommt, mit dem es allen emotionalen Ballast entfernen wird, den Sie bisher unbewußt mit sich herumgeschleppt haben. Das Wesen saugt zunächst um Ihren Kopf herum und arbeitet sich dann langsam an der Vorderseite Ihres Körpers nach unten, wobei es den Solarplexus- und Unterbauchbereich besonders sorgfältig reinigt. Nachdem es um Ihre Füße herum gesaugt hat, beginnt es, die Rückseite Ihres Körpers von unten nach oben sorgfältig zu reinigen. Die Schultern, der Nacken und der Bereich um die Schädelbasis werden besonders gründlich bearbeitet. Wenn es wieder an der Schädeldecke angelangt ist, schaltet das freundliche Wesen den Staubsauger ab. Es kann sein, daß Sie da, wo Sie den Ballast losgelassen haben, ein paar „Löcher" in Ihrem Energiefeld wahrnehmen. Das freundliche Wesen entfernt nun die ganze Last,

die Sie auf Ihren Schultern tragen, so daß Sie sich frei und unbe-
schwert fühlen.

Jetzt überträgt das Wesen Heilenergie auf Ihren Körper, die von
Ihrem Kopf bis in die Fußspitzen strömt. Diese Heilenergie reinigt
und revitalisiert alle Körperbereiche, in denen Sie den alten emo-
tionalen Ballast festgehalten haben.
Wenn dieser Prozeß abgeschlossen ist, werden Sie sich viel
leichter und reiner fühlen.

Danken Sie dem freundlichen Wesen für seine Hilfe. Kehren Sie mit
Ihrem Bewußtsein dann wieder in den Raum zurück und öffnen Sie
die Augen.

Diese Technik können Sie entsprechend abwandeln, beispielsweise um Emotionen zu klären, die Sie im Zusammenhang mit Ihren Wechseljahren haben, oder um das „Glück im
Unglück" zu suchen, wenn Sie sich in Selbstmitleid ergehen.

Medizin für die Psyche

Blütenessenzen und homöopathische Präparate haben einen
sehr positiven Einfluß auf das emotionale Befinden. Diese
Mittel können Ihnen helfen, Ängste zu überwinden, ein
neues Selbstbild zu finden, negative Gefühle wie Groll und
Bitterkeit aufzulösen, Vertrauen zu entwickeln und so weiter. Es genügt bereits, vier Wochen lang zweimal täglich ein
paar Tropfen der entsprechenden Blütenessenz einzunehmen. Es kann allerdings sein, daß Sie sich zunächst schlechter fühlen, bevor eine Besserung eintritt. Wenn Sie aber
durchhalten und die Gefühle verarbeiten, indem Sie zulassen, daß sie in Ihr Bewußtsein treten, werden sie sich bald
auflösen oder in konstruktivere Emotionen verwandeln.

FAKTEN

Blütenessenzen für emotionale Transformation

Buttercup (Kal) wirkt einem niedrigen Selbstwertgefühl entgegen sowie dem Gefühl, nicht anerkannt zu werden.

Hibiscus (Kal) ist das Heilmittel für einen Mangel an sexueller Wärme und Vitalität.

Henna (Kal) verhilft zu innerer Gelassenheit. Man beginnt, die Wechselfälle des Lebens zu akzeptieren und ist in der Lage, sich auf die innere Weisheit einzuschwingen.

Mallow (Kal) und *Peach-Flowered Tea-Tree* (Busch) helfen, die Furcht vor dem Alter zu verlieren und ein Gefühl für die eigene Würde zu entwickeln.

Wild Oat (Bach) hilft Menschen, die sich unerfüllt und vom Leben enttäuscht fühlen, die an einer Weggabelung angekommen sind und nicht wissen, in welche Richtung sie gehen sollen.

Illawarra Flame Tree (Busch) hilft Menschen, die sich abgelehnt fühlen.

Wisteria (Busch) wirkt heilend bei Opfern sexuellen Mißbrauchs.

Crab Apple (Bach) hilft gegen das Gefühl, unrein zu sein.

Confidessence (Busch) hilft, neues Vertrauen ins Leben zu entwickeln.

Wut

Holly (Bach) hilft, wenn die Wut mit Eifersucht, Bitterkeit, Neid und Haß einhergeht.

Mountain Devil (Bush) wirkt Wut, Haß, Mißtrauen und dem Festhalten an altem Groll entgegen und fördert die Fähigkeit, bedingungslos zu lieben.

Groll

Dagger Hakea (Busch) hilft gegen Groll und Bitterkeit, besonders, wenn dieser sich gegen Lebenspartner und enge Familienangehörige richtet. Diese Buschblüte öffnet die Tür zur Vergebung.

Willow (Bach) löst Gefühle von Bitterkeit und Groll auf.

Angst

Dagger Hakea (Busch) wirkt gegen die Furcht vor einem Mangel. Diese Blüte ist ein ausgezeichnetes Heilmittel für emotional verschlossene Menschen, denn sie öffnet das Herz für Liebe und Freude und fördert die Fähigkeit zum Gefühlsausdruck.

Aspen (Bach) gegen ängstliche Anspannung und irrationale Ängste mit unbekannter Ursache.

Cherry Plum (Bach) wirkt gegen die Furcht, negative Gedanken und Gefühle nicht mehr unter Kontrolle halten zu können.

Mimulus (Bach) wirkt gegen spezifische greifbare Ängste (einschließlich der Angst vor dem Tod oder der Einsamkeit).

Red Chestnut (Bach) ist hilfreich, wenn man sich übermäßige Sorgen um andere macht, die Ängste sich also auf andere Menschen beziehen.

Rock Rose (Bach) wirkt gegen akute, starke Angst, Panik und Entsetzen.

Trauer

Sturt Desert Pea (Busch) heilt die tiefen Gefühle der Verletzung und Trauer, die auf einen Verlust folgen können.

Fringed Violet (Busch) wirkt gegen schwere Schockzustände, wenn diese durch einen Verlust ausgelöst wurden.

Sturt Desert Rose (Busch) wirkt gegen mit Trauer verbundene Schuldgefühle.

Ablehnung

Illawarra Flame Tree (Busch) hilft gegen ein überwältigendes Gefühl des Abgelehntseins.

Niedriges Selbstwertgefühl

Five Corners (Busch) ist das Heilmittel gegen geringe Selbstachtung und das Gefühl, von anderen erdrückt zu werden.

Homöopathie

Ignatia C 200 hilft, alte Trauer an die Oberfläche zu bringen und aufzulösen.

Sexualität

Sexualität ist weit mehr als sexuelle Aktivität[2], denn sie geht mit intensiven Gefühlen einher. Ihre Sexualität ist eng mit Ihrem Selbstbild als Frau verknüpft, mit Ihrer Einstellung zu Ihren eigenen Gefühlen und mit Ihrer Fähigkeit, diese Gefühle zuzulassen und zu teilen. Wenn Sie auf der Gefühlsebene blockiert sind, können Sie die Sexualität nicht genießen. Ihr Körper wird sich dann selbst bei starker physischer

Stimulation irgendwie ausgehungert fühlen. Sie empfinden kaum etwas. Eine emotionale Blockade wirkt sich immer auch auf den Körper aus. Wenn Sie Angst haben und weder sich selbst noch Ihrem Partner vertrauen, können Sie nicht loslassen und sich nicht genug entspannen, um einen Orgasmus zu bekommen. Wenn Ihr Herz, Ihre Gefühlsebene, unbeteiligt bleibt, wird die Sexualität leer und bedeutungslos. Oft steckt hinter einem scheinbaren Libidoverlust ein Mangel an Intimität. Falls Sie zu jenen Frauen gehören, die ihre sexuelle Identität über die Attraktivität ihres Körpers oder die Bewunderung anderer beziehen, können die während der Menopause auftretenden körperlichen Veränderungen selbst dann eine tiefe Depression bei Ihnen auslösen, wenn Sie weiterhin eine sexuelle Beziehung haben.

Die Sexualität ist untrennbar mit Gefühlen verbunden – und mit der Vergangenheit ebenfalls. Ihre Sexualität und Ihre emotionalen Reaktionen werden unweigerlich von Ihren frühen Erfahrungen geprägt. Bei jeder Form des sexuellen oder intimen Austauschs können Gefühle der Freude, Wut, Schuld, Trauer und Angst auftauchen. Wenn Sie ein Opfer sexuellen Mißbrauchs waren oder schmerzhafte Beziehungen hinter sich haben, wird sich das in Ihrer Sexualität widerspiegeln. (Die australischen Buschblüten *Wisteria, Fringed Violet* und *Billy Goat Plum* können in diesen Fällen sehr hilfreich sein.)

Vielleicht wissen Sie immer noch nicht, was Sie sich in einer sexuellen Beziehung wirklich wünschen. Die ersten sexuellen Erfahrungen sind oft von Heimlichkeit, Gewalt oder Unwissenheit geprägt. Später waren Sie als emanzipierte Frau vielleicht so damit beschäftigt, einem Orgasmus hinterherzujagen, daß Sie darüber die Freuden des persönlichen Austauschs – der Intimität – verpaßten. Es ist also ganz wichtig, daß Sie Ihre Gefühle erforschen und zulassen und daß Sie auf Ihren Körper hören, wenn Sie Ihre Sexualität voll und ganz erleben und zum Ausdruck bringen möchten. Ihr Körper weiß, was er braucht. Er wird Ihnen durch seine Reaktionen und subtilen Empfindungen mitteilen, ob Sie genügend sexuelle Nahrung bekommen. An manchen Tagen wollen Sie vielleicht gar nicht mehr als eine Umarmung, wollen vielleicht nur jemanden in Ihrer Nähe haben, der Sie berührt und den Sie berühren können. Ein andermal brauchen Sie vielleicht wilden, leidenschaftlichen Sex. Wenn Sie auf Ihre Bedürfnisse hören, können Sie sich beispielsweise an Tagen, an denen Sie nur berührt werden wollen, eine Massage geben lassen, falls Sie keinen Partner haben, der bereit ist, Ihnen zu geben, was Sie brauchen. Wollen Sie puren Sex und haben keinen entsprechenden Partner, liegt die Lösung in Ihren eigenen Händen. Wünschen Sie sich eine liebevolle Beziehung, in der Sie viel mit einem Partner teilen können, müssen Sie lernen, das auszudrücken. Wir können von unseren Partnern nicht erwarten, daß sie unsere Gedanken lesen. Eine erfüllende Liebesbeziehung setzt voraus, daß wir lernen, über unsere emotionalen Bedürfnisse zu sprechen.

Sich selbst lieben

Wenn Sie sich selbst nicht lieben, können Sie auch andere nicht lieben und keine Liebe von ihnen annehmen. Selbstliebe war allerdings nicht immer gesellschaftlich akzeptabel. Das haben vor allem Frauen erfahren, die in den fünfziger Jahren aufwuchsen. Sich selbst zu lieben galt als selbstbezogen, hedonistisch, egoistisch und „nicht gerade nett". Kinder, besonders Teenager, wuchsen mit dem Leitspruch auf: „Kinder sollte man sehen, aber nicht hören." Die Eltern verlangten von ihren Kindern absoluten Gehorsam, an den Schulen war Individualität verpönt und die Gesellschaft als Ganzes ging davon aus, daß ein Mädchen heiratete, sobald es erwachsen war. Im allgemeinen wurde von den Frauen erwartet, daß sie sich für den Mann „aufsparten". Dann kamen die wilden sechziger Jahre, in denen all das über den Haufen geworfen wurde, aber viele Frauen, die jetzt in die Wechseljahre kommen, waren in ihrer Kindheit so stark mit dem dargestellten Ideal des Frauseins konfrontiert, daß sie große Schwierigkeiten hatten, es abzuschütteln. Selbst als nonkonformistisches Verhalten zur Norm wurde, hing die Frage „Was werden die Leute von mir denken?" wie ein Damoklesschwert über uns. Tief im Innern zweifelten wir an uns selbst: „Bin ich gut genug?" „Bin ich es wert, geliebt zu werden?" Viele der alten Programmierungen existierten weiter – und existieren möglicherweise noch heute.

Die Wechseljahre geben uns Gelegenheit, all das hinter uns zu lassen. Es ist eine Zeit, in der wir uns selbst kennenlernen können, um schließlich herauszufinden, daß wir eigentlich doch ganz nette Menschen sind. Endlich können wir uns selbst ein bißchen verhätscheln und unseren Wunsch nach Veränderung erfüllen. Die Menopause ist eine Zeit, in der Alleinsein nicht unbedingt Einsamkeit bedeuten muß, denn wir haben ja uns selbst, um uns Gesellschaft zu leisten.

ÜBUNG

Kreuzen Sie bitte an, was auf Sie zutrifft:

Es ist egoistisch, sich selbst zu lieben. ☐

Ich sollte in erster Linie für andere dasein. ☐

Ich bin nicht wichtig. ☐

Um mich muß man kein Aufhebens machen. ☐

Ich verdiene es nicht, geliebt zu werden. ☐

Ich mag mich nicht. ☐

Wenn Sie überzeugt sind, daß einige dieser Aussagen oder sogar alle der Wahrheit entsprechen, schätzen Sie sich selbst anscheinend nicht genug. Das ist vielleicht auf eine alte Programmierung zurückzuführen, aber die ist durchaus umkehrbar.

Nehmen Sie sich jede einzelne Aussage vor, die Sie bisher als wahr akzeptierten, und versuchen Sie, sie herumzudrehen, um die andere Seite davon zu sehen – das Gesicht, das es Ihnen ermöglichen würde, sich selbst zu lieben. Fassen Sie diese neue Sichtweise dann in Form einer positiven Affirmation zusammen. Wenn Sie also bei der Aussage „Es ist egoistisch, sich selbst zu lieben" mit „richtig" geantwortet haben, formulieren Sie jetzt: „Mich selbst zu lieben ist das größte Geschenk, das ich mir machen kann." Arbeiten Sie mit der Affirmation: „Ich bin liebenswert und werde geliebt." Falls Sie überzeugt waren, keine Liebe zu verdienen, kehren Sie die Aussage um in: „Ich verdiene Liebe." Arbeiten Sie täglich mit diesen Affirmationen.

Sich selbst lieben heißt, sich selbst annehmen – mit allen Fehlern und Schwächen. Es bedeutet, sich selbst ohne jedes Werturteil zu akzeptieren und glücklich mit sich zu sein. Wenn Sie sich lieben, sind Sie auch in der Lage, gut für sich zu sorgen, sich zu nähren und Ihre eigenen Bedürfnisse ohne Schuldgefühle zu befriedigen. Sie haben dann ein starkes Gefühl dafür, wer Sie sind. Wenn Sie sich auf diese Weise lieben, erkennen Sie an, daß Ihre Schwächen und Fehler genauso zu Ihnen gehören wie Ihre Stärken. Vielleicht möchten Sie an Ihren Schwächen arbeiten, aber sie sind trotzdem „OK", weil sie zu Ihnen gehören.

Nehmen Sie sich jeden Tag Zeit für sich selbst. Tun Sie in dieser Zeit Dinge, mit denen Sie sich wohl fühlen. Schreiben Sie zunächst fünf positive Dinge über sich selbst in Ihr Tagebuch. Wie warmherzig und fürsorglich Sie sind, wie gut Sie dies oder jenes können, wieviel besser Sie Ihren Alltag bewältigen, wieviel stärker Sie in Kontakt mit Ihren Gefühlen sind. Sie können alles aufschreiben, was Ihnen ein gutes Gefühl gibt. Denken Sie dann darüber nach, was Ihnen jetzt das Gefühl geben könnte, verwöhnt und umsorgt zu werden. Vielleicht ist es ein duftendes Schaumbad. Vielleicht möchten Sie die feinen Pralinen essen, die Sie kürzlich gekauft haben. Vielleicht wollen Sie ein bißchen Yoga machen. Was immer es ist – tun Sie es mit Freude und ohne Schuldgefühle darüber, daß Sie sich diese Zeit nehmen. Sagen Sie sich, daß Sie es verdient haben.

Intimität – die andere Dimension des Herzens

Als intime Beziehung bezeichne ich eine enge, warmherzige, persönliche Beziehung, in der Sie Ihre Gedanken und Gefühle frei äußern können. Es ist eine Beziehung, in der Sie in Ihrem innersten Wesen erkannt werden und in der Sie den anderen in seinem innersten Wesen erkennen. Eine solche Verbindung basiert auf Vertrauen und Offenheit, nicht auf Symbiose oder Abhängigkeit. Oft ist die Beziehung gleichzeitig eine sexuelle, aber das muß nicht unbedingt der Fall sein. Sie können auch zu einer Freundin (oder sogar Ihrem Hund) Ihre vertrauensvollste Beziehung haben. Andererseits ist eine sexuelle Beziehung ohne Intimität nie ganz erfüllend. Viele Menschen glauben, sie hätten eine intime Beziehung zu einem Menschen, nur weil sie mit ihm zusammenleben, das gleiche Badezimmer benutzen, im gleichen Bett schlafen und Sex miteinander haben. Aber das ist nicht unbedingt der Fall. Wenn die Partner ihre Gefühle nicht miteinander teilen, haben sie auch keine intime Beziehung.

ÜBUNG

Kreuzen Sie bitte an, was auf Sie zutrifft:

Teilen Sie alles mit Ihrem Partner? ☐

Können Sie Ihrem Partner genau mitteilen,
wie Sie sich fühlen? ☐

Wissen Sie, wie Ihr Partner sich fühlt? ☐

Können Sie zu Ihrem Partner „nein" sagen? ☐

Können Sie Ihren Partner bitten, mit Ihnen
zu schmusen, wenn Sie das gerade brauchen? ☐

Können Sie Ihre sexuellen Wünsche mitteilen? ☐

Können Sie sich Zeit für sich selbst nehmen? ☐

Ihr Partner weiß instinktiv, was Sie brauchen. ☐

Bringen Sie Ihrem Partner gegenüber
auch Ihre Wut zum Ausdruck? ☐

Es treten kaum Mißverständnisse auf. ☐

Wenn Sie die meisten oder alle Kästchen angekreuzt haben,
haben Sie eine intime Beziehung. Wenn Sie nur ganz wenige
angekreuzt haben, können Sie Intimität lernen. Welche Fragen oder Aussagen haben Sie nicht angekreuzt? Hält Angst
Sie davon ab, Ihre Wut auszudrücken? Wenn Sie nicht zulassen, daß Ihre Wut an die Oberfläche kommt, weist das auf einen Mangel an Vertrauen in sich selbst oder in Ihren Partner
hin. Ein konstruktiver Streit, in dem Sie alle Ihre Gefühle
zum Ausdruck bringen, kann sehr intim sein, vorausgesetzt,
Sie bringen *wirklich Ihre Gefühle* zum Ausdruck und be-
schränken sich nicht darauf, Ihren Partner für Ihre Gefühle

verantwortlich zu machen. Scheuen Sie sich, Ihr Bedürfnis nach Alleinsein oder nach Nähe ohne Sex mitzuteilen? Vielleicht müssen Sie lernen zu sagen: „Ich brauche das." Wenn Ihr Partner echte Liebe für Sie empfindet, wird er Sie anhören und auf Ihre Bedürfnisse Rücksicht nehmen. Wenn Sie keine echte Liebe füreinander empfinden, sieht die Sache sowieso ganz anders aus. Vielleicht müssen Sie sich dann überlegen, ob diese Beziehung Ihnen genug gibt, ob sie es wert ist, fortgesetzt zu werden. Basiert sie auf finanzieller oder emotionaler Abhängigkeit, auf der Furcht, daß Sie es allein nicht schaffen? Bleiben Sie, weil Sie nicht wissen, wohin Sie sonst gehen könnten? Halten Sie die Beziehung wegen der Kinder aufrecht? Oder ist Sie Ihnen einfach zur Gewohnheit geworden? Vielleicht ist es notwendig, diese Fragen mit jemandem zu besprechen – mit einer Freundin oder einer Therapeutin. Es kann gut sein, daß hinter einigen Ihrer Wechseljahresbeschwerden solche unausgesprochenen Fragen stecken. Vielleicht können Sie auch gemeinsam mit Ihrem Partner an der Beziehung arbeiten, um mehr Nähe herzustellen. Gibt es etwas in dieser Beziehung, das der Mühe wert ist?

Das Herz öffnen

Wenn Sie sich emotionale Nähe wünschen, muß Ihr Herz offen sein. Sie müssen, was auch geschieht, im Zustand liebevoller Akzeptanz bleiben. Sie müssen das, was der andere zu Ihnen sagt, anhören und annehmen, ohne es als persönlichen Angriff oder Beleidigung zu verstehen. Dann müssen Sie offen und ehrlich Ihre eigenen Gefühle mitteilen. In einer von echter Intimität geprägten Beziehung gibt es keinen Raum für Kritiksucht, Werturteile, defensives Verhalten oder Überempfindlichkeit. Das bedeutet natürlich nicht, daß Sie alles, was man Ihnen an den Kopf wirft, akzeptieren müssen, oder daß Sie zulassen sollten, daß andere auf Ihren Gefühlen herumtrampeln. Zur Intimität gehört auch die Fähigkeit, nein zu sagen, Grenzen zu setzen und Wut angemessen zum Ausdruck zu bringen. Wenn Sie davor Angst haben, ist Ihr Herz nicht wirklich offen.

ÜBUNG

Schließen Sie die Augen. Lenken Sie Ihre Aufmerksamkeit auf Ihr Herz und nehmen Sie Ihren Herzschlag wahr. Spüren Sie, wie es durch dieses Pulsieren Ihren ganzen Körper mit seiner Energie durchdringt. Versuchen Sie dann, die andere Dimension des Herzens wahrzunehmen: den sanften, empfindenden Teil.

Konzentrieren Sie sich auf Ihr Herzchakra, das sich direkt über und zwischen Ihren Brüsten befindet. Stellen Sie sich dieses Chakra als Blume vor. Anfangs sehen Sie es vielleicht als fest geschlossene Knospe, die sich noch sanft öffnen muß. Oder Sie sehen es gleich als voll geöffnete Blüte. Es ist wahrscheinlich rosafarben. Lassen Sie zu, daß Ihr Herz sich ganz öffnet, und sehen Sie es dann von rosafarbenem Licht umgeben, das von ihm ausströmt. Sie können den Energiefluß lenken, können mit dieser Energie Ihr Herz einhüllen, damit es geöffnet bleibt, aber gleichzeitig vor unerwünschten Schwingungen von außen geschützt ist, oder Sie können die Energie zu einem Menschen fließen lassen, der Ihnen nahesteht. Üben Sie das eine Weile.

Lassen Sie das Bild der Person, mit der Sie Nähe teilen wollen, vor Ihrem geistigen Auge entstehen. Sehen Sie diesen Menschen in seinem schlimmsten Zustand. Lassen Sie nun das rosafarbene Licht zu ihm hinströmen, bis es ihn ganz mit liebevoller Akzeptanz umhüllt. Tun Sie nichts weiter, als dieses Licht auszusenden.

Zu einem Zeitpunkt, den Sie selbst bestimmen, lassen Sie den Energiefluß sanft versiegen und hüllen wieder Ihr eigenes Herz mit dem rosafarbenen Licht ein.

Kehren Sie jetzt mit Ihrer Aufmerksamkeit wieder in den Raum zurück und öffnen Sie die Augen.

Wenn Sie das nächste Mal mit diesem Menschen zusammen sind, öffnen Sie Ihr Herz wieder. Lassen Sie das Licht zu ihm hinströmen, bis es eine Brücke zwischen Ihnen beiden bildet. Üben Sie nun, zu sagen, was Sie fühlen. Üben Sie auch, dem anderen zuzuhören, ohne zu urteilen oder ohne den Drang, reagieren zu müssen. Bitten Sie auch Ihren Partner, sein Herz zu öffnen.

Kaufen Sie sich einen geschliffenen oder rohen Rosenquarz. Er soll Sie daran erinnern, Ihr Herz offenzuhalten.

FAKTEN

Blütenessenzen für Nähe und Intimität

Karma Clear (Findhorn) löst altes Karma auf und hilft, die tiefsitzenden Ursachen von Problemen zu erkennen.

Spiritual Marriage (Findhorn) bringt Harmonie, Einheit und die Freude einer echten Seelenbeziehung.

Relationship Essence (Busch) verbessert die Qualität intimer Beziehungen.

Sexuality Essence (Busch) heilt Traumata, die durch sexuelle oder andere Beziehungen verursacht wurden. Fördert die Offenheit für Sexualität und körperliche Berührung. Fördert die Fähigkeit, physische und emotionale Nähe zuzulassen.

Bush Gardenia (Busch) entfacht das Interesse an der Beziehung und die Leidenschaft aufs neue.

Wedding Bush (Busch) stärkt das innere Engagement für die Beziehung.

Billy Goat Plum (Busch) löst Schamgefühle auf und verbessert das körperliche Selbstbild.

Wisteria (Busch) heilt durch Mißbrauch entstandene seelische Wunden und hilft, Frigidität zu überwinden. Fördert Zärtlichkeit und Offenheit in Beziehungen.

Pink Mulla Mulla (Busch) hilft einsamen Menschen, die sich isoliert fühlen.

Sexual Harmony (Desert Alchemy) sorgt für einen leichten Austausch und ein harmonisches Miteinander in sexuellen Beziehungen.

Ihre geistige Einstellung zur Sexualität kann Ihre Beziehungen ebenfalls beeinflussen. Mehr Informationen und Übungen zu diesem Thema finden Sie ab Seite 224.

QUELLEN:
1 In der Zeitschrift *Proof* (Ausg. 1, 1996) zitierte Studie
2 *Menopause Matters*, Judy Hall & Robert Jacobs, Element Books, 1994

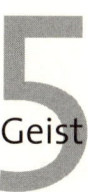

5
Geist

Veränderung ist die Angst vor dem Unbekannten,
das auf uns zukommt.

Wechseljahre – alles Einbildung?

Ungeachtet dessen, was die Wissenschaft uns glauben machen will, ist unser Geist sehr viel mehr als ein Nebenprodukt des Gehirns. Der Geist umfaßt den Intellekt, aber auch den Instinkt und die Intuition. Er speichert Glaubenssätze und Konventionen und wird von Einstellungen und Gefühlen beeinflußt. Er ist sehr vielschichtig. Der bewußte Verstand ist nur die Spitze eines Eisbergs. Darunter befindet sich das persönliche Unbewußte sowie das kollektive Unbewußte, über das wir Zugang zu den Erinnerungen unserer Vorfahren haben. Der Geist kann unsere Erfahrungen stark beeinflussen. Viele Begleiterscheinungen der Wechseljahre entspringen den tieferen Schichten des Geistes.

Wie ich bereits erwähnte, begann man im 19. Jahrhundert, die Wechseljahre als Krankheit zu betrachten. Und man hielt sie nicht nur für eine physische Störung, sondern auch für eine geistige. Der viktorianische Gynäkologe Edward Tilt beschrieb die Menopause als „allmählichen Verlust der weiblichen Anmut". Seiner Meinung nach führten die Wechseljahre zu Geisteskrankheit, krankhafter Irrationalität, Hysterie, Melancholie und dem Trieb, zu trinken, zu stehlen und zu morden. Daher überrascht es nicht, daß viele Frauen die Wechseljahre als Vorboten eines unvermeidlichen geistigen Verfalls fürchten, der schließlich in seniler Demenz oder Schlimmerem endet.

Diese Einstellung hat viel zu dem heutigen Krankheitsbild beigetragen. Die Frauen wurden indoktriniert, auf das Schlimmste gefaßt zu sein. Frauen in den Wechseljahren wurden zu Witzfiguren oder zu bedauernswerten Geschöpfen. Leider herrscht in unserer Gesellschaft noch heute die Tendenz, diese Vorstellungen zu bestätigen, weil in den Köpfen der Leute immer noch das stereotype Bild einer Frau in den mittleren Jahren herumgeistert, die „jenseits von Gut und Böse ist". In einer Gesellschaft, in der Jugend und Schönheit einen höheren Stellenwert haben als Alter und Weisheit, wird das unvermeidliche Älterwerden als etwas betrachtet, das man fürchten muß. Ein Großteil der Werbung für Hormonersatztherapien stellt den Aspekt der Verzögerung des Alterungsprozesses und des „unvermeidlichen Verfalls" in den Vordergrund. Unglücklicherweise werden einige der neuen „natürlichen Hormone" ebenfalls als „Jungbrunnen" vermarktet. Auf diese Weise werden die Vorurteile gegen das Älterwerden zementiert.

Ihre eigene Einstellung zu den Wechseljahren und zum Altern beeinflußt höchstwahrscheinlich nicht nur Ihre Vorstellung von diesem Lebensabschnitt, sondern auch die Erfahrungen, die Sie damit machen. Wenn Ihre Mutter sich durch die Wechseljahre hindurchlitt, haben Sie auf der unbewußten Ebene den Gedanken verinnerlicht: „So ist es nun mal." Und beim ersten Anzeichen einer Hitzewallung, eines Verwirrtheits- oder Schwindelgefühls werden Sie denken: „Da haben wir's; ich wußte, daß es mir passieren würde. Von jetzt an geht es nur noch bergab." Das Bewußtmachen all dieser unterschwelligen Vorstellungen über die Menopause kann Ihnen helfen, Ihre Erwartungen im Hinblick auf Ihre Erfahrung zurechtzurücken. Und das wiederum beeinflußt Ihre tatsächliche Erfahrung.

Mythen über die Wechseljahre

Nicht nur in der Gesellschaft kursieren Mythen über die Wechseljahre, sondern auch in den Familien. Blättern Sie noch einmal zur Übung auf Seite 25 zurück (wo Sie aufgeschrieben haben, was die Wechseljahre für Sie bedeuten und was Sie von Familienmitgliedern oder Freundinnen darüber gehört haben). Lesen Sie die Übung noch einmal durch. Vielleicht fällt Ihnen jetzt noch mehr ein, was Sie von den Frauen Ihrer Familie über dieses Thema gehört haben. Wahrscheinlich wurde vieles nicht offen ausgesprochen, sondern nur angedeutet. Dies ist Ihr eigener Mythos über die Wechseljahre, ob Sie sich dessen bewußt sind oder nicht. Er entspringt der Einstellung zur Menstruation, die so lange als „der Fluch" galt. Zusammen mit dem Geburtsschmerz ist sie angeblich die Strafe Gottes dafür, daß Frauen es wagten, unabhängig zu sein und selbständig zu denken. Schließlich war es Eva, die Adam aufforderte, jenen Apfel zu essen. Einige Quellen überliefern, er sei ihr von Lilith, der Urfrau und Adams erster Gemahlin, angeboten worden. Andere Quellen behaupten, Sophia, die ursprüngliche weibliche Weisheit, habe Eva überredet, über ihren Zustand der Unwissenheit hinauszugehen. Eva kam in Kontakt mit ihrem instinktiven Wissen und aß die Frucht vom Baum der Erkenntnis. Mit anderen Worten, sie brachte Instinkt und Intellekt ins Gleichgewicht, um innerlich ganz zu werden.

Der alttestamentarische Gott erklärte alles, was mit der weiblichen Körperlichkeit zusammenhing, für „unrein". Doch lange vor seiner Existenz wurde die Menstruation als etwas Heiliges und Magisches betrachtet, als Geschenk der Göttin. Nur einer Frau war es möglich zu bluten, ohne sich zu schneiden, und nur sie konnte das weibliche Wissen weitergeben. „Weises Blut" wurde verehrt, denn es barg das Geheimnis des Lebens und der Schöpfung. Und diejenigen, die ihr weises Blut bewahrten, wurden ebenfalls verehrt.

ÜBUNG

Kreuzen Sie die Aussagen an, die Ihre Einstellung zu den Wechseljahren widerspiegeln:

Es ist die Zeit, in der meine Funktion als Frau endet. ☐

Die sexuelle Aktivität hört auf oder läßt nach. ☐

Meine sexuelle Anziehungskraft nimmt ab. ☐

Es ist eine Befreiung von „dem Fluch". ☐

Es ist eine Zeit unvermeidlichen
geistigen und körperlichen Verfalls. ☐

Der Beginn von etwas Neuem, Aufregendem;
eine neue Herausforderung. ☐

Es ist eine Zeit, in der ich zu mir selbst finden kann. ☐

Eine neue Chance. ☐

Eine neue Freiheit, sexuell zu experimentieren. ☐

Ich werde dadurch mehr Zeit für mich selbst haben. ☐

Die ersten fünf Aussagen spiegeln eine deutlich negative Einstellung zur Menopause wider, während die nächsten fünf positiver und zukunftsorientierter sind.

Wenn Sie dieses Buch durchgearbeitet haben, bekommen Sie vielleicht Lust, Ihren eigenen Mythos über die Wechseljahre niederzuschreiben – einen positiven und lebensbejahenden, den Sie an Ihre Töchter weitergeben können. (Die australische Buschblüte *Turkey Bush* fördert die Kreativität und könnte Sie dabei unterstützen.)

Sollten Sie ein paar besonders destruktive Mythen übernommen haben, können Sie diese in eine positivere Einstellung verwandeln. Teilen Sie die Glaubenssätze auf Ihrer ursprünglichen Liste in solche, die für Sie funktionieren, und solche, die Ihnen nicht guttun.

Forsten Sie die Liste Ihrer Glaubenssätze über die Wechseljahre durch. Ergänzen Sie sie, falls Ihnen noch andere in den Sinn kommen. Machen Sie ein Häkchen hinter die Sätze, denen Sie zustimmen, und ein Kreuz hinter die, die Sie als negativ empfinden. Es kann gut sein, daß einige der Glaubenssätze, denen Sie zustimmen, negativ sind, aber eine „Belohnung" versprechen. Belohnungen sind verborgene Vorteile, etwas, woraus man einen „sekundären Gewinn" zieht. Wenn Sie beispielsweise nie in der Lage waren, sexuelle Beziehungen zu genießen, bringt der Glaubenssatz, daß die sexuelle Attraktivität und das sexuelle Verlangen in der Mitte des Lebens nachlassen, für Sie den Vorteil mit sich, weniger Sex zu haben (vorausgesetzt, Ihr Partner teilt Ihre Überzeugung). Vielleicht ist es genau das, was Sie brauchen. Wenn Sie nicht mehr unter dem Druck stehen, sexuell aktiv sein zu müssen, entscheiden Sie sich vielleicht für eine zölibatäre Lebensweise. Wenn Sie jedoch auf diesen „sekundären Gewinn" verzichten und lernen, Ihre Sexualität zu genießen, wird sich Ihre Überzeugung, Ihr Glaubenssatz, ändern. Diesen Prozeß können Sie mit Affirmationen unterstützen: „Ich bin eine sexuell attraktive Frau, die eine erfüllende sexuelle Beziehung genießt." Sie können auch mit Hilfe Ihres Tagebuchs ein Diagramm erstellen, das Ihnen zeigt, wann Ihr sexuelles Verlangen am stärksten ist und wann Sie Zeit für sich selbst brauchen. (Wenn Sie in der Lage sind, dieses Bedürfnis, allein zu sein, vielleicht auch allein zu schlafen, auszudrücken, werden Sie den sexuellen Kontakt, wenn Sie sich danach fühlen, mehr genießen können.)

Vielleicht stellen Sie fest, daß der Glaubenssatz „Ich bin jenseits von Gut und Böse" den sekundären Gewinn mit sich bringt, sich nicht mehr anstrengen zu müssen. Das weist vielleicht auf eine tiefere Wahrheit hin. Sie können jetzt einfach Sie selbst sein – so, wie Sie sind. Es kann sein, daß Sie sich selbst die Erlaubnis geben müssen, frei zu sein, den Raum, die zu sein, die Sie sind. Wenn Sie aufhören zu kämpfen, wenn Sie nicht mehr versuchen, etwas zu tun oder zu sein, können Sie die Dinge einfach sein lassen, wie sie sind. Ihre Affirmation könnte jetzt lauten: „Ich bin genau so, wie ich sein sollte." Sie können auch affirmieren, daß Ihnen alle Möglichkeiten offenstehen. Versuchen Sie, in den negativen Glaubenssätzen über die Wechseljahre so viele verborgene „Belohnungen" wie möglich aufzuspüren. Denken Sie darüber nach. Welchen sekundären Gewinn ziehen Sie daraus? Was sagen sie Ihnen über Ihre Bedürfnisse? Können Sie sie in positive Affirmationen verwandeln oder sich selbst geben, was Sie brauchen?

Nein sagen lernen

Vielleicht besteht Ihr größtes Problem darin, daß Sie stets tun, was andere Leute von Ihnen erwarten. Sie können nicht nein sagen. Einige Ihrer Symptome sind vielleicht auf diese Ursache zurückzuführen. Sie geben Ihnen Gelegenheit, nein sagen zu lernen. Es gibt verschiedene Arten von Nein. Beispielsweise das Nein, das ausdrückt, „ich habe jetzt keine Lust dazu", oder das Nein, das sagen will: „Ich habe irgendwie Angst davor, aber ich könnte mich überreden lassen." Dann gibt es noch das kategorische Nein, das ausdrückt: „Auf gar keinen Fall, absolut nicht!" Wenn Sie lernen, nein zu sagen, sollten Sie selbst wissen, welches Nein Sie meinen. Dann können Sie es der anderen Person klar vermitteln. Es ist gut, das erst einmal zu üben! Sehr oft entspringt die Angewohnheit, ja zu sagen, wenn man nein meint, dem familiären oder gesellschaftlichen Druck, sich anzupassen, seine „Pflicht" zu tun, „ein guter Mensch zu sein". Wenn Ihnen das bekannt vorkommt, sollten Sie sich vielleicht die Übung „Sich selbst lieben" auf Seite 192 noch einmal vornehmen, denn es ist viel leichter, nein zu sagen, wenn man nicht ständig auf der Suche nach Anerkennung von anderen ist.

ÜBUNG

Denken Sie an etwas, das Sie tun, aber eigentlich lieber nicht tun würden. Etwas, bei dem Sie das Gefühl hatten, unmöglich nein sagen zu können:

1. Ist es ein altes Muster? Geben Sie beispielsweise dem Druck von Angehörigen nach? ☐

2. Ist es etwas, wozu Sie jetzt keine Lust haben; könnte es sein, daß Sie später Lust dazu haben? ☐

3. Zögern Sie, es zu tun, weil Sie befürchten, es nicht zu schaffen oder nicht genießen zu können? ☐

4. Ist es etwas, das Sie wirklich nicht tun wollen? ☐

5. Haben Sie Angst davor, was die anderen sagen könnten, wenn Sie nein sagen? ☐

Wenn Sie entschieden haben, welche Art von Nein Sie zum Ausdruck bringen wollen, können Sie sich überlegen, wie Sie dabei vorgehen. Vielleicht genügt es, einfach nein zu sagen und es auch zu meinen. Aber vielleicht müssen Sie den anderen auch über den Grund hinter Ihrem Nein informieren. Die „dreiteilige Selbstbehauptungsstrategie" hilft Ihnen, ohne Schuldzuweisungen zu kommunizieren. Der erste Teil bezieht sich auf die äußeren Bedingungen der Situation, der zweite auf das, was geschieht, und der dritte auf Ihre Gefühle darüber. Sie können auch noch einen vierten Teil hinzufügen: Was Sie gern tun oder ändern würden. Geht es beispielsweise um Sex, könnten Sie sagen: „Wenn ich Sex habe, obwohl mir eigentlich nicht danach ist, werde ich wund, und das gibt mir das Gefühl, mißbraucht zu werden. Ich möchte dann Sex haben, wenn ich mich dazu bereit fühle und ihn auch genießen kann."

Wenn Ihnen bewußt geworden ist, daß Sie das Bedürfnis nach einem eigenen Rückzugsbereich haben, können Sie außerdem sagen: „Wenn ich nachts Schweißausbrüche habe, ist es mir unangenehm, mit jemandem das Bett zu teilen, weil mir dadurch noch heißer wird. Ich muß die Bettdecke wegstoßen und oft muß ich sogar den Schlafanzug und das Bettlaken wechseln. Ich fürchte dann, deinen Schlaf zu stören, und bin angespannt, was wiederum die Schweißausbrüche verstärkt. Ich brauche mein eigenes Bett (oder Schlafzimmer), damit ich mich um meine Bedürfnisse kümmern kann. Das heißt nicht, daß wir nicht mehr miteinander schmusen oder Sex haben können. Ich werde gern noch zu dir ins Bett kommen und Zeit mit dir verbringen."

Schreiben Sie genau auf, auf welche Weise Sie dem anderen Ihr Nein vermitteln wollen. Stellen Sie sich als nächstes vor, wie Sie es sagen, und sehen Sie dabei vor Ihrem geistigen Auge, wie die Person, mit der Sie sprechen, zuhört und Ihre Worte liebevoll akzeptiert. Der nächste Schritt besteht darin, es dem anderen tatsächlich zu sagen. Sie können das Neinsagen auch vor dem Spiegel üben, bis man Ihnen ansieht, daß Sie meinen, was Sie sagen, und Sie selbst überzeugt sind, daß Sie wirklich nein sagen können.

Nehmen Sie sich, wenn nötig, noch einmal die Übung „Wut körperlich ausagieren" auf Seite 171 vor und üben Sie, mit dem Fuß aufzustampfen und nein zu schreien, um unterschwellige Wut zu transformieren, bevor Sie mit der betreffenden Person sprechen.

Irrationale Ängste

Eine irrationale Angst ist eine Angst ohne erkennbaren Grund. Irrationale Ängste sind geistigen Ursprungs und stammen oft aus der Vergangenheit. Sie sitzen im „alten Gehirn" im hinteren Teil des Kopfes. Manchmal spielen sich diese irrationalen Ängste ausschließlich im Kopf ab – beispielsweise die Angst, ein geliebter Mensch würde einen verlassen oder sterben. In anderen Fällen wirken sie sich lähmend auf den ganzen Körper aus und werden vielleicht durch einen bestimmten Auslöser, beispielsweise ein Tier, hervorgerufen. Das nennt man eine Phobie. Im Kapitel „Angst" (Seiten 172 bis 175) finden Sie verschiedene Heilmittel, die Ihnen helfen können, sich von diesen Gefühlen zu befreien. Wenn die Angst sich zur Phobie gesteigert hat, ist *Grey Spider Orchid* (Busch) angezeigt. Nehmen Sie die Tropfen einen Monat lang mehrmals täglich ein. Wenn Sie sich Ihre Angst anschauen, kann Ihnen das helfen, sie in den Griff zu bekommen und die Ursachen zu ergründen. Es liegt allerdings in der Natur der Sache, daß irrationale Ängste meistens nicht bis zu ihrer Ursprungsquelle zurückverfolgt werden können. Wenn Ihre Angstzustände allzu überwältigend sind, sollten Sie Hilfe bei einem Psychologen oder Hypnotherapeuten suchen.

ÜBUNG

Schreiben Sie so detailliert wie möglich auf, wovor Sie Angst haben (tun Sie das mit jeder Ihrer Ängste).

Bezieht sich Ihre Angst auf eine andere Person?
Wie lange leiden Sie schon unter dieser Angst?
In welchen Situationen kommt diese Angst hoch?
Gibt es einen speziellen Auslöser?
Haben Sie schon einmal mit irgend jemandem über diese
Angst gesprochen?

Vielleicht gab es ursprünglich einen vernünftigen Grund für
Ihre Angst, eine echte Befürchtung, so daß die Angst Sie vor
etwas schützte. Doch wenn sie jetzt irrational ist, ist sie außer Kontrolle geraten. Auch wenn Sie der Angst auf den
Grund gehen und herausfinden wollen, woher sie stammt,
kann es äußerst nützlich sein, sie „abzuschalten" zu lernen.
Falls Sie den Auslöser kennen, können Sie jedesmal, wenn er
auftaucht, die folgende Übung machen. Wenn Sie nicht genau wissen, was Ihre Angst auslöst, machen Sie die Übung
einfach mehrmals im Laufe des Tages. Je öfter Sie sie machen,
desto wirksamer wird Sie Ihnen schließlich helfen, die Angst
„abzuschalten". Oft hilft es auch, vor der Übung eine Dosis
Grey Spider Orchid einzunehmen.

*Setzen Sie sich hin und schließen Sie die Augen. Atmen Sie sanft
ein und aus, und entspannen Sie sich ein paar Minuten lang.*

*Erinnern Sie sich daran, wie es war, als diese Angst Sie das letzte-
mal überfiel. Wie fühlten Sie sich? Wie reagierte Ihr Körper? Wie
veränderten sich Ihre Atmung und Ihr Herzschlag? Atmen Sie
nun langsam fünfmal gleichmäßig und ruhig tief ein und aus. Wie
wirkt sich das auf Ihre Angst aus? Nehmen Sie noch zwei tiefe
Atemzüge.*

*Wählen Sie eine unauffällige Geste, mit der Sie Ihre Angst symbo-
lisch abschalten können (berühren Sie beispielsweise Ihre Daumen-
kuppe mit der Spitze Ihres Zeigefingers). Sagen Sie sich, daß diese*

*Berührung die Angst abschaltet, wenn Sie gleichzeitig zu sich sa-
gen: „Ruhig und entspannt." Atmen Sie weiter gleichmäßig und
ruhig. Üben Sie diese Geste ein paarmal.*

*Denken Sie dann, während Sie ruhig weiteratmen, noch einmal an
Ihre spezifische Angst. Machen Sie diesmal, sobald Sie daran denken, die Geste und sagen Sie zu sich: „Ruhig und entspannt." Sie
werden spüren, daß die Angst sich „abschaltet". Üben Sie das ein
paarmal hintereinander. Danach üben Sie einfach die Geste und die
Affirmation.*

Machen Sie diese Übung noch ein paarmal mit offenen Augen.

Vergessen Sie nicht, diese Übung ein paarmal täglich zu wiederholen. Von nun an machen Sie jedesmal, wenn die Angst
Sie überfällt, diese Geste, atmen langsam und ruhig und sagen zu sich selbst: „Ruhig und entspannt." Die Angst wird
verschwinden. Und irgendwann wird sie überhaupt nicht
mehr auftauchen.

Die Furcht vor dem Alter

Manchmal bezieht sich die irrationale Angst auf das Älterwerden und den Tod. Wir leben in einer Gesellschaft, in der
ältere Frauen kaum Anerkennung bekommen, und außerdem fürchten sich viele Menschen vor dem Unbekannten.
Die Furcht vor dem Alter kann aber auch rationale Gründe
haben. Vielleicht litten mehrere Familienmitglieder im Alter
unter Herzkrankheiten. Oder Sie erlebten mit, wie ältere Angehörige aufgrund von Osteoporose allmählich in sich zu-
sammenschrumpften oder durch Arthritis ans Haus gebun-
den waren oder zunehmend senil wurden. Ihre Angst kann
dazu führen, daß Sie sich hartnäckig weigern, sich mit den in

der Mitte des Lebens auf Sie zukommenden Veränderungen auseinanderzusetzen. Sorgen und Ängste verursachen Streß, der wiederum zur Beschleunigung des physischen und mentalen Abbaus beiträgt und ihn sicherlich nicht aufhält. Vielleicht ist es hilfreich, sich klarzumachen, daß keines dieser Krankheitsbilder eine unweigerliche Folge der Wechseljahre sein muß. Es gibt eine ganze Menge Frauen, die bis ins hohe Alter gesund bleiben und ihr Leben genießen. Wenn Sie auf gesunde Ernährung achten und sich ausreichend bewegen, wenn Sie ein erfülltes Leben leben und natürliche Heilmittel einsetzen, um zu verhindern, daß die Altersbeschwerden überhandnehmen, gibt es keinen Grund, das Alter zu fürchten. Zusammen mit einigen praktischen Vorkehrungen (einschließlich finanzieller Art, falls Sie sich diesbezüglich Sorgen machen) ist dies die beste Vorsorge, die Sie treffen können. Wenn Sie von Ihren Ängsten im Hinblick auf das Älterwerden aber geradezu besessen sind, sollten Sie außerdem *Mellow* (Kal) oder *Peach-Flowered Tea-Tree* (Busch) einnehmen, damit Sie mit Würde in diese Lebensphase eintreten können.

Die Sichtweise ändern

Die Menopause kann eine Zeit voller großartiger neuer Möglichkeiten sein, eine Zeit, in der sich ein unbegrenztes Potential entfaltet und in der Ihre Hoffnungen und Träume Wirklichkeit werden können.

ÜBUNG

Machen Sie eine Liste all der Dinge, die Sie gern tun würden. Überlegen Sie dann, was Sie davon abhält. Mangelndes

Selbstvertrauen? Angst? Die Umstände? Vielleicht müssen Sie ein bißchen erfinderisch werden, aber Sie können es schaffen. Fassen Sie für jedes Vorhaben auf Ihrer Liste den Entschluß, wirklich damit anzufangen. Glauben Sie an sich. Setzen Sie ein Datum fest und halten Sie sich daran.

Wenn Sie selbstbestimmt leben, werden Sie feststellen, daß sich auch Ihre Ansichten über die Wechseljahre ändern. Sie werden zu einem aufregenden Abenteuer – einer Herausforderung zwar, aber einer, die Sie mit Freude annehmen. Ja, es ist eine Zeit der Veränderungen, des Übergangs in einen neuen Lebensabschnitt. „In ein unvorhersagbares Leben, das sich jetzt zu manifestieren beginnt."

Die Krise in der Mitte des Lebens

Wenn Ihnen klargeworden ist, daß Sie in einer „Midlife-Krise" stecken, ist es nun an der Zeit, etwas Konstruktives zu tun. Wurde Ihre Krise durch konkrete Ereignisse ausgelöst, können Sie jetzt auf die verschiedenen Übungen und Informationen der vorhergehenden Kapitel zurückgreifen. Stecken Sie jedoch in einer Sinn- oder Identitätskrise, können Sie im Abschnitt „Spirituelles Selbst" wertvolle Hinweise finden und die tieferen Ursachen erforschen. Außerdem sollten Sie versuchen, mit Ihrem intuitiven Selbst Kontakt aufzunehmen (mehr dazu auf Seite 222). Machen Sie jetzt eine Notiz zu jedem Punkt, den Sie sich später genauer anschauen wollen.

NOTIZEN

Medizin für „den Kopf"

Gingko Biloba
Gingko ist überall auf der Welt als „Gedächtnisbaum" bekannt. Er regt die Gehirndurchblutung an und verbessert damit die Gedächtnisleistung und die allgemeine Gehirnfunktion. Gingko ist eines der besten Mittel für geistige Klarheit und gutes Gedächtnis. Am schnellsten wirkt der konzentrierte Extrakt, der mit etwas Wasser verdünnt eingenommen wird. Gingko ist aber auch in Tabletten- oder Tropfenform erhältlich. Dieses Mittel sollte höchstens sechs Monate lang eingenommen werden. Danach pausieren Sie dann mindestens drei Monate lang.

Agnus Castus
In der entsprechenden homöopathischen Potenz kann Agnus Castus die Gedächtnisleistung verbessern und der Aphasie (Wortverlust, falsche Wortwahl, Gedächtnislücken beim Sprechen) entgegenwirken. Agnus Castus wirkt auch gegen Angst und Verwirrungszustände.

Kalium Carbonicum
In homöopathischer Aufbereitung ist Kalium Carbonicum ein äußerst hilfreiches Mittel gegen nachlassendes Erinnerungsvermögen und Aphasie. Es kann in jeder Apotheke bestellt werden und sollte in der Potenz D6 oder C30 eingenommen werden.

Blütenessenzen
Isopogon (Busch) verbessert die Gedächtnisleistung und hilft, vergessene Fähigkeiten wiederzuentdecken.

Boronia (Busch) fördert geistige Klarheit und Ruhe; hilft gegen Zwangsgedanken.

Bauhinia (Busch) hilft, Widerstände gegen notwendige Veränderungen zu überwinden.

Bush Fuchsia (Busch) synchronisiert die linke und die rechte Gehirnhälfte.

Henna (Kal) fördert die Fähigkeit, Veränderungen von einer höheren Warte aus zu sehen und zu akzeptieren; schenkt Weisheit.

Mallow (Kal) und *Peach-Flowered Tea-Trea* (Busch) helfen, die Furcht vor dem Alter zu überwinden und schenken ein Gefühl für die eigene Würde.

Turkey Bush (Busch) öffnet den Geist für kreative Lösungen, korrigiert eine Dominanz der linken Gehirnhälfte und fördert die Kreativität.

Sundew und *Red Lily* (Busch) korrigieren eine Dominanz der rechten Gehirnhälfte.

Sunshine Wattle (Busch) hilft, eine auf schlechten Erfahrungen beruhende negative Erwartungshaltung zu überwinden.

Cognisessence (Busch) steigert die geistige Klarheit.

Boronia und *Bush Iris* (Busch) fördern die Fähigkeit zum kreativen Visualisieren.

Grey Spider Orchid (Busch) hilft, Phobien zu überwinden.

Kreatives Visualisieren

Einige der in diesem Buch vorgestellten Übungen beruhen auf kreativem Visualisieren. Das ist ein ganz einfacher Vorgang, bei dem man die eigene Vorstellungskraft einsetzt, um eine Veränderung zu bewirken. Man arbeitet mit „inneren Bildern", mit dem, was man vor dem inneren Auge sieht. Es kann allerdings auch vorkommen, daß Sie während einer Visualisierungsübung überhaupt nichts sehen. Manche Menschen sind non-visuell. Wenn das auch bei Ihnen der Fall ist, sollten Sie „so tun, als ob". Versuchen Sie zu spüren, was vor sich geht, anstatt etwas erzwingen zu wollen. Die Fähigkeit zu visualisieren wächst mit der Übung. Je entspannter Sie sind, je weniger Sie versuchen, das Entstehen innerer Bilder zu erzwingen, desto leichter wird es Ihnen fallen. Musik kann diesen Prozeß unterstützen. Manchen Menschen fällt es leichter, innere Bilder zu erzeugen, wenn sie mit geschlossenen Augen den Punkt zwischen ihren Augenbrauen fixieren. Probieren Sie es aus. Das Wesentliche beim Visualisieren ist, daß Sie von dem, was Sie tun, überzeugt sind. Das weckt die Kraft Ihres Geistes, Dinge zu manifestieren. Visualisieren ist eine Aktivität der rechten Gehirnhälfte.

FAKTEN

Die Fähigkeit zur Visualisierung steigern

Seien Sie so entspannt wie möglich.
Versuchen Sie nicht, das Entstehen innerer Bilder zu erzwingen.
Fixieren Sie mit geschlossenen Augen den Punkt über und zwischen Ihren Augenbrauen.

„Tun Sie, als ob" Sie das gewünschte Bild sähen.
Üben Sie.
Glauben Sie daran.

Boronia und *Bush Iris* (Busch) unterstützen diesen Prozeß. *White Chestnut* (Bach) und *Isopogon* (Busch) helfen gegen mentales „Geplapper".

Sind Sie „geteilter Meinung?"

Das Gehirn umfaßt vier Regionen: die beiden Hirnhälften oder Hemisphären und das vordere und hintere Gehirn. Im hinteren Gehirn sind alte Erinnerungen gespeichert – sowohl persönliche als auch ererbte. Wir arbeiten mit diesem Bereich des Gehirns, wenn wir uns unsere Einstellungen und tief verwurzelten Überzeugungen betrachten. Wenn wir uns unsere Art zu denken anschauen, arbeiten wir mit der rechten und der linken Hemisphäre. Insofern kann man manchmal durchaus „geteilter Meinung" sein. Jede Gehirnhälfte denkt anders, nimmt Dinge auf eine andere Weise wahr. Die beiden Hemisphären können einander ergänzen oder in ihrer Wahrnehmung Lichtjahre voneinander entfernt sein, in jedem Fall nehmen sie die Realität auf ganz einzigartige Weise wahr.

Die linke Gehirnhälfte ist für das logische, rationale Denken zuständig, die rechte für unsere Emotionen und das intuitive Denken. Wo die linke Hirnhälfte die Dinge sorgfältig durchdenkt und dann eine Theorie aufstellt, macht die rechte einen großen intuitiven Sprung – und kann kaum erklären, wie sie zu ihrem Ergebnis gekommen ist. Bei den meisten Menschen dominiert eine Hemisphäre. Künstler und andere in kreativen Berufen tätige Menschen nutzen überwiegend

ihre rechte Gehirnhälfte. Wissenschaftler und Verwaltungs-
beamte arbeiten überwiegend mit der linken. Im allgemeinen kann man sagen, daß Frauen zu einer Rechtshirndo-
minanz neigen, während bei Männern meistens eine
Linkshirndominanz vorliegt. Nur bei wenigen Menschen arbeiten die beiden Gehirnhälften zusammen und gleichen
sich gegenseitig aus. Frauen in den Wechseljahren haben oft
Schwierigkeiten mit Worten. Sie vergessen Begriffe, verwechseln sie, ersetzen sie durch falsche. Doch ihre Hände
wissen genau, was sie meinen – ihre Gesten deuten an, was
ihre Zunge nicht sagen kann. Das ist deshalb so, weil die
Zunge normalerweise mit der linken Gehirnhälfte gekoppelt
ist und die Hände von der rechten Hemisphäre gesteuert
werden. Aufgrund der hormonalen Schwankungen wird
eine Gehirnhälfte stärker stimuliert als die andere. Dies geschieht im Verlauf eines Prozesses, den die Natur für menopausale Frauen vorgesehen hat: die Synthese der beiden
Hemisphären. Diese Vernetzung verwandelt die postme-
nopausale Frau in die „weise Frau".

ÜBUNG

Denken Sie:

linear	☐	ganzheitlich	☐
wort-orientiert	☐	non-verbal	☐
logisch	☐	intuitiv	☐
analytisch	☐	auf Synthese ausgerichtet	☐
intellektuell	☐	imaginativ	☐
vernunftorientiert	☐	idealistisch	☐

in Symbolen	☐	in Metaphern	☐
wert-orientiert	☐	gefühlsbetont	☐
zeit-orientiert	☐	zeitlos	☐
sequentiell	☐	grenzüberschreitend	☐
abstrakt	☐	konkret/räumlich	☐
in Kategorien	☐	erkenntnisorientiert	☐
theoretisch	☐	erfahrungsorientiert	☐
zielorientiert	☐	prozeßorientiert	☐
„männlich"	☐	„weiblich"	☐
Bleiben Ihre Hände bewegungslos, während Sie sprechen? ☐		Sprechen Sie mit den Händen?	☐

Haben Sie mehr Kästchen in der linken Spalte angekreuzt als in der rechten, wird Ihr Denken stärker von der linken Gehirnhälfte gesteuert. Im umgekehrten Fall wird Ihr Denken eher von der rechten Gehirnhälfte bestimmt (bei Linkshänderinnen kann es umgekehrt sein). Wenn Sie in beiden Spalten gleichviele Kreuze gemacht haben, weist das auf eine Links-Rechts-Synthese hin. Sie können das mit Hilfe einer einfachen Übung überprüfen:

Schließen Sie die Augen und entspannen Sie sich. Schwingen Sie sich auf Ihre Mentalebene ein. Ziehen Sie Ihre Aufmerksamkeit von der Außenwelt ab, und „gehen Sie nach innen". Richten Sie Ihre Aufmerksamkeit auf Ihren Kopf. Fühlt sich eine Seite größer an als die andere? Ist eine Seite besonders aktiv? Fühlt sich eine Seite kleiner, irgendwie leerer an? Scheint nur eine Seite Energie auszustrahlen?

Stellen Sie jetzt im Geist eine Liste der Dinge zusammen, die Sie bei Ihrem nächsten Einkauf besorgen wollen. Welche Seite Ihres Kopfes empfinden Sie dabei als die aktive?

Stellen Sie sich jetzt einen Punkt vor, der sich spiralförmig immer weiter nach innen bewegt. Versuchen Sie, ihn vor Ihrem geistigen Auge zu sehen. Der Punkt bewegt sich kreisförmig und zieht immer kleinere Kreise, bis er das Zentrum erreicht. Welche Seite Ihres Kopfes fühlt sich jetzt aktiv an?

Sie werden wahrscheinlich das Gefühl haben, daß eine Seite Ihres Kopfes „präsenter" ist als die andere. Das ist die dominierende Gehirnhälfte. Wenn Sie im Geiste Ihre Einkaufsliste zusammenstellen, wird Ihnen vermutlich die linke Seite aktiver erscheinen. Beim Visualisieren der Spirale ist die rechte Gehirnhälfte aktiv.

Sie können die beiden Gehirnhälften ausbalancieren, indem Sie Dinge tun, die die normalerweise weniger aktive Seite anregen. Bei einer Dominanz der rechten Hirnhälfte können Sie die linke stimulieren, indem Sie Listen zusammenstellen, Ihre Buchführung machen, Landkarten lesen oder einen Geschäftsbrief schreiben. Eine Dominanz der linken Gehirnhälfte können Sie durch Malen, Musikhören, Tagträumen oder Gedichteschreiben ausgleichen, denn diese Aktivitäten stärken die rechte Gehirnhälfte. Manchmal ist es auch hilfreich, bewußt zwischen den Kommunikationsarten der rechten oder linken Gehirnhälfte zu wählen. Sie können beispielsweise etwas zeichnen, Farben und Muster einsetzen, um Gefühle auszudrücken, wenn die Worte der linken Gehirnhälfte nicht ausreichen. Umgekehrt können Sie, wenn Sie besonders verträumt sind, die linke Gehirnhälfte aktivieren, indem Sie sich hinsetzen und Listen zusammenstellen. Irgendwann sind Sie dann in der Lage, instinktiv eines der beiden Denkmuster – oder beide – zu wählen.

Eine Synthese beider Hemisphären können Sie auch mit Hilfe von Blütenessenzen (siehe auch *Medizin für „den Kopf"*) und der folgenden einfachen Visualisierungsübung erreichen:

Lenken Sie Ihre Aufmerksamkeit auf Ihre Kopfmitte, von der Stirn bis zum Hinterkopf. Unmittelbar unterhalb dieser Linie sind die beiden Gehirnhälften vereint. Stellen Sie sich nun vor, daß von Ihrer Stirn bis zum Hinterkopf eine Zickzack-Linie aus Licht verläuft. Dieses Licht vernetzt die beiden Hälften Ihres Gehirns und stimuliert die zwischen beiden verlaufenden Nervenbahnen. Stellen Sie sich vor, daß das Licht diese Zickzack-Linie entlangblitzt und die beiden Hälften miteinander verbindet.

Sie können auch mit der Göttin Sophia arbeiten, wenn Sie fähig werden wollen, sowohl Ihre intuitive Weisheit als auch Ihr rationales Denken einzusetzen (siehe Seiten 248–252). Wenn die beiden Gehirnhälften völlig vernetzt sind, sind Sie zur „weisen Frau" geworden.

Das intuitive Selbst

Intuition ist eine geistige Qualität. Sie ergänzt den Intellekt, funktioniert aber entgegengesetzt, weil sie dem instinktiven Teil unseres Wesens entspringt. Die Wurzeln unseres Instinkts sitzen im kollektiven Bewußtsein, seine Äste reichen in die Natur, seine Blüte ist die Intuition. Unter Umgehung der logischen und rationalen Funktionen des Geistes bedient sich die Intuition kleiner Wissensbruchstücke, winziger Hinweise, um einen großen Sprung in neues Wissen hineinzumachen. Intuition ist zeitlos – sie kann in die Vergangenheit zurückgehen oder sich in die Zukunft projizieren. Früher glaubte man, daß alle Frauen nach der Menopause bis zu einem gewissen Grad die Fähigkeit der Hellsichtigkeit besäßen, mit dem geistigen Auge den Schleier durchdringen könnten, der die Welten voneinander trennt, und auf diese Weise sowohl mit der Vergangenheit als auch mit der Zukunft in Kontakt treten könnten. Diejenigen, die diese Fähigkeit stark entwickelt hatten, wurden die Seherinnen und Heilerinnen des Stammes – die weisen Frauen.

Die weise Frau wird von ihrer Inspiration und Intuition geleitet. Sie wirkt als Mittlerin zwischen der sichtbaren und der unsichtbaren Welt, dem Bewußten und dem Unbewußten, dem Bekannten und dem Unbekannten. Sie ist eine „Hebamme" für die Psyche, die Menschen bei schwierigen Übergängen von einer Lebensphase in die nächste Beistand leistet und Frauen hilft, ihr eigenes inneres „Wissen" zu entdecken. Viele „Symptome", die während der Wechseljahre erlebt werden, weisen in Wirklichkeit darauf hin, daß sich die intuitiven und medialen Wahrnehmungskanäle öffnen. Kopfschmerzen (besonders im Stirnbereich), Lichtblitze, „Kribbeln" und „Ameisenlaufen" der Haut, Schwindelanfälle, plötzliches Aufblitzen von Zukunftsvisionen oder ein Gefühl, die Zeitgrenzen hinter sich zu lassen, sind Symptome und Phänomene, die im Zusammenhang mit der Entwicklung intuitiver Fähigkeiten auftreten und hormonal bedingt sein können. Die Hexenjagden früherer Zeiten führten dazu, daß die Frauen sich davor fürchteten, diese Kräfte einzusetzen, doch die Natur versucht unermüdlich, das ursprünglich geplante Entwicklungsmuster wiederherzustellen.

Wenn Sie diese Fähigkeiten eher als Geschenk denn als etwas Böses oder Verdammenswertes betrachten, können sie Ihr Leben bereichern. Sie können Ihre Visionen haben und sie dann in die Welt hinaustragen und manifestieren. Es gibt inzwischen Seminare, in denen Frauen diese intuitiven und hellsichtigen Fähigkeiten trainieren können. Wenn Sie das tun, werden die beunruhigenden „Symptome" rasch verschwinden.

Sexualität und Bewußtsein

Sexuelle Probleme sind normalerweise nicht körperlichen, sondern psychischen Ursprungs. Zu solchen psychosexuellen Problemen können auch Libidoverlust, vaginale Austrocknung und Anorgasmie (die offensichtliche Unfähigkeit, einen Orgasmus zu haben) gehören. Oft entspringen solche Schwierigkeiten tiefverwurzelten Überzeugungen im Hinblick auf die Sexualität im mittleren Lebensalter. So können Sie in eine Situation geraten, in der Sie anscheinend bekommen, was Sie wollen, die sich aber bei sorgfältiger Betrachtung als unbefriedigend erweist. Es ist beispielsweise eine Sache, sich bewußt gegen ein Fortsetzen der sexuellen Aktivität zu entscheiden, weil man das für sich selbst als stimmig empfindet, und es ist eine andere Sache, Sex aus Gründen zu vermeiden, die im Unbewußten liegen. Bei psychosexuellen Problemen kann eine Beratung durch eine entsprechend ausgebildete Therapeutin hilfreich sein. Einige der unbewußten Gründe können Sie sich aber auch allein anschauen.

FAKTEN

Verschiedene Studien haben gezeigt, daß Libidoverlust häufig vor Beginn der Wechseljahre auftritt und eher auf Beziehungsschwierigkeiten zurückzuführen ist.[1]

Im Rahmen einer Studie wurde nachgewiesen, daß Libido-verlust bei Frauen in den Wechseljahren durch psychische und gesellschaftliche Auslöser verursacht werden kann. Die Frauen, die solche Probleme hatten, waren in der Regel ver-heiratet, und häufig litten die Ehemänner an Erektions-schwäche. Bei der Befragung gaben die Frauen an, daß ihr Ehemann weit mehr Wert auf ein aktives Sexualleben lege als sie selbst. Viele von ihnen hatten Schuldgefühle aufgrund ih-res Libidoverlusts und waren nur noch ihren Männern zu-liebe sexuell aktiv. Das wiederum löste unterschwelligen Groll in ihnen aus. Die Mehrzahl dieser Frauen war anor-gasmisch. Eine andere Studie zeigte, daß Frauen mit psy-chisch bedingtem Libidoverlust meistens wieder sexuelles Verlangen verspürten, wenn sie den Partner wechselten. Die Ergebnisse der Studie wiesen außerdem darauf hin, daß die-jenigen Frauen am stärksten unter Wechseljahressymptomen litten, die sich in ihrer Rolle als Frau nicht wohl fühlten oder ihre Identität so stark über ihre Gebärfähigkeit bezogen hat-ten, daß sie sich „ein Leben danach" nicht vorstellen konn-ten.[2]

Die Einstellung zur Sexualität

Wenn Sie die Sexualität genießen und mit Ihrem Partner eine erfüllende, befriedigende Beziehung haben, ist es relativ un-wahrscheinlich, daß Sie während der Wechseljahre an psy-chisch bedingten sexuellen Problemen leiden. Letztere kön-nen jedoch auf Sie zukommen, wenn Ihre Einstellung zur Sexualität von unterschwelligen, unbewußten Botschaften beeinflußt wird.

ÜBUNG

Kreuzen Sie an, was auf Sie zutrifft:

Glauben Sie, daß es „ungehörig" ist, Sex zu genießen? ☐

Glauben Sie, daß es schlecht ist,
eigene sexuelle Bedürfnisse zu haben? ☐

Fühlen Sie sich nur mit einem Partner vollständig? ☐

Glauben Sie, daß Sex nur der
Fortpflanzung dienen sollte? ☐

Glauben Sie, daß sexuelle Anziehungskraft
ausschließlich auf körperlicher Attraktivität beruht? ☐

Glauben Sie, daß die Sexualität untrennbar mit
Ihrer Fortpflanzungsfähigkeit verknüpft ist? ☐

Verhalten Sie sich beim Sex stets passiv? ☐

Ergreifen Sie beim Sex die Initiative? ☐

Wird Ihr Sexualleben von den Bedürfnissen
eines anderen Menschen bestimmt? ☐

Haben sexuelle Phantasien und Sinnlichkeit
Platz in Ihrem Sexualleben? ☐

Hat die Lust einen Platz in Ihrem Leben? ☐

Glauben Sie, daß nur junge Menschen
sexuell aktiv sein sollten? ☐

Glauben Sie, daß Masturbation etwas Schlechtes ist? ☐

Glauben Sie, daß das Interesse am Sex
auch im Alter erhalten bleibt? ☐

Empfinden Sie Ihr Sexualleben als befriedigend? ☐

Haben Sie und Ihr Partner eine gute Beziehung? ☐

Würden Sie gern noch andere Facetten
Ihrer Sexualität erforschen? ☐

Wenn Sie sich anschauen, welche Kästchen Sie angekreuzt haben, wird Ihnen ziemlich schnell klar, welche grundlegende Einstellung Sie zur Sexualität haben. Sie erkennen, ob Sie Sexualität für etwas Positives oder etwas „Ungehöriges" halten. Ihre unbewußten Glaubenssätze beeinflussen Sie, auch wenn Sie eine erfüllende Partnerschaft haben.

Wenn Phantasie, Sinnlichkeit und Lust keinen Platz in Ihrem Leben haben, fehlt in Ihrer sexuellen Beziehung die Leidenschaft. Der sexuelle Austausch wird dann zur Gewohnheit und bereitet kaum sinnliches Vergnügen. Langeweile ist der größte Lustkiller. Auch wenn Sie niemals selbst die Initiative ergreifen, sind Sie wahrscheinlich innerlich nicht bereit zum Sex, weil Sie nicht mit Ihrem persönlichen sexuellen Rhythmus in Kontakt sind.

Wenn Sie der Meinung sind, daß Sex eigentlich jungen Leuten vorbehalten ist, daß er nur der Fortpflanzung dient oder daß Sie „jenseits von Gut und Böse sind", wenn Sie sich Ihrem fünfzigsten Geburtstag nähern, ist es ziemlich unwahrscheinlich, daß Sie sich den Freuden der Sinnlichkeit wirklich hingeben können. Vielleicht entscheiden Sie sich, ganz auf Sex zu verzichten.

Ist die Beziehung zu Ihrem Partner schwierig, ist es ebenfalls unwahrscheinlich, daß Sie sexuelles Verlangen verspüren (siehe auch „Intimität", Seite 195). Vielleicht müssen Sie sich zunächst einmal darüber klar werden, ob es sich lohnt, an der Beziehung zu arbeiten, oder ob es besser ist, getrennte Wege zu gehen oder das Zusammenleben neu zu regeln.

Wenn Sie überzeugt sind, „daß Sex nur der Fortpflanzung dient", werden Sie wahrscheinlich Schuldgefühle bekommen, wenn Sie über Ihre fruchtbare Phase hinaus noch sexuelle Bedürfnisse verspüren. Der Glaubenssatz, daß Frauen Sex nicht genießen sollten (ein Überbleibsel aus dem letzten Jahrhundert) bringt Frauen dazu, ihre sexuellen Wünsche zu unterdrücken. Vielleicht haben Sie auch das Gefühl, daß Sie keine sexuellen Bedürfnisse mehr haben sollten, weil Ihr Partner Sie nicht mehr sexuell begehrt. Vielleicht sind Sie dazu erzogen worden, zu glauben, daß Sex Ihre Pflicht sei, anstatt ein Vergnügen. Vielleicht war Ihnen nie bewußt, daß Sexualität etwas anderes ist als Sex (siehe Seiten 106 und 190). Vielleicht fühlen Sie sich ohne Partner unvollständig. Vielleicht leben Sie in einer heterosexuellen Beziehung, während Sie sich in Wirklichkeit zum eigenen Geschlecht hingezogen fühlen, aber der Meinung sind, daß das „schlecht" ist und Sie nicht das Recht haben, Ihren wahren Bedürfnissen nachzugehen. Andererseits gehört es in manchen – feministischen – Kreisen fast zum guten Ton, einen weiblichen Partner zu haben, um die Solidarität mit dem weiblichen Geschlecht zu bekunden. Auch in diesem Fall werden vielleicht nicht alle Ihre emotionalen Bedürfnisse befriedigt. All diese Einstellungen – und noch viele andere – können zu psychosexuellen Problemen führen.

Vielleicht hilft es Ihnen, die Liste Ihrer Einstellungen noch einmal durchzugehen und zu versuchen, negative Glaubenssätze und Überzeugungen in positive Einstellungen umzuwandeln. Wenn Sie Sex beispielsweise immer nur als Mittel zur Fortpflanzung betrachtet haben, könnten Sie feststellen, daß die Vorstellung, sich nicht mehr um die Verhütung kümmern zu müssen, etwas Anregendes hat.

Sich selbst Lust schenken

Wenn Sie keinen Partner haben, mit dem Sie Ihre Sexualität genießen können, wird Ihnen Masturbation helfen, Ihre Vagina gesund zu erhalten. Allerdings können unbewußte Botschaften auch hier verhindern, daß Sie Lust empfinden.

ÜBUNG

Schreiben Sie in Ihrem Tagebuch alles auf, was Sie von Familienmitgliedern oder Freundinnen über Masturbation gehört haben. Rufen Sie sich Ihre eigenen diesbezüglichen Erfahrungen ins Gedächtnis. Waren sie lustvoll? Oder haben Unwissenheit und Schuldgefühle Sie daran gehindert, Ihre eigene Sexualität zu genießen? Versuchen Sie herauszufinden, ob unbewußte Botschaften oder Ihre eigenen Gedanken Sie davon abhalten, sich selbst Lust zu schenken. Wenn ja, sollten Sie nach Möglichkeiten suchen, diese negativen Einstellungen durch positive zu ersetzen und zu der Überzeugung zu gelangen, daß es durchaus in Ordnung ist, sich selbst Vergnügen zu bereiten.

Der innere Moralapostel

Haben Sie schon einmal bemerkt, daß gerade in dem Moment, in dem Sie anfangen, sexuelle Lust zu empfinden, eine innere Stimme versucht, Sie daran zu hindern? Sie kritisiert, kommentiert, urteilt, ermahnt. Das ist der innere „Moralapostel" – all das, was Ihre Eltern Ihnen gesagt haben (manche Leute haben in der Tat das Gefühl, die Stimme ihrer Mutter oder ihres Vaters zu hören), Ihre eigenen verinnerlichten Erfahrungen und die Einstellungen, die Sie von anderen

Leuten wie Lehrer(inne)n und wohlmeindenden Freund(inn)en übernommen haben. Vielleicht rümpft Ihr innerer Moralapostel die Nase, wenn jemand beim Sex laut wird. Vielleicht findet er Nacktheit ungehörig. Oder sexuelle Phantasien. Oder einfach alles, was Sex zum Vergnügen werden läßt. Achten Sie das nächste Mal darauf, ob Sie diese Stimme hören. Wenn Sie einen verständnisvollen Partner haben, können Sie die untenstehende Visualisierungsübung vielleicht genau in diesem Moment machen. Wenn nicht, können Sie sie auch allein ausprobieren (oder einfach hören, was die Stimme sagt).

ÜBUNG

Setzen Sie sich still hin und schließen Sie die Augen. Rufen Sie sich die Situation ins Gedächtnis, in der Sie die innere Stimme gehört haben. Versuchen Sie, die Situation vor Ihrem geistigen Auge wachzurufen. Wo Sie sich befanden, mit wem Sie zusammenwaren, was Sie taten, was Sie anhatten – falls Sie etwas anhatten. Versuchen Sie, die inneren Bilder so lebendig wie möglich werden zu lassen.

Versuchen Sie, wenn Sie die Stimme hören, die Person zu sehen, zu der sie gehört. Schauen Sie sich diese Person genau an. Erinnert sie Sie an irgend jemanden? Bitten Sie den inneren Moralapostel, Ihnen all seine Botschaften mitzuteilen. Sie können ihn auch fragen, woher diese Botschaften stammen.

Wenn Sie alle Botschaften vernommen haben, erklären Sie Ihrem Moralapostel, wie diese Botschaften Sie daran hindern, sich sexuell frei auszudrücken und Freude an Ihrem Körper zu haben. Erklären Sie ihm, daß Sie versuchen wollen, sich auf einer sehr tiefen Ebene zu verändern. Bitten Sie den Moralapostel, Sie dabei zu unterstützen.

Visualisieren Sie nun, wie Sie beim sexuellen Kontakt (oder beim Masturbieren) Freude empfinden, während der Moralapostel wohlwollend zuschaut. Bitten Sie ihn, Ihnen einige Botschaften zu geben, die Sie in Ihrem neuen sexuellen Selbstbild bestätigen. Zum Schluß sagen Sie dem Moralapostel, daß Sie ihm nun einen anderen Namen geben möchten, um Ihre neue sexuelle Identität zu bekräftigen. Welcher Name würde ihm gefallen?

Danken Sie diesem Wesen nun für sein Kommen und kehren Sie mit Ihrer Aufmerksamkeit allmählich wieder in die Gegenwart zurück. Wenn Sie bereit sind, öffnen Sie die Augen und schreiben so genau wie möglich auf, was Sie gerade erlebt haben. Haben Sie den Moralapostel erkannt? Welchen neuen Namen hat er gewählt? Achten Sie darauf, daß auf Ihrer Liste alle alten Botschaften stehen, und schreiben Sie dann die neuen Botschaften daneben. Formulieren Sie, wenn möglich, die neuen Botschaften zu Affirmationen um.

Die australische Buschblütenessenz *Billy Goat Plum* hilft, Prüderie zu überwinden.

QUELLEN
1 Zitiert in Menopause Matters, Judy Hall & Robert Jacobs. Element Books, Shaftesbury, 1994.
2 Ebenda

NOTIZEN

6

Spirituelles Selbst

*Veränderung ist das Auflösen von Grenzen,
unbegrenzter Raum, der Flug zu den Sternen*

Spirituelle Kraft

So wie Sie ein physisches, emotionales und intellektuelles Selbst haben, haben Sie auch ein spirituelles Selbst. Es ist strahlend, inspirierend, kreativ und energiegeladen. Es ist Ihr Lebensspender. Wenn es sich zurückzieht, verkümmern Sie und sterben. Ihr spirituelles Selbst ist heilig. Es ist ein Funken des göttlichen Bewußtseins: der Gott oder die Göttin im Innern. Wenn Sie nichts von Ihrem spirituellen Selbst wissen, wenn Sie es nicht kennen, wird das Leben freudlos und leer. Das spirituelle Selbst wird durch Verbundenheit, Meditation, Kommunion und durch Freude genährt. Geist ist heilig.

Wenn Sie Ihr spirituelles Selbst erkennen, wenn Sie sich auf seine Ewigkeit einschwingen, geschieht etwas Wunderbares: Sie verlieren die Angst vor dem Älterwerden. Der Tod wird einfach zu einer weiteren Veränderung, zu einem der vielen Übergänge, die Sie erleben. Es ist vor allem die Angst vor dem Tod und dem Alter, die die „Wechseljahresmühle" am Laufen hält. Die Hormonersatztherapie wird Ihnen mit der Begründung verkauft, daß sie Ihnen hilft, sich jünger zu fühlen, die Zeit anzuhalten, dem „Zahn der Zeit" zu entkommen. In einer Gesellschaft, in der mehr Wert auf die äußere Erscheinung als auf innere Qualitäten gelegt wird, fürchten sich die Frauen davor, eine Matrone zu werden. Sie repräsentiert das Gegenteil der Jugend, also schätzt man sie auch nicht für ihre Weisheit. Es ist zwar durchaus sinnvoll, den Körper zu pflegen, weil sich das spirituelle Selbst über den Körper ausdrückt, aber es ist noch sinnvoller, das innere Wesen zu nähren. Das spirituelle Selbst ist alterslos, ewig. Hier liegt Ihre wahre Kraft.

In unserer modernen Welt ist das Heilige im Leben der Frau größtenteils verlorengegangen. Heiligkeit bedeutet, das

Spirituelle im täglichen Leben zu würdigen, die geheimnisvolle Präsenz einer allem innewohnenden göttlichen Kraft. Der persönliche Ausdruck von Spiritualität ist nicht etwas vom Alltagsleben Getrenntes, sondern das Leben selbst. Spiritualität ist auch Humor, Lachen, Lieben, Spielen, denn das sind ganz wichtige Aspekte der menschlichen Erfahrung. Weibliche Spiritualität beruht auf *Wissen*. Einem inneren Wissen, einer intuitiven Weisheit, einer Verbundenheit mit allen Dingen. Vielleicht haben Sie vergessen, daß Spiritualität eine „persönliche Odyssee" ist, daß Sie ein geistiges Wesen sind, welches sich auf einer Reise durch die materielle Welt befindet. Das führt zu einer zunehmend verzweifelten Suche nach dem Sinn und Zweck Ihres Lebens. Doch meistens neigen wir dazu, unsere Suche auf das Äußere anstatt auf das Innere zu konzentrieren.

In vielen alten Kulturen gab man Frauen, die das gebärfähige Alter hinter sich gelassen hatten, Gelegenheit, ihre Spiritualität zu erforschen, sich wieder mit ihrem spirituellen Selbst zu verbinden. Sie konnten sich von der Welt zurückziehen, in Klausur gehen, sich auf eine Pilgerreise machen. Sie konnten alles tun, was ihnen half, sich selbst zu finden und sich auf ihre neue Rolle in der Gesellschaft einzustellen. In heutigen „primitiven Gesellschaften" folgt auf die Aufhebung der mit der Menstruation verbundenen Tabus eine Statusänderung. Man erwartet nun von den Frauen, daß sie Verantwortung für jüngere Frauen übernehmen, sie jene führen und in traditionellen Künsten und Fertigkeiten ausbilden. Die älteren Frauen werden Hebammen, Heiratsvermittlerinnen und Händlerinnen. Sie stehen dem Familienclan vor und regeln das soziale Leben der erweiterten Familie. Sie nehmen auch eine wichtige Stellung im spirituellen Leben der Gemeinschaft ein. Sie sind Heilerinnen, Einweihende, heilige Frauen, „Hüterinnen des heiligen Feuers", Klageweiber bei Bestattungen und nehmen gleichberechtigt an rituellen Zeremonien teil. All das verleiht postmenopau-salen Frauen beträchtliche Macht in der Gemeinschaft.

Als Frau in den Wechseljahren müssen auch Sie Gelegen-heit bekommen, Zugang zu Ihrer Spiritualität zu finden und sich auf eine neue Rolle innerhalb der Gesellschaft einzustel-len. Das Gefühl, keinen Lebenssinn mehr zu haben, kann Sie in der Mitte des Lebens zutiefst treffen, doch diese Erfahrung kann auch eine wichtige Voraussetzung für spirituelles Wachstum sein. In der tiefsten Dunkelheit und Verzweiflung entdecken Sie neue Kraftquellen. Gerade die Unzufrieden-heit mit Ihrem Leben kann neue Energien freisetzen. Der Schmerz, den Sie nun empfinden, weist Sie darauf hin, daß es an der Zeit ist, eine neue Art des Seins zu entdecken.

FAKTEN

„Weises Blut"

In alter Zeit glaubte man, daß Frauen, die die Wechseljahre hinter sich hatten, weise Frauen seien, weil sie ihr Men-struationsblut in sich behielten. In der Vorstellungswelt der damaligen Menschen war das Menstruationsblut etwas Ma-gisches, Kraftspendendes. Es hatte geheimnisvolle Eigen-schaften, war das Elixier des Lebens, ein Geschenk der Göt-tin, eine Trägersubstanz des Geistes. Es bestand eine starke Verbindung zwischen dem Blut der Frauen und dem Mond. Der Mondkalender zeigte die Fruchtbarkeitszyklen der Frauen an. Die mit dem Mond assoziierten Göttinnen wer-den mit „Bauchwissen" in Verbindung gebracht, einem ural-ten Wissen, älter als die Zeit.

In vielen alten Quellen wird das Mond-Blut sowohl als Lebenselixier der Schöpfung wie auch als Pforte zur spiritu-ellen Erleuchtung gepriesen. Die keltischen Götter erlangten ihre göttlichen Eigenschaften durch den „roten Met" der

Feenkönigin. Die Griechen und viele andere Völker der Antike setzten „Heras roten Wein" bei ihren heiligen Ritualen ein. Die Frau, die das weise Blut in sich behielt, weil sie die Einweihung der Menopause hinter sich hatte, hatte Zugang zu dem verborgenen Wissen, das so eng mit dem weiblichen Menstruationszyklus verbunden ist. Diejenigen, die das heilige Blut nicht mehr vergossen, wurden zu Priesterinnen, Seherinnen, Heilerinnen und Geburtshelferinnen und führten den Stamm zu spiritueller Erleuchtung.

Diese Vorstellungen könnten durchaus eine reale Basis haben. Das Blut ist die Trägersubstanz für chemische Botenstoffe des Körpers, einschließlich der Hormone, und die hormonalen Veränderungen in den Wechseljahren können präkognitive Träume und spirituelle Erfahrungen auslösen, können die Intuition und mediale Fähigkeiten verstärken. Wenn die Eierstöcke ihre Arbeit einstellen, wird die Hirnanhangdrüse zur Produktion großer Mengen von FSH und LH (follikelstimulierende Hormone und Luteinisierungshormone) angeregt. Die Hirnanhangdrüse oder Hypophyse hat ihren Sitz in Höhe des „Dritten Auges", einem spirituellen Verbindungspunkt in der Stirnmitte. In östlichen Lehren wird das Dritte Auge als „Ajna-Chakra" bezeichnet. Dieses Chakra wird sowohl mit der medialen als auch mit der spirituellen Wahrnehmung assoziiert. Es scheint also, daß bei Frauen in den Wechseljahren ein spirituelles Erwachen stattfinden soll, denn während dieser Zeit wird bei ihnen das Dritte Auge aktiviert. Die Botschaft des weisen Blutes an uns könnte also lauten: „Wach auf, werde erleuchtet."

Medizin für das spirituelle Selbst

Die sanfte Wirkung von Blütenessenzen kann den spirituellen Wandlungsprozeß in der Mitte des Lebens sehr positiv unterstützen. Es gibt Blütenessenzen, die uns helfen, uns auf unsere höhere Lebensaufgabe einzuschwingen und in Kontakt mit unserem spirituellen Selbst und den spirituellen Energien des Universums zu kommen. Sie haben die Wahl zwischen einzelnen Blütenessenzen und Mischungen, die für bestimmte Heilzwecke zusammengestellt wurden.

Tiger Lily (Kal) hilft, den Veränderungen in der Mitte des Lebens zu begegnen, weil es inneren Frieden schenkt.

Five Corners (Busch) ist angezeigt, wenn eine Frau sich vor ihren medialen und intuitiven Kräften fürchtet. Es stärkt das Selbstvertrauen und hilft uns, sowohl unsere Körperlichkeit als auch unsere spirituelle Essenz zu würdigen und unsere innere und äußere Schönheit zu erkennen.

Red Lily (Busch) öffnet uns für spirituelle Energien und hilft uns, sie zu erden.

Mint Bush (Busch) bereitet auf Einweihungen vor. Es eignet sich gut zur Einnahme vor geführten Meditationen, bei denen man mit spirituellen Aspekten des Selbst in Kontakt treten möchte.

Spirit Ground (Petaltone) wird auf das Solarplexus-Chakra (Zwerchfell) aufgetragen und erleichtert viele Aspekte der menopausalen Übergangsphase.

Soul Star (Petaltone) wird auf das Basis-Chakra (am Ende der Wirbelsäule) aufgetragen und hilft, sich mit dem höheren, spirituellen Selbst zu verbinden und es zu erden.

White Light (Petaltone) wird auf das Herz-Chakra aufgetragen (unteres Ende des Brustbeins) und dient der Reinigung und spirituellen Öffnung.

Crack Willow (Green Man) ist eine Baumessenz, die uns hilft, die Dinge geschehen zu lassen. Sie verhilft zu einem Gefühl des Einsseins mit der Welt und fördert die Kommunikation mit dem höheren Selbst.

Lime (Green Man) hilft, die Bewußtseinsebenen zu wechseln, ohne die Orientierung zu verlieren.

Plum (Green Man) hilft, die höchsten spirituellen Energien in die materielle Welt zu bringen, und fördert den effektiven Einsatz persönlicher Macht.

Whitebeam (Green Man) öffnet uns für die subtileren Ebenen der Schöpfung.

Clear Light (Findhorn) ist eine Mischung aus *Broom, River Findhorn, Wild Pansy, Birch, Scots Pine* und *Rose Alba.* Diese Blütenmischung schenkt inneren Frieden und geistige Klarheit. Sie beruhigt und harmonisiert Herz, Körper und Geist und hilft uns dadurch, mit unserer Intuition, unserer höheren Intelligenz und unserem höheren Selbst in Kontakt zu kommen.

Meditation Essence (Busch) Diese Mischung unterstützt die spirituelle Entwicklung und vertieft die Meditation. Sie enthält *Fringed Violet, Bush Fuchsia, Bush Iris, Angelsword* und *Red Lily.*

Menopause Essence (South African) hilft uns, vertrauensvoll und ruhig in die nächste Phase unseres Lebens einzutreten.

Transition (Desert Alchemy) schenkt in Zeiten der Veränderung inneren Frieden und Leichtigkeit.

Woman of Wisdom (Desert Alchemy) hilft, das innere Gleichgewicht während der Wechseljahre aufrechtzuerhalten, und unterstützt den alchimistischen Prozeß, bei dem Erfahrung in Weisheit umgewandelt wird.

Meditation

Meditation ist die Kommunikation mit sich selbst und den universalen spirituellen Energien (welchen Namen Sie ihnen auch geben wollen). Meditation führt Sie in Ihr innerstes Zentrum, einen inneren Raum der Stille. Sie bewirkt eine Bewußtseinsveränderung, hebt Sie auf eine „andere Ebene". Es gibt viele verschiedene Meditationstechniken. Zwar ist es bei allen Meditationsformen wichtig, in einen entspannten Geisteszustand zu gelangen, aber manche sind aktiv, wie Yoga und Taijiquan, während andere passiv sind, wie beispielsweise Mantra-Meditationen, bei denen man still oder laut ein Mantra chantet, um das Gedankenkarussell abzuschalten und Zugang zu spirituellen Energien zu finden. Bei manchen Meditationsformen wird mit dem Atem gearbeitet, das heißt, man konzentriert sich ausschließlich auf die Empfindung, die mit dem ein- und ausströmenden Atem verbunden ist. Wenn es Ihnen schwerfällt, sich zu konzentrieren, sind geführte Meditationen (wie die in diesem Buch beschriebenen) vielleicht besser für Sie geeignet. Auch Trommeln und andere rhythmische Musikformen sowie Tanzen oder Chanten können Sie auf eine andere Bewußtseinsebene bringen.

Sie müssen aber nicht unbedingt meditieren, um in einen meditativen Zustand zu gelangen. Hier sind, wie bei der Menopause, chemische Prozesse im Spiel. Während der Meditation werden Endorphine, körpereigene Tranquilizer, freigesetzt. Diese Botenstoffe schüttet der Körper ebenso bei bestimmten körperlichen Aktivitäten aus. Die Ausschüttung von Endorphinen kann auch durch rhythmisches Atmen angeregt werden. „Aktive Meditationen" wie Taijiquan verbinden mehrere endorphinsteigernde Faktoren miteinander.

Sie können Ihre spirituelle Entwicklung fördern, indem Sie sich täglich Zeit für die Kommunikation mit Ihrem inneren Selbst nehmen. Welche Meditationsform am besten für Sie geeignet ist, hängt stark von Ihrem persönlichen Temperament ab.

Eine zwanzigminütige Meditation pro Tag entspricht zwei Stunden Schlaf.

Die Bachblütenessenz *White Chestnut* und die Buschessenz *Boronia* helfen uns, unerwünschte Gedanken während der Meditation auszuschalten.

ÜBUNG

Kreuzen Sie an, was auf Sie zutrifft:

Sind Sie sehr aktiv, immer in Bewegung? □

Überschlagen sich Ihre Gedanken? □

Fällt es Ihnen schwer, sich zu konzentrieren? □

Schweifen Ihre Gedanken oft ab? □

Fällt es Ihnen schwer, geistig zur Ruhe zu kommen? □

Sind Sie ein von Natur aus nachdenklicher Mensch? □

Schlafen Sie meistens ein, wenn Sie sich entspannen? □

Verschaffen sportliche Aktivitäten
Ihnen ein „Hochgefühl"? □

Fällt es Ihnen leicht zu visualisieren? □

Empfinden Sie Bewegung als beruhigend? □

Chanten Sie gern? □

Wenn es Ihnen schwerfällt, gedanklich zur Ruhe zu kommen, können Ihnen Mantra-Meditationen vielleicht helfen, Ihre Aufmerksamkeit in andere Bahnen zu lenken. Wenn Sie merken, daß Sie gedanklich oft abschweifen, ist vielleicht eine aktive oder geführte Meditation besser für Sie geeignet. Sie könnten es aber auch mit Trommeln oder Chanten versuchen. Für Frauen, die sich gern bewegen, könnte meditativer Tanz oder Taiji das Richtige sein. Die auf Seite 141 beschriebene Entspannungsübung ist eine gute Vorbereitung auf die Meditation. Wenn Sie sich erst einmal daran gewöhnt haben, in einen veränderten Bewußtseinszustand einzutreten, können Sie verschiedene Methoden ausprobieren, bis Sie genau die richtige für sich gefunden haben.

Die Archetypen weiblicher Erfahrung

Mythen können uns helfen, Zugang zur weiblichen Spiritualität und zu einer neuen Seinsweise zu finden. Sie vermitteln innere Wahrheiten, denn sie enthalten Bilder und Symbole, mit denen Ihre Seele in Resonanz tritt. Mythische Themen sind ewige Themen, die in den Bereich der weiblichen Intuition und Weisheit gehören. Indem Sie mit den Mythen arbeiten, kann Ihnen Ihre Vorstellungskraft Ihre eigene innere Wahrheit enthüllen. Wenn wir uns mit den Göttinnen beschäftigen, greifen wir auf Mythen zurück, um Zugang zu ihren starken Energien zu finden und unsere Alltagserfahrungen in einem neuen Licht zu sehen. Einer der Hauptgründe für die Arbeit mit den Göttinnen ist die Wiedervereinigung verschiedener Aspekte des Selbst und die Rückverbindung mit der uralten Weisheit dieser mythologischen Gestalten.

Mythen spiegeln archetypische menschliche Erfahrungen wider. Ein Archetypus ist ein universales Symbol, das oft auf der unbewußten Ebene unser Handeln bestimmt. Die ewig junge Puella (das Mädchen) zeigt beispielsweise eine archetypische Reaktion auf das Älterwerden. Die Puella weigert sich einfach, erwachsen zu werden, handelt unbekümmert und verantwortungslos. Sie bleibt auf ewig „Papas kleines Mädchen". Die ehrwürdige Matrone ist ein anderer Archetypus – einer, der vielen Menschen angst macht, denn sie fürchten seine ungeheure Kraft und Freiheit.

Die Göttinnen und ihre mythologischen Eigenschaften sagen viel über die weibliche Psyche aus, denn sie spiegeln die verschiedenen Facetten des Frauseins wider. Die Göttinnen führen Sie in die tiefsten Tiefen der Seele, an einen Ort, wo Integration und Heilung möglich ist. Die Göttinnen haben alle archetypischen Erfahrungen eines Frauenlebens gemacht – Geburt und Verlust, Zurückweisung und Entsagung, Mißbrauch und Demütigung, Leidenschaft und Eifersucht, Schöpfung und Erleuchtung. Sie sind mit dem Terrain vertraut und können daher jeder Frau, die gleiches durchmacht, als Führerinnen dienen.

Jede Göttin repräsentiert bestimmte Neigungen oder Qualitäten, die Frauen in ihrem Alltagsleben entweder bewußt oder unbewußt zum Ausdruck bringen. Deshalb können die Göttinnen äußerst hilfreich sein, wenn es um die Entwicklung vernachlässigter oder verborgener Potentiale oder bestimmter Charakterzüge geht, die sich im Alltag als nützlich erweisen würden, beispielsweise Durchsetzungsvermögen, Vertrauen und so weiter. Die Göttinnen können uns lehren und inspirieren, uns ein neues Selbstwertgefühl vermitteln oder die Abenteuerlust in uns wecken. Sie zeigen ganz bestimmte charakteristische Eigenschaften: die Verbindung mit den Mondrhythmen, den Lebenszyklen, eine instinktive, erdverbundene Sexualität, prophetisches inneres

Wissen und die ursprüngliche Schöpferkraft der großen Muttergöttin. All das müssen Sie für sich beanspruchen, wenn Sie heil und ganz werden wollen.

Die Einflüsse der verschiedenen Göttinnen-Archetypen können im Laufe des Lebens gleichzeitig oder abwechselnd präsent sein. Die Mitte des Lebens ist eine Zeit, in der unterdrückte oder unausgelebte Facetten der eigenen Persönlichkeit plötzlich an die Oberfläche kommen und zu „untypischem" Verhalten führen, während ein neuer Archetypus ans Licht drängt. Freunde und Anghörige finden das natürlich meistens erschreckend und schieben es auf „ihr Alter, Sie wissen schon". Oft kommt die vormals häusliche und passive Ehefrau (Demeter, Hestia oder Hera) in den Wechseljahren plötzlich auf die Idee, Seminare oder Workshops zu besuchen, um vernachlässigte intellektuelle (Athena) oder mediale Kräfte (Persephone oder das andere Gesicht von Hestia) zu entwickeln. Vielleicht taucht auch Hekate auf und zwingt sie, eine Therapie zu beginnen, um die zersplitterten Fragmente ihres Selbst wieder zusammenzuklauben. Artemis schenkt ihr den Mut, allein in Urlaub zu fahren oder sich scheiden zu lassen. Artemis war eine lesbische Göttin und bringt sie vielleicht in Kontakt mit bisher unerforschten Facetten ihrer Sexualität. Es kann auch sein, daß Aphrodite in den Vordergrund tritt und sie dazu bringt, eine Liebesaffäre zu beginnen oder sich einer künstlerischen Aktivität zuzuwenden. Bei einer Karrierefrau kommt vielleicht plötzlich Demeter an die Oberfläche und stürzt sie in die tiefe Depression des „Leere-Nest-Syndroms".

All diese Erfahrungen sind Gelegenheiten, neue Lebenskonzepte zu erforschen. Die mittleren Jahre geben Ihnen die Chance, den unbekannten Anteilen Ihres Selbst zu begegnen und Ihre Erfahrungen zu vervollständigen. Sie können sich auch ganz bewußt auf die Energie einer bestimmten Göttin einschwingen. Nehmen wir einmal an, Sie möchten mehr über Ihre eigene Sexualität erfahren. Dabei könnte Sie beispielsweise Aphrodite, die Göttin der Liebe, unterstützen. Sie ist, um ehrlich zu sein, nicht nur Licht und Liebe, sondern hat, wie Sie feststellen werden, auch eine andere Seite, aber sie könnte Sie mit den Freuden der Liebe vertraut machen.

Vielleicht wollen Sie abenteuerlustiger, unabhängiger, reifer werden? Wie wäre es dann mit Lilith? Adams erste Frau könnte Ihnen eine ganz andere Seite Ihrer Persönlichkeit zeigen. Vielleicht kennen Sie jemanden, der Sie an Lilith erinnert, eine Frau, die Ihnen als Vorbild dienen könnte. Wenn Sie versuchen wollen, Ihre eigene innere Weisheit zu entwickeln, ist Sophia das richtige Vorbild – die Mutter aller Göttinnen der Weisheit. Indem Sie sich auf ihre Energie einschwingen, können Sie in Kontakt mit Ihrem eigenen weisen Selbst kommen.

Andere Frauen sind oft wie Spiegel, in denen wir die verschiedenen Göttinnen erkennen können. Sie zeigen uns den „fehlenden Teil" von uns selbst. Mütter, Schwiegermütter, Großmütter, Tanten, Freundinnen und Schwestern können uns die verschiedenen Göttinnen spiegeln. Auch Frauen, die weiter oben auf der Karriereleiter stehen oder Dinge erreicht haben, nach denen wir streben, können uns als Vorbilder oder Lehrerinnen dienen. Anstatt „vorzeigbare" Aspekte Ihres Selbst herauszupicken und sich dadurch von Ihrem ursprünglichen Wesen abzuspalten, können Sie erkennen: „All das bin ich." Sie kehren dann in einen Zustand der Einheit und Ganzheit zurück, der alle Facetten Ihres Frauseins einschließt.

Jede Kultur hat ihre eigenen Göttinnen. Manche Göttinnen-Mythen werden besonders stark auf Sie wirken, selbst wenn das nur auf einer unbewußten Ebene geschieht. Vielleicht fühlen Sie sich auf einmal zu einer bestimmten Tradition hingezogen: der indianischen, der keltischen, der ägyptischen, der griechischen, der nordischen und so weiter. Viele

Frauen stellen in dieser Zeit des Übergangs fest, daß in ihren Träumen spontan Göttinnen-Bilder auftauchen, mit denen sie dann arbeiten können. Mit Hilfe Ihres Tagebuches können Sie diese Zusammenhänge verfolgen und Ihre persönlichen Verbindungen zu bestimmten Göttinnen erforschen.

Bilder und Symbole der Göttinnen

Mädchen, Matronen, Spiegel, Kessel, Spindeln, Webstühle, Bögen, Sicheln, Doppeläxte, Monde, Getreide, Granatäpfel, Höhlen, Brunnen, Bienen, Schlangen, Spinnen, Kühe, Eier, die Löwin, die Katze und viele andere.

ÜBUNG

Wenn Sie sich bereits in einer bestimmten Göttinnen-Tradition auskennen, sollten Sie sich etwas Zeit nehmen, um mit Ihren Lieblingsgöttinnen vertraut zu werden. Wenn Sie noch nie etwas mit den Göttinnen zu tun hatten, können Sie die Beschreibungen der verschiedenen Göttinnen im Anhang studieren und sich in Ihrer Bücherei Bücher zu diesem Thema besorgen. Lesen Sie soviel wie möglich über die Göttinnen (siehe auch Literaturhinweise). Notieren Sie die Charakterzüge der Göttinnen, die Ihnen nützlich erscheinen, aber auch diejenigen, die Sie besonders abstoßend finden.

Denken Sie an eine Frau, die Ihnen ganz besonders unsympathisch ist. Beschreiben Sie deren schlechteste Eigenschaften, all die Dinge, bei denen sich Ihnen die Haare sträuben oder die Angst in Ihnen auslösen. Ist sie eine Matriarchin, herrisch, urteilend, dominant, kontrollierend und besitzergreifend? Hat sie ehrgeizige Ziele für ihren Mann oder Sohn?

Dann zeigt sie Ihnen wahrscheinlich die schlechteste Seite von Hera oder deren Entsprechung. Ist sie eine Übermutter, die andere mit ihrer Fürsorge erstickt, spiegelt sie Demeter oder deren Entsprechung. Verhält sie sich dagegen wie ein kleines Mädchen, ist verantwortungslos und flatterhaft, verkörpert sie Aphrodite, Persephone oder eine andere Mädchen-Göttin. Wenn Ihnen nicht sofort eine Göttin einfällt, lesen Sie einfach weiter, bis Sie die richtige gefunden haben.

Seien Sie jetzt einmal ganz ehrlich zu sich selbst. Ertappen Sie sich in manchen Situationen dabei, daß Sie sich genauso verhalten wie diese Frau? Müssen Sie bestimmte Gedanken oder Handlungen unterdrücken, um nicht genauso zu sein wie sie? Haben Sie Angst, einmal so zu werden wie sie? Nehmen Sie sich Zeit für diesen inneren Prozeß, bis Sie akzeptieren können, daß Sie die gleichen Eigenschaften haben. Das ist Ihre Schattenseite. Begegnen Sie dieser Frau und sich selbst mit Mitgefühl und Akzeptanz (Blütenessenzen können hierbei sehr hilfreich sein).

Betrachten Sie sich nun die betreffenden Eigenschaften noch einmal. Suchen Sie dann zu jeder Eigenschaft, die Sie so abstoßend finden, das Gegenteil. Das ist das verborgene Potential.

Denken Sie nun an eine Person, die Sie bewundern, beneiden oder der Sie gern nacheifern würden. Schreiben Sie alle „guten" und positiven Eigenschaften dieser Person auf. Was hat sie, das Sie nicht haben?
Welche Göttinnen wirken in ihrem Leben?
Auf welche Weise macht sie sich deren Eigenschaften zunutze?
Was fällt Ihnen auf, wenn Sie die Qualitäten dieser Frau mit Ihren eigenen vergleichen?

Wie können Sie diese Energien in Ihre eigene Persönlichkeit integrieren? (Eine Möglichkeit besteht darin, sich stärker mit der entsprechenden Göttin zu identifizieren.)
Welche Charaktereigenschaften und Qualitäten herrschen bei dieser Göttin vor? An welchen mangelt es zur Zeit in Ihrem Leben?

Werfen Sie einen Blick zurück auf Ihr bisheriges Leben und versuchen Sie herauszufinden, wann sich die Göttinnen-Energien geändert haben. Gibt es eine Göttin, die Ihnen das geben könnte, woran es Ihnen zur Zeit mangelt? Versucht vielleicht eine, in Ihr Bewußtsein zu dringen? Wie können Sie ihr helfen, ans Licht zu kommen?

Den Göttinnen begegnen

Aktive Imagination ist eine Technik, mit deren Hilfe man mit den spezifischen, von den Göttinnen gespiegelten Energien in Kontakt treten kann. Es ist die Kunst, Symbole und innere Bilder zu benutzen, um mit jenem unbewußten Teil des Geistes, in welchem die archetypischen Energien gespeichert sind, zu sprechen und diese zu aktivieren. Die Technik ist recht einfach und erfordert kaum mehr als die Bereitschaft, loszulassen und zu schauen, was aus dem Inneren aufsteigt. Dennoch ist sie sehr wirkungsvoll und kann konstruktive Veränderungen und neue Erfahrungen bringen.

ÜBUNG

Wählen Sie, bevor Sie mit dieser Übung beginnen, eine Göttin aus, die Ihnen entspricht oder Eigenschaften verkörpert, die Sie gern integrieren möchten. Lesen Sie so viele verschiedene Versionen ihres Mythos wie möglich. Studieren Sie diese Texte, bis Sie instinktiv verstehen, worum es geht. Betrachten Sie sich, wenn möglich, eine Statue der Göttin (die meisten Museen besitzen mindestens eine, und viele dieser Statuen wurden im Rahmen von Tempelzeremonien mit der Energie der Göttin aufgeladen). Besorgen Sie sich ein paar Bilder dieser Göttin (Enzyklopädien der Mythologie sind hier nützliche Quellen). Wählen Sie ein Bild aus, auf dem die Eigenschaften der Göttin deutlich dargestellt sind. Kleben Sie es an dieser Stelle ein:

Skizzieren oder zeichnen Sie Ihre Göttin nun selbst. Es geht darum, sich auf ihre Energie einzuschwingen und sich das aus dem Innern aufsteigende Bild einzuprägen.

Stellen Sie eine Liste jener Dinge zusammen, die mit Ihrer Göttin assoziiert werden. Aphrodite beispielsweise liebt Rosen. Ihre Farbe ist Rosa und ihr Lieblingszimmer ist das Schlafzimmer. Sie liebt feine Düfte, luxuriöse Stoffe und Gewänder und raffinierte Unterwäsche.

Wählen Sie für die folgende Übung eine Zeit und einen Ort, wo Sie nicht gestört werden, und umgeben Sie sich mit Dingen, die Ihrer Göttin entsprechen. Stellen Sie Ihre Zeichnung oder eine kleine Statue der Göttin vor sich hin, atmen Sie ein paarmal sanft und ruhig. Konzentrieren Sie sich ganz auf die Göttin.

Wenn Sie vollkommen entspannt sind, bitten Sie darum, daß die Göttin sich für Sie manifestiert. Konzentrieren Sie sich dann auf das Bild der Göttin (beim Kopf beginnend), bis sie lebendig zu werden beginnt. Achten Sie besonders auf die Augen, blicken Sie tief in diese hinein und verbinden Sie sich mit dem Wesen dahinter. Nehmen Sie nun nach und nach die ganze Gestalt in sich auf, bis in Ihrem Kopf ein lebendiges Bild entstanden ist.

Schließen Sie jetzt die Augen und konzentrieren Sie sich auf das innere Bild, laden Sie die Göttin ein, ihre Energie in Ihrem Innern zu manifestieren. Absorbieren Sie diese Energie ganz bewußt. Betrachten Sie das Leben durch ihre Augen. Vielleicht entführt sie Sie in die Vergangenheit, damit Sie gemeinsam mit ihr ihren Mythos noch einmal durchleben können. Vielleicht schenkt sie Ihnen eine intensive innere Erfahrung. Haben Sie keine Angst. Erlauben Sie der Göttin, Ihnen alles zu zeigen, was Sie sehen und wissen müssen.

Danken Sie der Göttin nach dieser Erfahrung für ihr Kommen und bitten Sie sie, Ihnen auch in Zukunft beizustehen. Ziehen Sie dann bewußt Ihre Aufmerksamkeit von der Göttin ab und kehren Sie in Ihr Alltagsleben zurück. Achten Sie darauf, daß Sie wirklich wieder im Körper sind. Bewegen Sie die Hände und spüren Sie den Bo-

den unter Ihren Füßen. Öffnen Sie langsam die Augen und neh-
men Sie sich Zeit, sich wieder auf Ihre Umgebung einzustellen.

Halten Sie Ihre Erfahrung in Ihrem Tagebuch fest (und zwar im Präsens, um sie zu verstärken).

Wiederholen Sie diese Visualisierungsübung, bis die Göttin für Sie zu einer lebendigen Präsenz geworden ist. Danach können Sie die Übung wiederholen, um in Kontakt mit einer Energie zu kommen, an der es Ihnen „mangelt", vor der Sie sich fürchten oder die Sie gern nutzen würden.

Spirituelle Sexualität – die innere Hochzeit

Jede Frau ist eine komplexe Mischung aus weiblichen und männlichen Eigenschaften: passiv und aktiv, empfänglich und gebend, gebärend und verwertend. Indem Sie Zugang zu all Ihren Qualitäten finden, sie integrieren und vor allem auch nutzen, werden Sie zu einem ganzen Menschen. Nachdem Sie sich durch den Kontakt mit den Göttinnen wieder auf die Aspekte Ihrer weiblichen Psyche besonnen haben, ist es jetzt an der Zeit, die männlichen Energien zu integrieren, die ebenfalls Teil Ihres Wesens sind. Dieser Prozeß ist völlig unabhängig von Ihrer sexuellen Ausrichtung.

Die alchimistische Hochzeit kann ein sehr wichtiger Schritt in Ihrer spirituellen Entwicklung sein, weil Sie sich auf diese Weise die Macht wieder zu eigen machen können, die Sie vielleicht auf einen Mann projiziert haben. So bekommen Sie Zugang zu „männlichen" Eigenschaften wie Unternehmungsgeist und Initiative. Die „Hochzeit" findet in Ihrem eigenen Innern statt, jenem instinktiven und heiligen inneren Raum, in dem Sie sich mit dem „inneren Gott" vermählen. Eine solche innere Hochzeit ist Teil der natürlichen spirituellen Entwicklung und kann nicht erzwungen werden. Sie geschieht spontan in Träumen – oft in Form einer sexuellen Vereinigung mit einer männlichen Gestalt oder durch phallische Symbole (halten Sie diese Dinge in Ihrem Tagebuch fest oder malen Sie sie, um sie lebendig werden zu lassen). Aktive Imagination kann diesen Prozeß in Gang bringen.

Sie können den Text der folgenden Übung auf Kassette aufnehmen (wobei Sie viel Zeit für das Ausführen der Anweisungen lassen müssen). Es ist aber besser, sie im Kopf zu haben oder sich die Übung von jemandem vorlesen zu lassen. Dann können Sie sich soviel Zeit nehmen, wie Sie brauchen, um sich auch mit eventuell spontan auftauchenden Bildern zu beschäftigen.

Spiritual Marriage (Findhorn) ist eine spezielle Mischung für die innere Hochzeit zwischen Kopf und Herz, Geist und Liebe, Wille und Weisheit, männlichem und weiblichem Anteil. Sie bringt die gegensätzlichen Pole ins Gleichgewicht, öffnet das Herz für Liebe und Nähe, führt zur Einheit und schenkt die Freuden einer harmonischen Beziehung.

Tiger Lily (Kal) bringt die männlichen und weiblichen Eigenschaften ins Gleichgewicht.

ÜBUNG

Wählen Sie eine Zeit, zu der Sie nicht gestört werden, und setzen oder legen Sie sich mit geschlossenen Augen hin. Atmen Sie alle Spannungen aus. Atmen Sie Frieden und Entspannung ein. Wenn Sie ganz entspannt sind, konzentrieren Sie sich auf die Stelle zwischen Ihren Augenbrauen.

Stellen Sie sich bildlich vor, wie Sie auf einem gepflasterten Weg zu einem Tempel gehen. Spüren Sie die von der Sonne gewärmten Steine unter Ihren Füßen. Auf der einen Seite des Weges sehen Sie eine Reihe von Zypressen, und über Ihnen erstreckt sich ein klarer blauer Himmel. Die Tür des Tempels steht offen. Sie betreten den Tempelvorhof und sehen zu Ihrer Linken einen stillen, luftigen Raum mit einem Wasserbecken. Eine Dienerin wartet auf Sie, um Sie zu baden und anzukleiden. Steigen Sie ins Wasser und lassen Sie sich reinigen.

Nachdem die Dienerin Sie mit duftendem Öl eingerieben und Ihnen ein frisches Gewand angezogen hat, geleitet sie Sie auf die rechte Seite des Tempels. Hier wartet ein Tempeldiener auf Sie. Er führt Sie durch die Arkaden des Tempels zum Opferraum. Auf dem Altar liegt das Opfer, das Sie darbringen müssen. Geben Sie es voller Freude hin.

Der Tempeldiener führt Sie dann in die Kammer, in der Sie die Nacht verbringen werden. Der Raum ist für ein Liebesmahl hergerichtet. Lassen Sie Ihre Hemmungen vor der Tür und gehen Sie auf das heilige Hochzeitsbett zu. Ihr innerer Partner wartet auf Sie. Die sexuelle Vereinigung ist wild und leidenschaftlich, zärtlich und sanft, verbindet Sie mit den Urenergien und bringt eine innere Quelle der Kreativität zum Fließen. Vielleicht bringen Sie sogar ein heiliges Kind zur Welt, das in dieser Nacht gezeugt wurde. Ihr Bräutigam überträgt seine männlichen Eigenschaften auf Sie, so daß Sie sie in sich selbst wiederfinden können, und alles zu einer Einheit verschmilzt.

Wenn Sie bereit sind zu gehen, umarmen Sie ihn und verschmelzen mit ihm. Wenn das nicht möglich ist, behalten Sie seine Eigenschaften im Innern zurück. Bitten Sie ihn, Ihnen beizustehen, wenn Sie ihn brauchen. Dann führt der Diener Sie durch den Tempel zurück zum Tor. Das Tor schließt sich hinter Ihnen. Während

Sie auf dem gepflasterten Weg zurückgehen, nehmen Sie Ihre reale Umgebung allmählich wieder wahr. Sie spüren Ihren Körper wieder und verbinden sich über Ihre Füße wieder fest mit der Erde.

Öffnen Sie die Augen und denken Sie eine Weile über die gerade gemachte Erfahrung nach. Halten Sie sie in Ihrem Tagebuch fest oder malen Sie ein symbolisches Bild, in dem Sie das Wesentliche dieser Vereinigung darstellen.

Spirituelle Vereinigung mit einem Partner

Wenn Sie sich eine tiefere Verbindung mit Ihrem Partner wünschen, können Sie sich außer auf der physischen auch auf der spirituellen Ebene vereinigen. Da dieses Ritual sehr tiefgreifend wirkt, sollten Sie es nur dann mit einem Partner machen, wenn Sie ihm absolut vertrauen und die innere Gewißheit haben, daß Sie mit ihm zusammenbleiben werden.

ÜBUNG

Setzen oder legen Sie sich einander gegenüber. (Sie können dieses Ritual auch während der sexuellen Vereinigung durchführen.) Schauen Sie einander in die Augen. Ihre Augen bleiben die ganze Zeit über offen.

Bringen Sie zunächst Ihre Atmung in Einklang. Atmen Sie gemeinsam. Nehmen Sie tiefe, langsame Atemzüge, die bis in den Bauch reichen. Bald werden Sie das Gefühl haben, von Ihrem Partner „geatmet" zu werden. Geben Sie sich ganz diesem Gefühl hin.

Verbinden Sie sich nun, während Sie Ihrem Partner tief in die Augen schauen, mit dem geistigen Wesen hinter seiner Persönlichkeit.

Öffnen Sie auch Ihr eigenes geistiges Selbst für das Ihres Partners. Lassen Sie zu, daß diese beiden geistigen Wesen sich verbinden und miteinander verschmelzen.

Verweilen Sie in diesem Zustand, während Sie einander tief in die Augen schauen und so lange wie möglich gemeinsam atmen. Es kann gut sein, daß Sie beide gleichzeitig einen Orgasmus erleben, der Ihren ganzen Körper, Ihr ganzes Wesen ergreift. Lassen Sie nach Beendigung des Rituals das Gefühl der Dankbarkeit für die spirituelle Vereinigung und das Teilen zu, machen Sie sich aber bewußt, daß Sie wieder zu zwei Einzelpersonen werden müssen.

Trennen Sie sich von Ihrem Partner und betrachten Sie sich ganz bewußt wieder als Individuum in Ihrem eigenen Körper. Sehen Sie auch Ihren Partner als getrennte Person. (So wird ein Verwischen der Grenzen in der Partnerschaft vermieden; Sie geben Ihre Macht nicht an Ihren Partner ab und umgekehrt.)

Verlorene Seelenanteile zurückgewinnen

Vielleicht haben Sie sich bei der Arbeit mit diesem Buch manchmal verloren gefühlt, innerlich leer, freudlos, als fehlte irgendein Teil von Ihnen. Vielleicht haben Sie auch bemerkt, daß Sie das Leben wie ein Zuschauer sozusagen von außen betrachten. Und Ihre Kindheitserinnerungen sehen Sie vielleicht wie jemand, der von oben auf etwas herabschaut. Es kann auch sein, daß Sie bei sich eine gewisse Empfindungslosigkeit festgestellt haben, hinter der sich möglicherweise eine Depression verbirgt. Sie fühlen sich, als sei da überhaupt kein „Ich". Auf der spirituellen Ebene kann das durchaus der Fall sein. Immer wenn Sie mit einem traumatischen Erlebnis, einem Verlust, Schock oder unerträglichen Schmerz konfrontiert werden oder unter starken emotionalen Druck geraten, kann das zu einem sogenannten „Seelenverlust" führen. Die Seele ist das Vehikel für Ihr geistiges Selbst. Wenn Sie also einen Teil Ihrer Seele verlieren, kann der Geist sich nicht vollständig manifestieren. Ihr spirituelles Selbst kann dann im Hier und Jetzt nicht ganz präsent sein.

Sie können auch Ihre Seele verlieren, wenn Ihr Leben sich „tot" anfühlt, wenn Sie Ihre Macht an andere abgeben oder sich selbst aus den Augen verlieren. Es ist, als hätte ein Teil von Ihnen Sie verlassen, sich an einen anderen Ort zurückgezogen. In schamanistischen Kulturen wurde dieser Seelenverlust stets als Ursache von Krankheiten erkannt. Die Schamanen und weisen Frauen des Stammes wußten, was man dagegen tun konnte, wie man an den Ort reisen konnte, an dem sich der verlorengegangene Seelenanteil aufhielt, wie man ihn wieder in den Körper integrieren und den Geist heilen konnte. Ist der Seelenverlust sehr schwerwiegend, kann es erforderlich sein, einen Experten hinzuzuziehen. Wahrscheinlich konnten Sie aber auch schon durch die in diesem Buch beschriebenen Übungen und den Kontakt mit den Göttinnen und ihrer eigenen inneren Weisheit einem eventuellen Seelenverlust entgegenwirken. Und Sie können mit Hilfe von Visualisierungsübungen und aktiver Imagination noch mehr dagegen tun. Sie können Ihre Seele wiederfinden.

Wichtig: Wenn Sie Grund zu der Annahme haben, daß Sie in Ihrer Kindheit auf irgendeine Weise mißbraucht wurden, oder falls Sie als Erwachsene besonders traumatische Situationen durchgemacht haben, sollten Sie jemanden konsultieren, der oder die Erfahrung mit der Heilung von Mißbrauchsopfern oder der Suche nach verlorenen Seelenanteilen besitzt (siehe auch *Principles of Past Life Therapy*, Judy

Hall, Harper Collins, London 1996). Scheuen Sie sich nicht, Ihre zukünftige Therapeutin oder Ihren Therapeuten zu fragen, ob er in diesem speziellen Bereich Erfahrung hat. Wenn Sie bereits bei einem psychologischen Berater oder Therapeuten in Behandlung sind, sollten Sie ihn bitten, Sie bei der Arbeit mit den folgenden Übungen zu unterstützen.

ÜBUNG

Blättern Sie einmal Ihr Tagebuch und die anderen Aufzeichnungen, die Sie im Rahmen der Arbeit mit diesem Buch gemacht haben, durch, und blicken Sie voller Mitgefühl noch einmal auf Ihr bisheriges Leben zurück. Haben Sie das Gefühl, daß all diese Dinge jemand anderem passiert sind, oder waren Sie das? Können Sie sich an Zeiten erinnern, in denen Sie möglicherweise einen Teil Ihrer Seele verloren? Versuchen Sie, sich an die Zeiten zu erinnern, in denen Sie sich irgendwie tot, vom Leben abgeschnitten fühlten. Wann mußten Sie einen Teil von sich selbst oder bestimmte Ziele aufgeben, um zu überleben – oder um des lieben Friedens willen? Haben Sie Operationen oder Trennungen durchgemacht? Haben Sie einen geliebten Menschen verloren? Hatten Sie irgendwann einen Verkehrsunfall? Waren Sie Zeugin eines traumatischen Ereignisses? Sogar in glücklichen Zeiten können Sie einen Seelenverlust erleiden. Haben Sie Ihr Herz verschenkt?

Holen Sie Ihre alten Fotoalben hervor. Erkennen Sie sich auf allen Bildern wieder? Haben Sie das Gefühl, daß Sie „da" waren, als diese Fotos gemacht wurden? Oder gab es Zeiten, in denen Sie irgendwo anders zu sein schienen, irgendwie nicht anwesend waren?

Betrachten Sie die Fotos aus Ihrer Kindheit. Sehen Sie darauf glücklich, lebendig, zufrieden aus? Oder waren Sie rebellisch, verschlossen, unglücklich? Betrachten Sie nun die Bilder, die Sie als Teenager zeigen, und stellen Sie sich die gleichen Fragen. Denken Sie über Ihre vergangenen Beziehungen nach. Hat irgend jemand einen Teil von Ihnen mitgenommen, als er oder sie ging? Haben Sie den Mann oder die Frau Ihrer Träume gefunden? Und haben Sie, als Sie älter wurden, Ihre Träume verwirklicht, oder schrumpften diese zusammen, bis nichts mehr davon übrig war?

Fühlen Sie sich heute rund und vollständig? Oder ist da immer noch diese innere Empfindungslosigkeit, das Gefühl, daß etwas fehlt?

Die Seele heilen

Eines der besten Heilmittel für die Seele ist Vergebung (siehe Seite 185). Wenn Sie jemandem vergeben können, der Sie in eine Situation brachte, in der Sie einen Teil Ihrer Seele verloren, ist Ihr spirituelles Selbst lebendig und heil. Wenn Sie also herausgefunden haben, wer zu Ihrem Seelenverlust beitrug, sollten Sie der betreffenden Person vergeben und die Erfahrung innerlich loslassen. Sie können dadurch nur gewinnen.

ÜBUNG

Wählen Sie eine Zeit und einen Ort, wo Sie nicht gestört werden, und setzen Sie sich bequem hin. Schließen Sie die Augen und atmen Sie sanft ein und aus, entspannen Sie sich so tief wie möglich. Wenn Sie ganz entspannt sind, schweben Sie einfach nach oben aus Ihrem Körper heraus. Sie werden feststellen, daß mehrere Fäden, die von Ihnen ausgehen, um Sie herumschweben. Jeder dieser Fäden ist mit einem verlorenen Teil Ihrer Seele verbunden. Sie wer-

den nun eine Reise zu Ihrem persönlichen Ort der verlorenen Seele machen. Jetzt verbinden sich die Fäden zu einem Seil, das Ihnen den Weg weisen wird.

Die Reise beginnt am Eingang einer Höhle. Ein langer, verschlungener Pfad führt in ihre Tiefen hinein. Der Pfad wurde für Sie mit Lichtern erhellt, und das Seil leitet Sie auf Ihrem Weg. Sie brauchen ihm nur zu folgen, bis Sie am Ort der verlorenen Seele angekommen sind.

Hier löst sich das Seil wieder in einzelne Fäden auf. Verfolgen Sie jeden Faden bis zu seinem Ende. Dort finden Sie einen Teil Ihrer Seele. Begrüßen Sie nacheinander jeden Seelenanteil, und bitten Sie ihn, zu Ihnen zurückzukehren. Wenn ein Seelenanteil unsicher ist, fragen Sie ihn, was er braucht, um zurückkehren zu können. Vielleicht müssen Sie zuerst einmal seine Geschichte anhören, müssen ihn erzählen lassen, auf welche Weise er verlorenging. Lauschen Sie voller Mitgefühl und Liebe. Vielleicht müssen Sie ihm versichern, daß Sie bereit sind, etwas in Ihrem Leben zu verändern. Versprechen Sie aber nur, was Sie wirklich halten können und wollen. Ihre Seele erkennt die ehrliche Absicht. Vielleicht müssen Sie auch noch einmal mit dem Menschen in Kontakt treten, der Sie waren, bevor dieser Seelenanteil verlorenging. Vielleicht müssen Sie Ihre Träume noch einmal träumen, Ihre Hoffnungen und Ängste noch einmal durchleben.

Heißen Sie jeden Seelenanteil, der zur Rückkehr bereit ist, willkommen, umarmen Sie ihn und nehmen Sie ihn wieder in sich auf. (Falls ein Seelenanteil nicht bereit ist zurückzukehren, sollten Sie ihn bitten, an diesem Ort zu warten, bis Sie einen Experten in Seelenrückführung zu Hilfe geholt haben.)

Nachdem Sie alle Fäden bis zu ihrem Ende verfolgt, alle verlorenen Seelenanteile gefunden und wieder integriert haben, können Sie die

Heimreise antreten. Folgen Sie Ihren eigenen Spuren zurück. Sie werden sich instinktiv an den Weg erinnern.

Sie sind nun wieder am Eingang der Höhle angekommen. Spüren Sie, wie anders Sie sich fühlen, wie heil und ganz, wie lebendig und strahlend? Erinnern Sie sich an die Versprechen, die Sie gegeben, und an die Einsichten, die Sie gewonnen haben.

Schweben Sie nun langsam wieder in Ihren physischen Körper hinein. Spüren Sie Ihre Fußsohlen auf dem Boden, das Gewicht Ihres Körpers. Atmen Sie ein wenig tiefer, bewegen Sie Hände und Füße. Wenn Sie bereit sind, öffnen Sie die Augen.

Nehmen Sie sich Zeit, um das Erlebte noch einmal Revue passieren zu lassen, und halten Sie es dann in Ihrem Tagebuch fest. Schreiben Sie im Präsens, um Ihre Seelenanteile noch stärker zu verankern und zu integrieren.

(Wenn einer der verlorenen Seelenanteile nicht bereit war, zu Ihnen zurückzukehren, sollten Sie sobald wie möglich einen in schamanistischen Praktiken oder Seelenrückführung erfahrenen Behandler aufsuchen.)

Die weise Alte

Nachdem Sie sich mit den mächtigen archetypischen weiblichen Kräften verbunden und Ihre verlorenen Seelenanteile wieder integriert haben, werden Sie einen ungeheuren Energieschub erleben. Diese kreative Energie können Sie für die letzte Stufe des Wachstums nutzen. Jetzt ist der Moment gekommen, wo alles möglich wird und das Ihnen zugängliche, unbegrenzte Potential Früchte tragen kann. Es ist Zeit, in den vierten Lebensabschnitt einzutreten: den der weisen Frau.

Zuallererst sollten Sie einmal alle Vorstellungen darüber, was eine Matrone ist, fallenlassen. Sie ist weder ein häßliches, verschrumpeltes altes Weib, noch ist sie nutzlos oder jenseits von Gut und Böse. Sie ist auch keine furchterregende Gestalt – obwohl diejenigen, die ihre Macht fürchten, ihr diesen Anschein geben. Eine Matrone ist eine weise Frau. Sie genießt es, im Alter über die Stränge zu schlagen und gesellschaftliche Tabus zu brechen. Sie ist die Stammesgroßmutter, die ihre Falten mit Stolz und Würde trägt, weil sie ihre Lebenserfahrung widerspiegeln. Diese Lebenserfahrung hat sie weise gemacht, und diese Weisheit gibt ihr das Recht, ihre Meinung zu sagen. Sie will gehört und geachtet werden. Sie hat viel zu sagen und viel zu geben und kann jungen Leuten eine Menge beibringen. Weil sie die Rhythmen der Natur versteht, hat sie keine Angst vor dem Tod. Sie schätzt das Leben und unterstützt Gebärende, aber sie kann Menschen auch bei schwierigen Übergängen von einer Lebensphase in die nächste und beim Sterben als „Hebamme" hilfreich sein. Weibliche Weisheit, Wissen, Einsicht, Geschicklichkeit, Spiritualität und vor allem eine undefinierbare Aura von Macht sind Eigenschaften der Matrone. Sie ist die Führerin, die andere bei den großen Übergängen des Lebens unterstützt. Da sie in Einklang mit den natürlichen Rhythmen und Zyklen ist, kann sie anderen Kraft geben und ihnen beim Wachsen helfen.

ÜBUNG

Setzen oder legen Sie sich bequem hin und schließen Sie die Augen. Atmen Sie alle Spannungen aus und lenken Sie Ihre Aufmerksamkeit nach innen. Nehmen Sie sich soviel Zeit wie nötig, um sich ganz zu entspannen.

Wenn Sie bereit sind, stellen Sie sich vor, daß Sie in ein tiefes Tal hinuntergehen. Vor Ihnen öffnet sich ein Weg, der Sie ins Zentrum des Tales führt.

Dort angelangt erblicken Sie eine Lichtung, auf der eine alte Hütte steht. Als Sie vor der Hütte stehen, bittet Sie eine Stimme einzutreten. Vor Ihnen sitzt eine ehrwürdige Matrone mit zerfurchtem Gesicht. Sie ist eine weise Frau und ihre klaren Augen sehen alles – scheinen Sie zu durchdringen. Sie kann in Ihr Herz sehen. Aber ihr Blick ist voller Mitgefühl. Sie hat einst das gleiche durchgemacht wie Sie. Auch sie hat ihr Leben gelebt – mit all seinen Freuden und all seinem Schmerz.

Verbringen Sie Zeit mit ihr, bitten Sie sie, ihre Weisheit und ihren reichen Erfahrungsschatz mit Ihnen zu teilen. Lernen Sie von ihr, Gegensätze zu versöhnen, bitten Sie sie, Sie tief in Ihr Innerstes zu führen, dorthin, wo Ihr eigenes inneres Wissen entspringt.

Wenn Sie bereit sind zu gehen, danken Sie ihr für ihre Hilfe und bitten sie, Ihnen immer beizustehen, wenn Sie sie brauchen. Dann verlassen Sie die Hütte und kehren auf dem gleichen Weg durch das Tal zurück, bis Sie wieder an Ihrem Ausgangspunkt angekommen sind.

Atmen Sie ein wenig tiefer und nehmen Sie Ihre Umgebung wieder wahr. Nehmen Sie sich Zeit, sich wieder auf die Gegenwart einzustellen, und öffnen Sie die Augen, wenn Sie dazu bereit sind. Setzen Sie die Füße fest auf dem Boden auf und atmen Sie tief ein und aus. Halten Sie Ihre Erfahrung in Ihrem Tagebuch fest.

Wiederholen Sie diese Visualisierung von Zeit zu Zeit (besonders, wenn die Gestalt anfangs nur sehr undeutlich oder distanziert erscheint). Nach und nach wird es Ihnen leichter fallen, mit der Matrone und ihrer Weisheit in Kontakt zu kommen.

Die Macht der weisen Frau

Die Matrone ist eine mächtige Frau. Deshalb wird sie so oft von Männern gefürchtet und lächerlich gemacht. Macht ist einer jener Begriffe, vor denen die meisten Menschen zurückschrecken. Macht wird oft als etwas Schlechtes betrachtet, das zur Unterdrückung anderer dient. Doch es gibt immer zwei Seiten der Macht.

Negative Macht	Positive Macht
egozentrisch	autonom
manipulierend	potent
ausbeuterisch	feurig, leidenschaftlich
dominierend	unterstützend, kraftgebend
destruktiv	konstruktiv
gefährlich	lebensbejahend
verschlingend	kreativ
unkontrolliert	sinnorientiert
aggressiv	durchsetzungsfähig, bejahend
einschränkend	frei
befehlend	unbegrenzt

heimlich, verdeckt	offen
zwingend	kooperativ

Sie können Ihre positive weibliche Macht nutzen. Sie können sich aber auch weigern, Ihre Macht anzunehmen. Dann ist es allerdings sehr wahrscheinlich, daß Sie von der negativen Macht anderer überwältigt werden. *Sie haben die Wahl.*

ÜBUNG

Denken Sie an Menschen, die Sie fürchten oder vor denen Sie Respekt haben – Menschen, die Ihr Leben bestimmen. Wer hat gegenwärtig den größten Einfluß auf Ihr Leben? Wer hat die Regeln aufgestellt, nach denen Sie sich richten? Vielleicht müssen Sie bis in Ihre Kindheit zurückgehen, um zu erkennen, wem Sie noch immer gehorchen, wessen Weltbild Sie übernommen haben. Hier haben Sie es mit Macht zu tun. Wo geben Sie Ihre Macht ab? An wen? Entschließen Sie sich, Ihre Macht zurückzufordern!

Doch zunächst einmal müssen Sie erkennen, daß Sie Macht haben. Beschweren Sie sich, bringen Sie mangelhafte Ware zurück, boykottieren Sie, protestieren Sie, stellen Sie Dinge in Frage. Als Konsument haben Sie ungeheure Macht. Kaufen Sie keine Produkte mehr, die umwelt- oder gesundheitsschädlich sind, und scheuen Sie sich nicht, dem Ladenbesitzer klarzumachen, warum Sie das tun. Sie müssen keinen Lärm machen und nicht ins Extrem gehen, um Veränderungen zu bewirken. Sie müssen einfach nur zu Ihrer Macht stehen.

Starten Sie ein kreatives Projekt. Schreiben Sie ein Buch, geben Sie Ihre Kenntnisse weiter, lehren Sie, reden Sie, malen Sie, leiten Sie eine Frauengruppe. Sie können alles tun, was

Ihren Interessen entspricht. Inzwischen werden Sie wissen, wozu Sie fähig sind, nehmen Sie also Ihre Macht in beide Hände und tun Sie es. Jetzt! Werden Sie eine Matrone.

Wild Woman (Desert Alchemy) schenkt die Freiheit, sich selbst auszudrücken, und unterstützt den Selbstheilungsprozeß.

Übergangsriten

Ein Übergangsritus ist eine Zeremonie, die eine der wichtigen Übergangsphasen des Lebens markiert. Es ist ein heiliger Akt, mit dem dieser Zeitpunkt gewürdigt wird. Ein solches Ritual gibt Kraft und hilft, sich auf den neuen Lebensabschnitt einzustellen. Es ist etwas sehr Persönliches, das seine Wirkung im Innern entfaltet. Von außen betrachtet wirkt es vielleicht einfach nur wie das Ausagieren eines Dramas. Doch von innen gesehen verkörpert es die Lebenskraft selbst. Übergangsriten haben normalerweise drei Phasen:

1. Rückzug, Isolation, Kommunikation mit dem inneren Selbst
2. Eine Prüfung oder eine symbolische Entsagung
3. Erneuerung, Wiedergeburt, Rückkehr

ÜBUNG

Kreieren Sie allein oder mit ein paar Freundinnen einen Übergangsritus, um Ihre Menopause zu würdigen. Ziehen Sie sich eine Weile von der Welt zurück, gehen Sie in Klausur. Lassen Sie die Vergangenheit hinter sich. Dies ist eine Wiedergeburt. Feiern Sie, geben Sie eine Party, aber vergessen Sie über den körperlichen Genüssen nicht den spirituellen Aspekt!

Den folgenden Übergangsritus können Sie allein oder in einer Gruppe durchführen. (In einer Gruppe von Gleichgesinnten potenziert sich seine Wirkung.) Sie können sich Zeit für jede einzelne Frau nehmen, sie und ihre persönliche Geschichte würdigen, aber sehen Sie sie auch als Teil der Gemeinschaft aller Frauen. Vielleicht bitten Sie eine ältere Freundin, die die Wechseljahre bereits hinter sich hat, den Part der weisen Frau zu übernehmen und die Zeremonie zu leiten. Sie soll die Anweisungen laut vorlesen. Dann kann sie eine Frau nach der anderen zur Teilnahme einladen.

Legen Sie, bevor Sie anfangen, alles bereit, was Sie für das Ritual brauchen (Zellstofftücher, Schreibmaterial, farbige Stifte). Zünden Sie Duftkerzen oder Räucherstäbchen an. Wählen Sie eine passende Hintergrundmusik aus. Sie sollten zwei Kassetten bereitlegen: eine mit ernster, zeremonieller Musik und eine andere mit leichten, heiteren Stücken. Sie können aber auch selbst Musik machen, falls Sie Instrumente haben. Außerdem brauchen Sie eine Feuerstelle, falls Sie etwas verbrennen möchten. Wenn Sie keinen Kamin haben, können Sie ein feuerfestes Gefäß bereitstellen. Ziehen Sie helle Kleidung an, die Sie mit einem dunklen Umhang oder mit einer dunklen Decke verhüllen. Dämpfen Sie das Licht oder zünden Sie eine einzelne Kerze an. Stellen Sie nun die ernste, zeremonielle Musik an.

Setzen Sie sich still hin und ziehen Sie sich in Ihren Umhang zurück. Hüllen Sie sich ganz darin ein, so daß Sie für die Außenwelt nicht mehr präsent sind. Gehen Sie ganz nach innen. Nehmen Sie sich Zeit, um mit Ihrem inneren Selbst zu kommunizieren.

Lassen Sie Ihre Gedanken in die Vergangenheit schweifen. Zu der Frau, die Sie einmal waren. Akzeptieren und würdigen Sie die mit Ihrem früheren Selbst verbundenen Gefühle auf eine Weise, die Ihnen angemessen erscheint. Sie können zeichnen, malen, tanzen. Lassen Sie Tränen oder Wutgefühle zu und bleiben Sie bei Ihren Gefühlen, bis sie wieder verschwinden. (Wenn Sie sich erlauben, Ihre Gefühle total zu fühlen, sind diese vielleicht sehr intensiv, halten aber normalerweise nicht lange an.) Bleiben Sie so lange in diesem Prozeß, wie es Ihnen angemessen und notwendig erscheint.

Wenn Sie dann bereit sind, sagen Sie laut: „Ich habe über die Vergangenheit getrauert und jetzt lasse ich sie los. Sie wird meine Gegenwart nicht mehr beeinflussen."

Nun können Sie etwas aus der Vergangenheit, das Sie loslassen möchten, verbrennen. Beobachten Sie den aufsteigenden Rauch, und lassen Sie zu, daß das Vergangene sich auflöst. Sitzen Sie einfach still da und spüren Sie, wie die Last der Vergangenheit und alle Gedanken des Bedauerns von Ihnen abfallen. Vergeben Sie sich selbst und allen Menschen, die in irgendeiner Form beteiligt waren. Lassen Sie die Frau los, die Sie einst waren.

Nehmen Sie sich Zeit, aber wenn Sie genug getrauert haben, werfen Sie den dunklen Umhang ab, um Ihre Freiheit zu demonstrieren. Lassen Sie das neue Selbst ans Licht kommen. Würdigen Sie dieses neue Selbst. Fordern Sie die persönliche Macht ein, die der weisen Frau zusteht. Stellen Sie jetzt die leichte, fröhliche Musik an. Machen Sie den Raum mit Lampen oder Kerzen wieder heller. Freuen Sie sich auf Ihr neues Selbst, das Ihnen gerade enthüllt wurde.

Wenn das Ritual in einer Gruppe stattfindet, können Sie sich jetzt mit den anderen Frauen über Ihr neues Selbst austauschen. Teilen Sie Ihre Hoffnungen für die Zukunft laut mit. Die anderen sollen Sie hören und bestätigen. Tun Sie das gleiche für die anderen Frauen. Wünschen Sie einander alles Gute. Jetzt ist es Zeit zu feiern. Tanzen Sie, trommeln Sie, singen Sie, malen Sie oder finden Sie andere Möglichkeiten, Ihre Freude über sich selbst auszudrücken. Bleiben Sie solange wie möglich bei diesem Gefühl. Ein gemeinsames Festmahl ist ein schöner Abschluß für diesen Ritus. Nehmen Sie die neue Energie mit in Ihr Alltagsleben.

Und formulieren Sie zum Schluß ein neues Lebensmotto: *Ich bin eine Frau, die ...*

Anhang

Die Gesichter der großen Göttin

Weibliche Weisheit

Sophia

Weisheit oder Sophia ist eine der ältesten Göttinnen-Archetypen. Sie ist die Mutter oder Ursprungsquelle, aus der alle späteren Göttinnen der Weisheit hervorgehen. Sie ist die „Seele der Welt", der intuitive Aspekt Gottes. In einigen älteren Mythen ist sie die Mutter Gottes, die vor allem anderen existierte (eine Vorstellung, die die Gnostiker und die jüdische Kabbala übernommen haben). Sophia ist ein Überbleibsel der großen Göttin, die im frühen Judentum verehrt wurde, und in der Bibel lugt sie immer wieder hinter dem männlichen Gott hervor:

Ich ward vor aller Zeit gebildet,
von Anbeginn vor den Uranfängen der Erde,
ward hervorgebracht als die Urfluten noch nicht waren.

Sprüche 8, 23-24a

Sophia ist eine Mitschöpferin, die weibliche Seele Gottes. Obwohl sie offensichtlich mit Gott auf gleicher Stufe steht, existiert sie unabhängig und hat eine lebendige Beziehung zur Menschheit.

Denn sie ist eingeweiht in Gottes Wissen
und wählt seine Werke aus.

Weisheit 8, 4

Denn sie selbst geht umher, um die zu suchen,
die ihrer würdig sind und erscheint ihnen
freundlich auf den Wegen, und begegnet ihnen
in jedem Vorhaben.

Weisheit 6, 16

Sophia ist ein aktives Prinzip. Der Verfasser des Buches der Weisheit beschreibt seine enge Beziehung zu Sophia. Sie hat ihn ausgewählt. Sie war bei seiner Geburt zugegen, sie war die Braut, die er suchte. Sie ist die eine, die das Wissen besitzt, an dem er teilhaben darf. Dennoch scheut sie sich nicht, diejenigen zu prüfen, die ihre Nähe suchen, indem sie sie in die Irre führt. In einigen Versionen des Mythos ist es Sophia, die Adam und Eva in das Wissen über Gut und Böse einweiht (obwohl andere Interpretationen dies Lilith zuschreiben). Bei den Gnostikern ist Sophia die Taube, die sich auf Jesus bei seiner Taufe niederläßt und ihm den Geist der Weisheit bringt: den „Heiligen Geist". Bevor sie im Mittelalter einer Geschlechtsumwandlung unterworfen wurde, war Sophia das dritte Glied der Dreifaltigkeit, der Heilige Geist. Sophia ist in das Wissen Gottes eingeweiht, und sie entscheidet für ihn, was er tun soll. Im Buch der Weisheit heißt es, daß Sophia die Vergangenheit und die Zukunft kennt, daß sie sich auf die Feinheiten des Argumentierens und das Lösen von Problemen versteht, daß sie Zeichen und Omen deuten und den Ausgang bestimmter Ereignisse vorhersagen kann. Dies sind die Qualitäten weiblicher Weisheit. Sophia ist der Archetypus der weisen Frau, sie ist weibliche Weisheit in Aktion, steht für das weibliche Denken – eine ganz spezielle Art des Denkens, bei dem die Dinge ganzheitlich wahrgenommen werden. Sophia sieht das ganze Bild. Ihr Denken ist logisch, aber auch empathisch, sie verbindet scharfe Beobachtung mit intuitivem Wissen. Sie zieht die Vergangenheit in Betracht, um in die Zukunft zu projizieren. Doch alles, was

Sophia tut, entspringt ihrer Sorge um die Menschheit. Ihre Art der Wahrnehmung entspringt einer Synthese der linken und der rechten Gehirnhälfte. Dieses kreative Denken ist visionär und lösungsorientiert.

Das negative Antlitz der Sophia ist die Engstirnigkeit, die Fanatikerin oder Besserwisserin, die verzweifelt an allem festhält, was ihr einst als „richtig" beigebracht wurde, und die auf alle herabschaut, die nicht mit ihr einer Meinung sind. Sie ist sich ihrer eigenen intuitiven Weisheit überhaupt nicht bewußt und zieht den Gott der Wissenschaft der Göttin des Wissens vor.

Sophia ist die Göttin, mit der Sie Kontakt aufnehmen können, wenn Sie sich nach innen wenden müssen, um „zu wissen". Sie wird Sie zu einem Ort der inneren Stille führen. In dieser inneren Stille können Sie dann ihrer Stimme lauschen, die Ihnen Einsichten und Inspirationen schenken wird.

Die Jungfrau-Göttinnen

Aphrodite

Aphrodites bekannteste Rolle ist die der schönen und üppigen Göttin der Liebe. Die Geschichte ihrer Geburt weist jedoch auf die dunklen Kräfte hin, in denen sich das andere Gesicht der Liebe zeigt. Es war eine ziemlich blutige Angelegenheit: Kronos kastrierte seinen tyrannischen Vater, Uranus, und warf dessen Genitalien ins Meer. Als der Meerschaum sich mit dem Blut vermischte, entstieg Aphrodite als erwachsene Frau den Wellen. Sie wurde schnell zur griechischen Femme Fatale, die man mit Sexualität und hemmungsloser Libido assoziierte.

Wie die Legende berichtet besaß Aphrodite einen Gürtel, der jeden Mann verführbar machte, so daß keiner ihr widerstehen konnte. Den häßlichen, lahmen Hephaistos, mit dem sie verheiratet war, betrog Aphrodite ständig und wurde so zur „ewigen Geliebten", die sich von einer heißen Affäre in die nächste stürzte – ganz gleich, ob Gott oder Mann, sie folgte ihrer Leidenschaft. Ihre legendäre Schönheit ließ sie sehr eitel werden, und sie rächte sich an jedem, der sie beleidigte oder nicht genug verehrte.

Aphrodite ist aber auch die Göttin der Musik, der Malerei, des Tanzes und des Humors. Sie ist die Kurtisane, die intelligente, kultivierte Gefährtin. Sie steht für den kreativen Impuls, die Lebenskraft, die sich fortpflanzen will. Insofern ist sie die ideale Göttin für jede Frau, die die Last des Alters, der Umstände oder der Ehe abwerfen und sich selbst als begehrenswert und kreativ erleben will.

Aphrodite ist die archetypische „Liebesgöttin", eine Frau, welche die Liebe in all ihren Aspekten ausdrückt und die Leidenschaft und das Charisma der Göttin verkörpert. Sie hat aber auch etwas Zwingendes, und viele Frauen, die ganz und gar mit ihrer Energie schwingen, führen ein Leben, das von dem Drang, begehrenswert oder „weiblich" zu sein, bestimmt wird. Für solche Frauen kann die Menopause, die sie mit dem Verlust der äußeren Attraktivität und mit ihrer Sterblichkeit konfrontiert, eine Katastrophe sein. Eine Frau, die unbewußt den Aphrodite-Archetypus auslebt, kann leicht von Männern ausgebeutet werden, weil sie verzweifelt auf der Suche nach Bestätigung ihrer sexuellen Attraktivität ist. Eine solche Frau wird oft feststellen, daß sie das Unverständnis von Männern erntet, mit denen sie zwanghaft flirtet, auf die sie sich aber nicht wirklich einlassen will, und daß sie die Eifersucht von Frauen auf sich zieht, die sie verurteilen. Andere Frauen haben selten Mitgefühl mit Aphrodite. Sie fürchten sich zu sehr vor ihrer Macht und beneiden diese Frau, weil sie fähig ist, diesen Archetypus frei auszuleben.

Aphrodites Schatten ist die „eisige Jungfrau", deren kaltes Herz kein Mann zum Schmelzen bringen kann. Sie kann die „Madonna" verkörpern: tief unterdrückte Sexualität, die mit Schuldgefühlen und Groll verbunden ist. Sie kann aber auch die „Hure" sein, eine Frau, die einer zwanghaften Promiskuität frönt, bei der zwischen ihr und den „Liebhabern" kein echter Kontakt zustande kommt. Oder sie ist der „Fußabtreter" und lebt in einer zwanghaften, auf Abhängigkeit beruhenden Beziehung, in der sie permanent gedemütigt oder mißbraucht wird, ohne daß sie sich aus den Ketten der „Liebe" befreien kann. Keiner dieser Schatten kann die Kreativität und Leidenschaft Aphrodites zum Ausdruck bringen, denn es mangelt ihnen an deren ursprünglicher Fähigkeit, leichtfüßig durchs Leben zu tanzen – auch wenn sie auf ihrer Reise vielleicht viele Herzen brechen. Sie spiegeln das „Ideal" der Männer, obwohl sie es in ihrem eigenen Innern nicht erkennen. Transformation setzt jedoch Erkenntnis voraus. Eine solche Wandlung bringt die Fähigkeit hervor, sich selbst, das eigene ursprüngliche Wesen, zu lieben.

Die positive Aphrodite-Frau genießt ihre Sexualität und Sinnlichkeit. Sie lebt in ihrem Körper und weiß ihn zu schätzen, ist aber gleichzeitig in der Lage, all ihre Energien in spontane Schöpfungen fließen zu lassen, die ihrer umfassenden Vorstellungskraft entspringen.

Athene

Athene steht für Weisheit, eine Qualität, die von den antiken Völkern als weiblicher Energieanteil der Schöpfung betrachtet wurde. Gemäß der griechischen Legende entsprang Athene als erwachsene Frau dem Kopf ihres Vaters Zeus – in eine Rüstung gekleidet und bereit zum Kampf. Athene ist die Göttin der Weisheit und des Kriegers. Sie kämpft Seite an Seite mit den griechischen Helden und ist eine berühmte Strategin. Sie ist allerdings auch die Göttin des Handwerks, und wenn sie nicht gerade in den Krieg zieht, ist sie die

Schutzherrin des häuslichen Lebens und kreativer Aktivitäten (wie beispielsweise des Webens).

Athene gehört zu den großen Jungfrau-Göttinnen, die mehr im Kopf als im Herzen leben. Ihre Rüstung ist ihr Schutz gegen sexuelle Annäherungen. Dennoch zieht sie die Gesellschaft von Männern vor und verkehrt mit ihnen auf gleicher Ebene.

Athene ist eine denkende Frau, rational und logisch, eine Realistin und gute Strategin. Sie brilliert im Geschäftsleben, im Studium und in der Politik. Darüber hinaus ist sie aber auch mit ihrer Weiblichkeit in Kontakt und bringt daher Eigenschaften wie Mitgefühl und Empfänglichkeit in ihre Entscheidungsprozesse ein. Herrscht bei einer Frau der Athene-Archetypus vor, wirkt sie vielleicht ein wenig kühl und intellektuell, aber sie kann einer Energie Kraft und Richtung verleihen, die sonst vielleicht zu passiv wäre. Wird der Archetypus unbewußt ausgelebt, bleibt die Frau stets „Papas Mädchen". Sie ist dann völlig mit ihrem Vater identifiziert und von ihrer Mutter abgeschnitten. Der Mutter gegenüber empfindet sie meistens Eifersucht und Wut – wenn auch auf einer unbewußten Ebene. Sie ist die Karrierefrau und erfüllt alle Hoffnungen, die der Vater in sein kleines Mädchen setzte – Erwartungen, die sich normalerweise um Erfolg in der von Männern beherrschten Welt drehen. Akademische Leistungen werden hochgeschätzt, und „weibliche Aktivitäten", die sie in Kontakt mit ihrem inneren Wesen bringen würden, werden verschmäht. Da ihr Vater für sie auf einem zu hohen Podest steht, kann sie sich nicht auf eine Beziehung zu einem realen Mann aus Fleisch und Blut einlassen. Für diese Frau bedeutet die Menopause eine Konfrontation mit dem verleugneten Anteil ihres Selbst.

Der Athene-Schatten zeigt sich in einem Drang, im Kopf zu leben – vom Körper getrennt – und sich vor allem stark gegen Gefühle abzuschotten. Für den Athene-Schatten ist die

Gefühlswelt fremdes Territorium, sie nimmt lieber ein Buch zur Hand. Die Schattenseite Athenes ist kalt, analytisch, leidenschaftslos und einschüchternd. Da sie nie Kind war, ist Athene nicht fähig, zu spielen. Humor und Genuß haben keinen Platz in ihrer Welt. So ist sie ihrer eigenen Weiblichkeit, ihrem innersten Wesen entfremdet und muß lernen, sich mit den instinkthaften Energien zu verbinden, die sie zur Frau werden lassen.

Die positive Athene-Frau macht eher mitfühlende Vernunft denn Emotionen zur Grundlage ihres Handelns und ist dennoch in ihrer Weiblichkeit verwurzelt. Eine Frau, die sich während der Übergangsphase in der Mitte des Lebens auf die Energie von Athene einschwingt, wird fähig, ihre Zukunft zu planen, die instinktbetonte Zeit der Kinderaufzucht hinter sich zu lassen und ihre Kräfte und Fähigkeiten außerhalb der Familie einzusetzen.

Artemis

Artemis ist die Göttin des Mondes, der Jagd und der Geburt. Sie ist eine instinkthafte Naturgöttin, wird mit dem zunehmenden Mond assoziiert und wurde bereits seit Jahrtausenden als Muttergöttin verehrt, bevor die patriarchalen Götter der klassischen Antike auf der Bildfläche erschienen. Dennoch wurde sie, wie so viele andere, als weiteres Kind des Zeus der griechischen Mythologie einverleibt. Artemis ging jedoch aus einer der zahllosen außerehelichen Affären des Zeus hevor, und der Mythos berichtet über den Konflikt zwischen ihrer Mutter Leto, einer Naturgottheit, und Hera (Zeus' Ehefrau), die Leto verfluchte. Da sie Hera erzürnt hatte, war es für Leto nicht einfach, einen Ort zu finden, an dem sie ihr Kind gebären konnte. Schließlich landete sie auf der heiligen, aber kargen Insel Delos. Sie gebar ihre Tochter Artemis schnell und ohne Schmerzen, doch der Geburtsvorgang setzte sich viele quälende Tage lang fort, und schließlich half Artemis bei der Geburt ihres Zwillingsbruders Apollo. Artemis hatte immer eine enge Beziehung zu ihrem sensiblen, musikliebenden Bruder, der in ihrem Mythos eine bedeutende Rolle spielt. Sie übernahm auch eine starke Beschützerrolle für ihre Mutter (ungewöhnlich in der griechischen Mythologie) und half dieser, ihre eigene männliche Seite zu gebären – das heißt, sie ins Bewußtsein zu bringen.

Als die Zwillinge drei Jahre alt waren, brachte Leto sie in den Olymp, um sie ihrem Vater vorzustellen. Zeus war bezaubert von der kleinen Artemis und versprach, ihr jeden Wunsch zu erfüllen. Sie bat um eine kurze Tunika, Pfeil und Bogen und eine Hundemeute. Auch die Berge und die Wildnis erbat sie sich als ihren Besitz. Schließlich bat sie noch um einige Nymphen als Gefährtinnen und um ewige Keuschheit. Deshalb zählt auch Artemis zu den Jungfrau-Göttinnen. Ihrem Mythos zufolge vereinigte sie sich jedoch sexuell mit den Nymphen und ist daher die lesbische Göttin, die die feministische Sexualität erkundet.

Artemis ist eine Schamanin, sie weiß um die Verbindung zwischen Instinkt und Magie. Sie ist die Frau, die eine instinktive Verbindung zur Natur spürt und ihre Freiheit braucht. Ihre Tage verbringt sie mit ihren Freundinnen auf der Jagd. Manchmal kehrt sie zurück, um den abendlichen Tanz anzuleiten. Sie pflegte ihren eigenen Köcher vor ihre Hütte zu hängen, um Männer in die Irre zu führen und Glauben zu machen, sie habe einen Liebhaber bei sich. Artemis hat den Männern abgeschworen und verkörpert jene Unabhängigkeit und Selbstgenügsamkeit, mit denen sich viele Lesbierinnen identifizieren können, die aber auch für alle Frauen in den mittleren Jahren, unabhängig von ihrer sexuellen Ausrichtung, angemessen sind.

Artemis ist heil und ganz, unabhängig und freiheitsliebend. Da sie mit dem männlichen Teil ihres Wesens in Kontakt ist und ihn auszudrücken vermag, weiß sie, was sie will, und kennt ihr Ziel. Manche Frauen bleiben auf einer bestimmten Stufe dieses Archetypus stehen, bleiben ewige Heranwachsende, die sich weigern, zu ihrer ganzen sexuellen Fülle heranzureifen, oder leben den Archetypus durch abhängige lesbische Beziehungen aus, anstatt im eigenen Inneren ganz zu werden. Dieser Archetypus kann bei einer Frau in den mittleren Jahren plötzlich an die Oberfläche kommen und sie dazu bringen, ihr Heim und ihre Familie zu verlassen, um die wilden Plätze im eigenen Innern aufzusuchen – vielleicht durch die Beziehung zu einer anderen Frau oder durch Schamanismus oder den Wicca-Kult.

Der Artemis-Schatten ist ruhelos und immer in Bewegung. Er ist die Jägerin, die ihren Opfern Schmerz und Leid bringt (viele Mythen erzählen von dem Schmerz, den diese Göttin mit den zwei Gesichtern verursacht). Auf der anderen Seite kann sie fügsam und abhängig sein, verzweifelt auf der Suche nach ihrem eigenen, unabhängigen Selbst. Sie kann die militante, männerhassende Feministin sein, die am liebsten alle Männer vom Planeten verbannen würde oder sie für alle Probleme der Welt verantwortlich macht.

Die positive Artemis-Frau jedoch ist eine Geburtshelferin für den Planeten und ein passender Archetypus für den Lebensabschnitt der weisen Frau. Sie ist diejenige, die das alte Wissen ins Bewußtsein dringen läßt, das sich in ihrem Tanz ausdrückt. Das Wissen darum, daß die Erde und alles auf ihr Existierende heilig, heil und eins ist, daß wir alle Brüder und Schwestern sind und uns miteinander in dem ewigen, instinktiven Rhythmus bewegen, der von dieser uralten Mondgöttin symbolisiert wird. Sie ist die Geburtshelferin für das Heilige in uns und in der Natur, die uns lehren soll, daß wir geistige Wesen sind, die sich in einem menschlichen Körper auf der Reise durch die Welt der Materie befinden. Für Frauen, die sich mit Furcht im Herzen diesem Übergangsritus in der Mitte des Lebens nähern, ist Artemis die ideale Gefährtin: beschützend, geschickt und von ihren Instinkten geleitet, kann sie einer Frau helfen, ins Innerste ihres eigenen Wesens vorzudringen.

Die Matronen

Hera

Hera steht für Macht. Sie ist die Ehefrau des Zeus, des höchsten Gottes des griechischen Pantheons, und die Göttin der Ehe, aber ihre eigene Ehe scheint alles andere als glücklich gewesen zu sein. Zeus war ein Erz-Schürzenjäger. Die griechischen Mythen sind voll von Geschichten über seine ehebrecherischen Beziehungen und die daraus hervorgegangenen Nachkommen – und über Heras Eifersucht und Raserei. Die arme Hera hatte, wie in ihrem Mythos erzählt wird, keine glückliche Kindheit. Sie war ein Kind von Rea und Kronos und wurde von ihrem Vater sofort nach der Geburt verschlungen. Doch ihr Bruder Zeus rettete sie, indem er seinen Vater zwang, seine Kinder wieder herauszuwürgen. Obwohl sie in ihrer Jugend im Schatten ihres Vaters stand, war Hera keine schwache Frau. Als Zeus versuchte, sie zu verführen, fiel sie nicht darauf herein, sondern zwang ihn, sie zu heiraten. Die Flitterwochen sollen dreihundert Jahre gedauert haben. Die beiden führten einen endlosen „Kampf der Geschlechter", in dem auch Hera ihre Macht und Stärke demonstrierte. Zeus hütete sich, sie allzusehr zu beleidigen, denn er fürchtete ihre Rache. Hera hielt ihre eigenen geheimen Riten ab, die auf ihre verborgene Macht hinweisen. Sie erschuf aus sich selbst heraus den schrecklichen Typhon, eine Plage für die Menschheit.

Eine Hera-Frau ist Ehefrau und ein Muster an häuslicher Tugend. Sie strebt nach dem Prestige und Status, den die Heirat in ihren Augen mit sich bringt. Innerhalb des Hauses ist sie „diejenige, die das Sagen hat", die dominante Matriarchin und das Rückgrat vieler Wohltätigkeitsorganisationen. Wie Hera nimmt sie vieles in Kauf, um ihren Status zu wahren. Sie verschließt sogar die Augen vor der Untreue oder Sucht ihres Mannes, solange sie „die Ehefrau" bleibt. Wenn sie um die jeweilige Affäre weiß, beschuldigt sie die andere Frau, nicht ihren Ehemann. Sie ist die „Macht hinter dem Thron", die ihren Mann unterstützt und ihn auf seiner Jagd nach Ruhm und Macht antreibt. Und doch ist die Hera-Frau eifersüchtig auf seine Macht und Mobilität, die sie gern selbst hätte, aber nicht zu erlangen weiß.

Bei der Hera-Karrierefrau, die ihren Weg gemacht hat, dominiert der männliche Anteil. Diese Frau lebt all jene Eigenschaften aus, die ihr Vater sich bei einem Sohn gewünscht hätte. Sie muß dieser Sohn sein, muß um jeden Preis Erfolg haben. Deshalb hat sie keine Zeit für „Weiberkram". Ihre Rücksichtslosigkeit, ihre Dreistigkeit und ihre Arroganz zeigen, daß sie die Tochter ihres Vaters ist, und ihre blutleeren Schöpfungen können durchaus zu einer Plage für die Menschheit werden.

Heras Schatten ist die Eifersucht, Besitzgier und Rachsucht, die sie so oft an den Tag legt. Diese Eigenschaften entspringen ihrem inneren Gefühl der Machtlosigkeit, dem Gefühl, ohne männlichen Partner unvollständig zu sein, und ihrer Furcht vor einem Identitätsverlust, den sie erleiden würde, wenn sie allein wäre. Viele der kreischenden Feministinnen, die die Männer ganz und gar ersetzen wollen, spiegeln den Hera-Schatten ebenso wie die höchst erfolgreichen, männerverschlingenden Managerinnen und Politikerinnen, die danach trachten, ihre gesamte Umgebung zu dominieren. Das unbewußte Ausleben des Hera-Archetypus kann mit der Weigerung einhergehen, den Übergangsritus in der Mitte des Lebens zu vollziehen, der das, was eine Frau war, mit dem verbindet, was sie noch sein könnte. Der Hera-

282

Schatten kann sich teilweise in der Weigerung äußern, weiterzugehen, sich zu verändern oder zu wachsen. Solche Frauen klammern sich an die Vergangenheit, daran, „wie es war", und können weder die Einsamkeit annehmen noch die Herausforderung, ein eigenes, unabhängiges Selbst zu entwickeln.

Die Gesellschaft hat die Hera-Ehefrau im Stich gelassen. Ihre Werte sind nicht mehr die Norm, ihre Sicherheit ist in Gefahr, und ihre Macht, die so wichtig für sie ist, wird nicht gewürdigt. Der Mangel an einer gesellschaftlich definierten Rolle für die ältere Frau trifft das Herz der Hera-Frau zutiefst. Sie ist diejenige, die einen Übergangsritus, mit dem ihre Existenz gewürdigt würde, am nötigsten hätte, diejenige, die am stärksten das Gefühl der Kontinuität braucht, um in der Gegenwart eine Verbindung zwischen der Vergangenheit und der Zukunft herstellen zu können.

Heras größte Stärke ist ihr Pflichtgefühl, und ihr größtes Potential besteht darin, ihre Macht für sich zu beanspruchen und eine Frau zu werden, die ihre Existenzberechtigung in sich selbst findet.

Hestia

Hestia ist die Göttin des Herdfeuers. Als ältere Schwester von Hera und Zeus erlitt sie das gleiche Schicksal wie ihre Geschwister und wurde von ihrem Vater verschlungen, aber als dieser sie wieder herauswürgen mußte, forderte sie, anders als Hera, die Macht über ihr eigenes Leben aktiv ein und weigerte sich, sie je wieder abzugeben. Sie widerstand dem Werben von Poseidon und Apollo und entschied sich statt dessen dafür, eine Jungfrau zu bleiben und das Feuer im Herd jedes Heimes zu hüten.

Sie nahm wenig Anteil am Leben im Olymp, wurde aber von den Griechen hoch verehrt, weil ihr heiliges Feuer jeden Ort weihte. Hestia wurde mit den vestalischen Jungfrauen

Roms, den Hüterinnen der heiligen Flamme, in Verbindung gebracht. Wenn sie das vierzigste Lebensjahr erreicht hatten, mußten die Jungfrauen-Priesterinnen sich entscheiden, ob sie im Tempel bleiben und dort den Priesterinnen-Nachwuchs ausbilden oder ob sie ihre Spiritualität in die Welt hinaustragen wollten. Es besteht also eine starke Verbindung zwischen Hestia und dem Übergang in der Mitte des Lebens.

Hestia ist eine Jungfrau. Sie braucht keinen Mann, um vollständig zu sein, obwohl sie sich durchaus entscheiden kann, ihr Leben mit einem Mann oder einer Frau zu teilen. Sie ist die weise Frau, die nach innen blickt und eine Ruhe ausstrahlt, die durch nichts gestört werden kann. Sie steht für Harmonie und Ordnung, und ihre Energie schwingt in Frauen, die ihre Arbeit um der Sache selbst willen genießen, Frauen also, die im gegenwärtigen Moment präsent sind. Hestia ist die persönliche Assistentin, die ihren Chef still und effizient unterstützt, die Krankenschwester, die ihre Aufgaben voller Mitgefühl und Fürsorge wahrnimmt, die Nonne, die ihr Leben jungen Menschen widmet, die Sozialarbeiterin, die den Gestrandeten hilft. Die Hestia-Frau wird wahrscheinlich viel eher dazu neigen, einem spirituellen Weg zu folgen, als die Karriereleiter hinaufzusteigen. Hestia-Frauen, bei denen sich in der ersten Lebenshälfte kaum eine Neigung zu spirituellen Dingen zeigte, werden in mittleren Jahren eine Veränderung durchmachen, die ihr spirituelles Interesse dringlicher werden läßt.

Losgelöstheit ist eine von Hestias Eigenschaften, die zu ihrer Schattenseite führen kann: einer Frau, die die Bedürfnisse anderer anscheinend völlig übersieht und die aufgrund ihrer nach innen gewandten Persönlichkeit kalt und unbeteiligt wirkt. Auch die konturlose, farblose „Esofrau", die man häufig in Ashrams und spirituellen Gemeinschaften antrifft und die so stark nach innen gewandt ist, daß sie in der Außenwelt nicht zurechtkommt, spiegelt die Schattenseite

Hestias. Das gleiche gilt für die zölibatäre Frau, die in der Unterdrückung der Sexualität eine Tugend sieht, die „Jungfräulichkeit" eher mit Unberührbarkeit gleichsetzt als mit Intaktheit und Ganzheit. Der Hestia-Schatten kann sich auch bei einer Frau zeigen, die anderen aus einem Gefühl der eigenen Wertlosigkeit heraus dient oder die ihr Dienen als moralische Überlegenheit betrachtet und einen gewissen versteckten Snobismus an den Tag legt. Ebenso kann sich der Schatten in der „religiösen Frau" spiegeln, die eher dem Buchstaben des Gesetzes folgt als ihrem Herzen und die anderen ihre Moral in der Gewißheit aufzwingt, daß sie am besten weiß, was gut für sie ist.

Die positive Hestia-Frau klammert sich weder an Menschen noch an bestimmte Ziele oder Ergebnisse; sie ruht in sich selbst und kann anderen mit ihrer weisen Weltsicht als Vorbild dienen. In ihrer Rolle als Hüterin des Herdfeuers, ist sie das Zentrum, das andere aus ihrer inneren spirituellen Quelle nährt. Aus ihr strahlt ein inneres Licht, und durch die starke Verbindung zu ihrem inneren Selbst besitzt sie das Potential, eine wahrhaft weise Frau zu sein.

Jungfrau und Mutter

Persephone und Demeter

Demeter ist die Korngöttin, die Erdenmutter, in deren Mythos sich die drei Aspekte der Schöpfung spiegeln: Empfängnis, Erhaltung und Zerstörung – der Kreislauf des Lebens. Ihre Geschichte erzählt aber auch vom Loslassen und von der Versöhnung, ist also eine archetypische Mutter-Tochter-Geschichte. Demeter war eine der vielen Schwester-Frauen des Zeus, und sie teilte das Schicksal ihrer Geschwister, die zu Beginn ihres Lebens von ihrem Vater verschlungen wurden. Sie gebar auch einen Sohn, der später ihr Gatte wurde, aber in ihrer bekanntesten Rolle als Mutter von Persephone verkörpert sie den Archetypus der „alleinerziehenden Mutter". Um diesen Aspekt dreht sich ihr Mythos. Persephone, ein wunderschönes junges Mädchen, wird von Pluto (Hades), dem Gott der Unterwelt, begehrt. Dieser verbündet sich mit Zeus, dem Vater des Mädchens, um ihre Entführung zu bewerkstelligen. Eines Tages pflückt Persephone mit ihren Freundinnen Blumen auf einer Wiese, und als sie die Hand nach einer besonders schönen Blume ausstreckt, tut sich plötzlich die Erde unter ihren Füßen auf und Pluto prescht in seinem Triumphwagen heran, reißt sie an sich und entführt sie in sein Königreich – den Hades, das Reich der Toten.

Demeter, die Persephones Schreie gehört hat, sucht neun Tage lang verzweifelt nach ihrer verlorenen Tochter. Ihre Trauer ist so groß, daß sie weder ißt noch schläft noch badet. Am zehnten Tag begegnet ihr das dritte Gesicht der Frau, die Göttin des abnehmenden Mondes, Hekate. Hekate bringt sie zu Helios, dem Sonnengott, der ihr von der Verschwörung erzählt und ihr klarmacht, welche Rolle Zeus bei der Entführung ihrer Tochter gespielt hat. Helios rät ihr, die Situation zu akzeptieren. Doch Demeter ist nicht bereit, den Verrat durch ihren eigenen Bruder hinzunehmen. Sie zieht sich vom Olymp zurück und wandert als alte Frau verkleidet durch das Land, bis man ihr irgendwo eine Stelle als Kinderfrau anbietet. Hier beginnt sie nun (ähnlich wie Isis im ägyptischen Mythos), das Kind göttlich zu machen. Sie hält es jede Nacht in ein Feuer, um es unsterblich werden zu lassen. Doch leider interveniert (wie bei Isis) die Mutter des Kindes und unterbindet diesen Prozeß.

Demeter offenbart ihre wahre Identität und läßt sich einen Tempel bauen, in dem sie um ihr Kind trauert. Das ist eine ernste Angelegenheit, denn weil Demeter die Göttin des Korns ist, kann ohne sie nichts wachsen. Schließlich sendet

Zeus Boten zu ihr, die sie anflehen zurückzukehren. Doch Demeter, immer noch voller Zorn, lehnt dies ab, solange ihr ihre Tochter nicht zurückgegeben wird. Daraufhin wird Hermes, der Götterbote, in den Hades gesandt, wo er eine weinende Persephone vorfindet, die anscheinend nur zu ungeduldig darauf wartet, zu ihrer Mutter zurückkehren zu können. Pluto willigt ein, sie zurückzugeben, aber zuvor gibt er ihr noch Granatapfelsamen zu essen. Hätte Persephone die Samen nicht gegessen, hätte sie für immer in die Oberwelt zurückkehren können. Doch nachdem sie von der Frucht des Wissens gekostet hatte, mußte sie jedes Jahr eine bestimmte Zeit als Königin der Unterwelt mit Pluto verbringen.

Eine der vielen Facetten des Demeter-Mythos zeigt sich in dem Versuch, ein Kind göttlich zu machen. Es ist ein Sinnbild für die psychische Auflösung, durch die das in jeder Frau existierende innere Kind abgespalten und gereinigt wird, damit die innere Göttin zum Vorschein kommen kann. Unglücklicherweise haben die meisten Mütter (das heißt, die Frauen selbst) Angst um das Kind und weigern sich, es diese Prüfung durchstehen zu lassen, die zur Unsterblichkeit führt. Als große Mutter, die Verlust erlebt hat, kann Demeter, wie ihre ägyptische Schwester Isis, diesen Prozeß der inneren Auflösung, Reinigung und Wiedervereinigung mit der göttlichen Kraft unterstützen.

Demeter ist die archetypische Mutter und Ernährerin. Sie ist der personifizierte Mutterinstinkt, und es ist der Demeter-Archetypus, der am „Leeren-Nest-Syndrom" leidet, weil Demeters Instinkt, Kinder zu haben, einfach so stark ist und weil der Verlust ihrer Fruchtbarkeit eine so überwältigende Trauer in ihr auslöst. Doch Demeter nährt nicht nur ihre eigenen Kinder. Sie gibt allen Menschen, besonders den in „helfenden Berufen" tätigen, physische, psychische und spirituelle Nahrung. Aber sie verkörpert auch das entgegengesetzte Prinzip: Wenn man ihr ihr Kind wegnimmt, wütet sie und entzieht der Menschheit die Nahrung. Die Erde verdorrt.

Wenn das „Kind" einer Demeter-Frau das Heim verläßt, kann sie in eine tiefe Depression stürzen. Es kann sein, daß sie das als „das Ende" betrachtet, ganz gleich, welche anderen Verpflichtungen sie noch haben mag. Ihre Reaktion auf Verlust oder Bedrohung besteht darin, die Nahrung zu verweigern; sie weigert sich einfach, ihre eigenen Bedürfnisse oder die anderer zu befriedigen. Es kann also sein, daß die Demeter-Frau auf die Veränderungen in der Mitte des Lebens reagiert, indem sie sich verschließt und völlig zurückzieht. Ihre Kinder, die sich inzwischen eine eigene Existenz aufgebaut haben, stellen vielleicht fest, daß sie von ihr nur dann Anerkennung bekommen, wenn ihre Lebensweise dem entspricht, was Mutter für sie als richtig „erkannt" hat. Und ihr Ehemann merkt vielleicht, daß er seine Frau verloren hat, während sie sich damit abmühte, ihre Kinder oder ihren Wunsch nach Kindern loszulassen. Demeter-Frauen sehen sich häufig als Opfer. Sie geben, bis sie buchstäblich nichts mehr zu geben haben, und hegen dann tiefen Groll, wenn noch etwas von ihnen gefordert wird. Die Demeter-Frau muß vor allem lernen, nein zu sagen und eigene Entscheidungen zu treffen, anstatt sich von ihrem zwanghaften Drang, andere zu nähren, ausbeuten zu lassen.

Der Demeter-Schatten zeigt sich in einem von Verlustangst motivierten Besitzdenken, in dem Gefühl, nicht mehr gebraucht zu werden, und in Depressionen. Er spiegelt sich in „passiver Aggression", einer versteckten, angstbetonten Feindseligkeit, die auf unausgesprochenem Ärger und verleugneten Gefühlen beruht. Anstatt deutlich nein zu sagen, „vergißt sie, es zu tun". Demeter fürchtet sich vor der Unterwelt (dem Unbewußten) und will ihrer Tochter nicht erlauben, den psychischen Integrationsprozeß durchzumachen, der durch die Konfrontation mit den Untiefen der eigenen Seele eingeleitet werden kann. Die Schattenseite Demeters zieht es daher vielleicht vor, jemandem zu „helfen", den sie dadurch in Abhängigkeit hält, anstatt ihm zu erlauben, sich mit dem eigenen Schatten zu konfrontieren und wieder heil und ganz zu werden. Der Demeter-Schatten kann auch ausbeuterisch und manipulierend sein. Er ist dann das „kleine Mädchen", das sich weigert, erwachsen zu werden, die Frau, die ihren Ehemann „Papa" nennt, und ganz besonders die Frau, die sich weigert, den Übergang zur „Matrone" oder weisen Frau zu vollziehen. Es ist die Mutter, die von ihren Kindern genährt werden will, die gehätschelt und besänftigt werden muß, damit sie sich nicht in die verschlingende Mutter verwandelt. Ihre unausgesprochene Drohung heißt „Liebesentzug".

Im Gegensatz dazu hat sich die positive Demeter-Frau mit dem Verlust konfrontiert und ist aus dieser Erfahrung mit größerer Weisheit hervorgegangen. Deshalb kann sie andere auf ihrer Reise begleiten. Sie hat gelernt, sich selbst zu bemuttern, ihr eigenes Kind zu sein. Sie ist sich selbst und anderen gegenüber liebevoll und großzügig, aber sie besitzt auch jenen schützenden Instinkt, der ihr sagt, wann es (für sie selbst und andere) genug ist. Sie ist im Einklang mit den Rhythmen der Natur und begreift die Notwendigkeit des Todes. Sie ist fähig, sich an jenem dunklen Ort aufzuhalten, wo die neuen Samen aufgehen, und pult nicht ständig in der Erde herum, um nachzusehen, ob sie bereits gekeimt haben (denn dadurch würden sie absterben). Sie kann zufrieden abwarten, bis alles zu seiner Zeit reift, denn sie weiß, daß die Zeit der Ernte kommen wird.

Persephone hat zwei Gesichter. Ihr „junges" Gesicht ist das der Jungfrau, der Kore, des Mädchens. Ihr sehr viel älteres Gesicht ist das der reifen Göttin, der Königin der Unterwelt, die über die Toten herrscht und die Lebenden führt, die in ihr Reich eingehen wollen. Sie ist auch nicht die reine Unschuld und nimmt es mit der Treue gegenüber ihrem Ehemann nicht so genau. Mindestens in einem Mythos kämpft sie mit Aphrodite um den schönen Adonis, der ihr – Ironie des Schicksals – als Bewacher zugeteilt worden war. Dieser Mythos ist ein Gleichnis, das den Tod und die innere Wiederaufstehung des Ehegatten versinnbildlicht. Während er Persephone gefangenhält, ist er tot, doch wenn er zu Aphrodite, der Göttin der Liebe zurückkehrt, ist er das Leben selbst und steht für die Rückkehr der Fruchtbarkeit.

Wenn eine Frau mit dem Kore-Archetypus identifiziert ist, ist sie die ewig jugendliche, sexuell unerwachte und desinteressierte Frau. Oft ist sie völlig von ihrer Mutter abhängig und spielt für Männer die Rolle der „Anima-Frau". Innerlich ungefestigt und fügsam, kann sie Männern anscheinend alles sein, weil sie spiegelt, was diese sehen wollen. Sie ist die Frau, die es anderen gern recht macht. Diese Charakterzüge können natürlich auch Teil des Persephone-Schattens sein. Die anscheinend lustvolle Frau ist in ihrem Innersten von einzigartiger Naivität und Beschränktheit. Ihre unerwachte Sexualität und ihr Mangel an sexuellem Interesse wird ihr von Männern widergespiegelt, die – wie sie meint – ihren Wunsch nach Nähe zurückweisen. Eine solche Frau erlebt vielleicht tatsächlich oder im übertragenen Sinne die Entführung und Vergewaltigung der Persephone durch Pluto, der aus der Unterwelt hervorbricht – bestenfalls als Krise, die sie aufweckt und zur reifen Persephone werden läßt. Es kann aber auch sein, daß sie einfach immer und immer wieder ein altes Muster wiederholt.

Die „unerwachte" Persephone ist machtlos und passiv, das „ewige Opfer". Sie projiziert all ihre Macht auf andere, die Mutter oder den Mann. Immer wieder aufs neue erschafft sie die Umstände, die sie abstürzen lassen. Ein solches Mädchen muß unbedingt den dunklen Kräften überantwortet werden, die sie in ihr eigenes Unbewußtes hinabführen. Dort können diese Kräfte durch eine Einweihung gereinigt und integriert werden. Dann steht Persephone für die Versöhnung der Gegensätze von Licht und Schatten – für die Verbindung der mächtigen, unbewußten Kräfte der Psyche mit dem Licht des Bewußtseins.

Wenn der reife, empfängliche Persephone-Archetypus aktiviert wird, wird er zum Führer durch die Unterwelt: Die Frau kennt sich nun im Reich des Unbewußten und der Intuition aus, sie kann tiefe spirituelle und sexuelle Erfahrungen zulassen, die sie über sich selbst hinaus in die Einheit mit dem Kosmos tragen. Sie ist medial und empfänglich, im Einklang mit Kräften, die das Vorstellungsvermögen der meisten Frauen übersteigen, und kann anderen Menschen bei der Geburt ihres spirituellen Wesensanteils als Hebamme zur Seite stehen.

Die reife Persephone kann eine große Hilfe für Frauen sein, die irgendeiner Art von Mißbrauch ausgesetzt waren, denn sie hat ihre Macht zurückgewonnen. Sie hat ihre Entführung und Vergewaltigung überwunden und in der Dunkelheit Heilung gefunden. Die positive Persephone-Frau ist in den Tiefen der Psyche zuhause und kann anderen, die sich auf die Reise in ihr eigenes Unbewußtes machen, als Führerin dienen. Sie ist mit dem Zyklus von Geburt, Tod und Wiedergeburt vertraut und fühlt sich vielleicht instinktiv zur Arbeit mit Sterbenden hingezogen. Sie kann ihnen nicht nur beim Übergang in ein anderes Leben helfen, sondern ihnen auch zeigen, wie sie den Rest ihres Lebens noch voll auskosten können.

Die Hexe

Hekate

Hekate ist die uralte Mondgöttin des Scheidewegs, das alles sehende Auge, das in drei Richtungen gleichzeitig blickt. Sie herrscht über den Himmel, die Erde und die Unterwelt. Diese alte Gottheit wird mit Magie und Prophetie assoziiert, doch irgendwann machte sie eine Metamorphose durch und wurde zu einem von Heras Kindern. In einem Mythos zog sie den Zorn ihrer Mutter auf sich (indem sie Heras Rouge stahl) und versteckte sich im Bett einer Gebärenden. Durch den Kontakt mit dem Blut der Gebärenden wurde sie unrein, und man warf sie in den Archeron (einen der Flüsse, die zum Hades führten), um sie zu reinigen. So wurde Hekate zur Göttin der Unterwelt.

Als Göttin der Hexerei und Magie wird Hekate mit Entscheidungen und der Wahl des Weges in Verbindung gebracht. Bei abnehmendem Mond ist ihre Energie am stärksten. Sie ist die Hüterin des Scheidewegs, wacht an den Übergängen von einer Lebensphase in die nächste. In der Pubertät, bei der Eheschließung und zu Beginn der Menopause ist ihre Schwingung am stärksten spürbar. Sie hält eine Fackel, um die Dunkelheit zu erhellen, und hat die Aufgabe, uns tief in unser eigenes Inneres zu führen, damit wir das Unbewußte mit unserem Bewußtsein verbinden können. Außerdem ist sie eine Göttin der Reinigung, die über Einweihungen und Rituale wacht. Sie war Zeugin der Entführung von Persephone und konnte als Vermittlerin dienen, als Demeter versuchte, ihre Tochter zu retten. Im übertragenen Sinne hat sie also die Funktion, die verlorengegangenen Teile des Selbst wieder zusammenzufügen. Man kann in der Tat sagen, daß Hekate über Persephones Einweihung und ihren Abstieg ins Unbewußte wachte und sie bei ihrer Rückkehr und ihrem spirituellen Erleuchtungsprozeß begleitete. Mit

Hekate vervollständigt sich die Dreifaltigkeit: Die weise Alte vereint sich mit der Mutter und der Jungfrau.

Die Hekate-Frau ist die Mittlerin zwischen den verschiedenen Bewußtseinsebenen, die sich vertrauensvoll und furchtlos zwischen den Welten bewegt. Sie weiß um die magische Dimension des Lebens. Sie fürchtet weder den Tod noch das Alter, und es ist sehr unwahrscheinlich, daß sie ihre Macht aus Furcht vor Männern zurückhält. Im Gegenteil, oft zieht sie diese mit ihrem geheimnisvollen Zauber in ihren Bann. Sie ist die Herrin vom See aus der Artus-Sage, eine Frau, welche die Männer durch ihre Aura von Macht und Magie fasziniert.

Der Hekate-Schatten, der die dunklen Kräfte unbewußt einsetzt, um seine Umgebung zu manipulieren und zu verführen, kann durchaus zu dieser Faszination beitragen. Solche Frauen haben eine starke Verbindung zu den (Un-)Tiefen der Seele, sind aber nicht sehr bewußt und projizieren deshalb alles Dunkle und Geheimnisvolle auf „die anderen". So begegnet der Hekate-Schatten in der Außenwelt ständig dem, was er in sich selbst zu meiden sucht: der Macht. Wenn die Hekate-Frau ihre Macht nicht bewußt ergreift und weise nutzt, kann es sein, daß sie andere in die Dunkelheit hinabzieht und so zu deren innerer Spaltung und Desintegration beiträgt, aber jegliche Verantwortung dafür zurückweist.

Der positive Hekate-Archetypus ist für Frauen an der Schwelle zur Menopause äußerst hilfreich. Als weise Frau erhellt Hekate den Weg und teilt ihr heiliges Wissen mit den Frauen. Sie repräsentiert den dritten Lebensabschnitt einer Frau. Wenn die Hekate-Frau ihren Schatten bewußt integriert und ihre Macht annimmt, kann sie jenen den Weg weisen, die in ihre eigene innere Dunkelheit vordringen, und ihnen helfen, die verlorengegangenen Anteile ihres Selbst wieder miteinander zu verbinden.

Mutter, Gattin und weise Frau

Isis

Isis ist die archetypische hingebungsvolle Gattin und Mutter – auf Abbildungen wird sie oft in einer Madonna-und-Kind-Pose mit ihrem Sohn gezeigt –, doch Isis ist viel mehr als das. Sie war eine Göttin der Macht, der zu Ehren jedes Jahr ein großes Mysterienspiel aufgeführt wurde: das Drama von Tod und Auferstehung. Sie setzte, wenn nötig, auch Magie ein, und ihre Macht über Leben und Tod – sie holt Osiris ins Leben zurück und behandelt ihren Sohn nach einem tödlichen Skorpionbiß – war Teil ihres Mythos und Grund für ihre Verehrung. Zu den Einweihungsriten der Isis gehörte ein symbolischer Tod und eine Rückkehr ins Grab, dem der Eingeweihte dann als Wiedergeborener entstieg. Jedes Jahr wurde ihr zu Ehren ein großes Fest abgehalten, bei dem die Fruchtbarkeit schenkende Überflutung des Nildeltas gefeiert wurde. Isis ist eine der großen Repräsentantinnen des tiefverwurzelten Glaubens der Ägypter an ein Leben nach dem Tod. Isis und Osiris sind Teil des Zyklus von Geburt, Tod und Wiedergeburt. Wie ihr Mythos uns lehrt, ist Isis eine jener Göttinnen, die die Aufgabe haben, verlorengegangene Anteile des Selbst wieder zu vereinen.

Osiris, ihr Gemahl, hatte einen Bruder namens Seth. Seth, eine uralte oberägyptische Gottheit, die in den ältesten Mythen den Verstorbenen beistand, wurde zum dunklen Zwilling und taucht in späteren Mythen als die Verkörperung des Bösen auf. Er wurde mit Naturphänomenen in Verbindung gebracht, bei denen sich die Sonne verdunkelt, wie Wolken, Stürme, Erdbeben und der Sonnenfinsternis – einem Phänomen, das die alten Völker zutiefst erschreckte. So verkörpern Osiris und Seth die entgegengesetzten Pole von Gut und Böse, Tag und Nacht, Licht und Schatten, Leben und Tod, die Isis schließlich versöhnt.

Der Osiris-Mythos erzählt, wie Seth neidisch auf seinen Bruder wurde und selbst die Macht übernehmen wollte. Er ließ eine wunderschöne, kunstvoll verzierte Truhe herstellen und gab dann ein Fest zu Ehren von Osiris. Auf dem Höhepunkt des Festes wurde die Truhe hereingetragen, und Seth versprach, sie demjenigen zu schenken, der hineinpassen würde. Viele probierten es, aber niemand war so groß und kräftig wie der König. Schließlich überredete Seth Osiris, es ebenfalls zu versuchen, und kaum hatte dieser sich in die Truhe gelegt, klappten mehrere Komplizen Seths den Deckel zu und schlugen Nägel hinein. Sie schafften die Truhe zum Nil und warfen sie ins Wasser.

Die hellsichtige Isis wußte sofort, daß ein Anschlag auf ihren Mann verübt worden war, und begann zu trauern. Voller Schmerz machte sie sich auf, um die Truhe zu suchen. Auf dieser Reise begegnete sie Nephthys, ihrer Schwester und Ehefrau Seths, die von Osiris verführt worden war und ihm einen Sohn geboren hatte. Aus Furcht vor Seths Rache hatte Nephthys das Kind unmittelbar nach der Geburt ausgesetzt, aber es war von wilden Hündinnen gesäugt worden. Isis fand die Hundemeute und rettete ihren Neffen, dem sie den Namen Anubis gab. Sie verzieh ihrer Schwester, die ihren Ehemann verließ, um sich mit Isis auf die Suche nach Osiris zu machen.

Bald erreichte die Schwestern die Nachricht, daß die Truhe bei Byblos ans Ufer gespült worden sei, und Isis begab sich dorthin, um nach ihr zu suchen. Die Truhe war in den Ästen einer Tamariske steckengeblieben, und der Baum war um die Truhe herumgewachsen, so daß diese nun in seinem Stamm eingeschlossen war. Der Baum wurde bekannt für seine Größe und seine herrlichen Blüten, und der dort herrschende König ließ ihn fällen, um daraus eine Säule für seinen Palast machen zu lassen. Als Isis ankam, setzte sie sich einfach still hin, und die Dienerinnen der Königin, die von dieser wunderschönen Fremden fasziniert waren, verwickelten sie in ein Gespräch. Isis zeigte ihnen, wie sie ihr Haar flechten und sich schön machen konnten, und hüllte sie in sinnliche Düfte ein. Als die Königin von der schönen Fremden hörte, ging sie selbst zu ihr, um sie willkommen zu heißen. Das Kind der Königin war krank, und Isis erbot sich, es zu heilen. Jeden Tag schickte sie die Königin hinaus, und hielt das Kind in ein Feuer, um seine Sterblichkeit wegzubrennen. Unglücklicherweise konnte die Königin es nicht lassen, einzugreifen, aber sie erkannte Isis als Göttin, und das Kind wurde gesund. Als Belohnung erbat sich Isis die Säule, in der Osiris Körper verborgen war. Sie spaltete den Baum, holte die Truhe heraus und gab dem König und der Königin die Säule zurück. Dann begann sie, um ihren verlorenen Herrn zu weinen, und ihr Wehgklagen war so fürchterlich, daß ein Sohn der Königin vor Schreck starb.

Isis ließ die Truhe auf ein Schiff verladen und kehrte mit ihr nach Ägypten zurück, wo sie sofort mit Osiris' Wiederbelebung begann. Ein wunderschöner ägyptischer Vers erzählt von ihren magischen Kräften, die es ihr ermöglichten, Osiris' Körper zu wärmen und ihm so lange Leben einzuhauchen, bis sie ihren Sohn Horus von ihm empfangen hatte. Nun erscheint Seth wieder auf der Bildfläche und nimmt Isis gefangen, aber sie kann entkommen und versucht, ihr Kind allein im Schilf zur Welt zu bringen. Es ist jedoch eine schwere Geburt, und schließlich erscheinen zwei Götter, die Isis mit einem Kreuz aus Blut zeichnen – dem Symbol für das Leben. So kann sie ihren Sohn zur Welt bringen. Horus ist ausersehen, der neue Sonnengott zu werden, er soll den alten Sonnengott Ra ablösen. Seine Geburt findet zur Frühlingstag- und Nachtgleiche statt, am ersten Tag im Frühling, an dem das neue Korn zu sprießen beginnt. Isis wird weiterhin von Seth verfolgt und von manchem Unglück heimgesucht, solange ihr Sohn klein ist. Sie ist eine Göttin, die alles verloren hat, auch den göttlichen Schutz, und ganz und gar auf sich selbst zurückgeworfen wird.

Seth setzt seine bösen Machenschaften fort. Diesmal findet er die Truhe mit Osiris' Körper und zerhackt sie in vierzehn Teile, die er in den Nil wirft. Wieder macht sich Isis auf die Suche nach ihrem Mann und findet – nach vielen Prüfungen und Bedrängnissen – die einzelnen Teile. Jedesmal wenn sie einen Teil findet, tut sie so, als würde sie ihn begraben, und errichtet einen Altar an dieser Stelle. Das ist aber nur ein Trick, mit dem sie Seth in die Irre führen will. Schließlich fehlt nur noch einer von Osiris' Körperteilen, sein Phallus, der von einem Fisch gefressen wurde. Als Isis nun den Körper wieder zusammensetzt, hat er einen hölzernen Phallus. Inzwischen hat Horus seinen bösartigen Onkel im Kampf getötet. Er bringt eines von Seths Augen an den Ort, wo Isis mit Osiris' Körper wartet. Horus öffnet den Mund seines Vaters und gibt ihm das Auge zu essen (das Symbol für ewiges Leben). Nun kann Osiris auf seiner Schamanenleiter in den „Himmel" aufsteigen und hat fortan die Aufgabe, das Leben der Sterblichen zu bewerten. Osiris und sein Sohn Anubis empfangen die Verstorbenen am Eingang zum Jenseits.

Isis ist also jene Facette der großen Göttin, die nur heiratet, um ihren Gemahl sogleich wieder an die Naturkräfte zu verlieren (der Geburt-Tod-Wiedergeburt-Zyklus). Sie selbst jedoch behält ihre erneuernde Kraft. Sie ist bedingungslose Liebe, was sich darin äußert, daß sie ihrer Schwester vergibt. Sie ist eine Göttin des Mutes, die alle Verluste überwindet, die weiß, was Trauer ist und welche Rolle sie im Stirb- und Werdeprozeß des Lebens spielt. Während sie beharrlich nach den verstreuten Teilen des Osiris sucht, erkennt und integriert sie ihren eigenen männlichen Anteil.

Die Szene, in der Isis den Dienerinnen der Königin zeigt, wie sie ihr Haar flechten und sich schön machen können, ist von interessanter Symbolik. Haare galten lange Zeit als Symbol für Weisheit – und für Verführung. Hier hilft Isis den Jungfrauen, sich mit ihrer weiblichen Natur zu verbinden. Sie bringt ihnen Rituale zur Verschönerung des Körpers bei, die eine Frau zu einem tieferen Erkennen ihres innersten Wesens führen können.

Isis ist daher eine hilfreiche Göttin für eine Frau, die mit ihrer Weiblichkeit in Kontakt kommen möchte, die die heilige innere Hochzeit vollziehen oder ihr eigenes göttliches Kind gebären will. Aber wie Demeter unterstützt sie auch Frauen, die sich gerade in einer Lebensphase des „Verlusts" befinden. Isis wußte, wann sie loslassen mußte, wann sie Osiris dem natürlichen Energiefluß überlassen und ihn ins Jenseits, aus dem er gekommen war, zurückkehren lassen mußte. Frauen, die ihren Partner oder ihre Rolle im Leben verloren haben oder die über den Verlust ihrer Fruchtbarkeit trauern, können also sehr profitieren, wenn sie sich auf die Energie von Isis einstimmen.

Isis ist eine Göttin der Einweihung, und ihre Adepten erhielten einen bunten Schleier, der die verschiedenen Erscheinungsformen der Natur symbolisierte, in die sich der allgegenwärtige Geist kleidet. Indem sie sich in den Schleier der Isis hüllt, kann sich eine Frau auf die Verkörperung des Geistes in der Materie einschwingen und sich mit ihrem eigenen spirituellen Selbst rückverbinden, so daß sie wieder jungfräulich, intakt und heilig wird.

Zerstörerin und Heilerin

Sekhmet
Sekhmet ist das dunkle, zerstörerische Gesicht der großen Göttin. Gewöhnlich wird Sekhmet als löwenköpfige Frau abgebildet, während Hathor, der helle Aspekt der Göttin, als

Kuh oder als wunderschöne Frau mit Kuhhörnern dargestellt wird. Hathor war die Schutzherrin der Frauen und die
Göttin der Liebe, der Musik und des Tanzes. Ihre Rituale waren von Musik und Tanz begleitet, und ihre Tempel waren
„Orte der Berauschung". In einem wunderschönen kleinen
Tempel bei Philae sind die Götter als Tiere abgebildet, die auf
einem von Hathors Festen ausgelassen spielen und tanzen.
Diese Abbildungen stehen in krassem Gegensatz zu den Statuen und Abbildungen von Sekhmet, die fast immer als
furchterregende Gestalt abgebildet wird. In einer, wohl der
bekanntesten, Sekhmet-Legende, ist sie das rächende „Auge
des Ra". In den letzten Jahren seiner Herrschaft wurde Ra
von seinen „Untertanen", den Ägyptern, nicht mehr allzu
ernst genommen. Sie machten sich über ihn lustig. Wütend
sann er auf Rache und sandte Sekhmet in Gestalt einer wut-
schnaubenden Löwin aus, um die Menschheit zu vernichten.
Sekhmet entdeckte bald ihre Lust am Töten und verschlang
in ihrer unstillbaren Blutgier jeden, der ihr begegnete. Als Ra
der Meinung war, daß der Rache nun Genüge getan sei, bat
er sie, mit dem Töten aufzuhören, aber Sekhmet, die selbst
über göttliche Kräfte verfügte und sich sogar über Ra hin-
wegsetzen konnte, war nicht mehr aufzuhalten. Der Nil und
das Land Ägypten färbten sich rot von Blut.

Ra schickte seine Boten nach Assuan in Oberägypten, um
die Früchte der Alraune zu sammeln, deren Saft blutrot ist
und stark beruhigend wirkt. Frauen brauten siebzigtausend
Gallonen Bier, vermischten es mit dem Alraunensaft und
schütteten die Mischung auf die Erde, bis ein großer, blutro-
ter See entstanden war. Als Sekhmet vorüberkam, trank sie
das Gebräu und fiel in tiefen Schlaf. Als sie wieder erwachte,
führte sie Thoth, der Gott der Weisheit, in Frieden nach
Hause und erzählte ihr unterwegs lustige Geschichten, um
sie von ihrem Katzenjammer abzulenken. Ganz offensichtlich hatte eine Transformation stattgefunden, denn von da an

wird Sekhmet als heilende Göttin dargestellt, die über Einweihungen und Geburten wacht. Thoth ist in der ägyptischen Mythologie die Verkörperung der Weisheit. Daher kann man den Sekhmet-Mythos als Sinnbild für das Wachsen der Weisheit betrachten, für die Überwindung oder Sublimierung der instinktiven Seite und das Aufblühen der Spiritualität.

Mit Sekhmet sollte man Kontakt aufnehmen, wenn Mut erforderlich ist, wenn man „die Kraft eines Löwen" braucht, wenn man handeln muß, wenn etwas sterben muß, wenn eine Transformation notwendig ist oder wenn Gegensätze versöhnt werden müssen. Frauen, die von einem Zwang zur Selbstzerstörung beherrscht werden oder sich plötzlich verzweifelt noch ein Kind wünschen, können mit Sekhmet in Kontakt treten. Sie wird ihnen helfen, sich auf den positiven Aspekt dieses Archetypus einzuschwingen: die Zerstörung des Alten, damit das Neue ans Licht kommen oder sich eine neue Form der Kreativität jenseits der biologischen Ebene manifestieren kann. Da Sekhmet mit Verrat und Erniedrigung vertraut ist, ist sie eine Göttin, die Frauen bei der Heilung früheren Mißbrauchs (ganz gleich, welcher Art) unterstützen kann. Wie viele der Göttinnen, besitzt auch sie die Macht, eine Frau tief in ihr eigenes Unbewußtes zu führen, mit ihrem Schatten in Kontakt zu bringen und ihr bei der Geburt des spirituellen Selbst beizustehen.

Macht

Kali

Kali wurde aus dem Ozean des Blutes am Beginn und am Ende der Welt geboren, sie entsprang jenem symbolischen Fluß der Schöpfung, aus dem alles hervorgeht und in den alles zurückkehrt. Sie repräsentiert die Zeit, den Zyklus der

Schöpfung. Der indische Weise Ramakrishna beschrieb sie als „die dunkle Formlosigkeit des vor der Schöpfung existierenden Chaos" und „das leuchtende Meer des Bewußtseins". Sie ist Vergangenheit, Gegenwart und Zukunft. Kali ist untrennbar mit Macht verbunden – einer ihrer vielen Namen ist „Shakti" oder „Macht". Diese Macht ist schöpferisch, sie erhält und zerstört gleichermaßen: „Das ganze Universum ruht auf ihr, geht aus ihr hervor und verschwindet wieder in ihr." Sie ist die Göttin mit den drei Gesichtern, die erschafft, erhält und zerstört. Am bekanntesten ist sie in ihrer Rolle als verschlingende Mutter, in der sie die schreckliche, unauflösliche Verbindung zwischen Geburt und Tod, Mutterschoß und Grab symbolisiert. Kali ist aber auch die „Mutter aller Lebewesen" und die „Schatzkammer des Mitgefühls (Karuna), die Spenderin des Lebens". Sie ist die Quelle aller Liebe, die in der Welt fließt, und es heißt, Frauen seien aus ihrem sterblich gewordenen Fleisch gemacht. Einer ihrer Aspekte ist die schöne Göttin Durga (die paradoxerweise eine große Schlächterin von Dämonen ist), ein anderer Aspekt ist die schwarze Erdenmutter und wieder ein anderer die Erntebraut.

Kali wird gewöhnlich in ihrer „furchterregenden" Gestalt dargestellt. Eine dieser Darstellungen zeigt sie, wie sie grinsend und mit herausgestreckter Zunge auf dem niedergestreckten Körper ihres Partners Shiva steht. Ihr Körper ist blutverschmiert, weil sie gerade eine schreckliche Schlacht geschlagen hat. Um den Hals trägt sie eine Kette aus Totenschädeln. Sie hat vier Arme. In einer Hand hält sie eine Waffe, in der anderen einen abgeschlagenen bluttriefenden Kopf, und mit den anderen beiden Händen macht sie eine segnende Geste. Eine andere Abbildung zeigt sie über dem Leichnam ihres Gemahls Shiva hockend und sein Blut trinkend, während ihre Yoni (Vagina) seinen Phallus verschlingt. In einem der Mythen wird Kali ausgesandt, um zu zerstören. Wie Sekhmet genießt sie das Töten und hört nicht damit auf.

Als Shiva sich ihr nähert und sich zwischen ihre Opfer legt, springt Kali auf ihn. Vor lauter Scham streckt sie ihre Zunge heraus. Die tantrische Version dieser Geschichte lautet allerdings etwas anders. Hier heißt es, daß Kali Shiva mit ihrem Menstruationsblut, dem magische Kräfte innewohnen, verjüngt und das Herausstrecken ihrer Zunge ein Ausdruck sexueller Ekstase sei.

Kali ist daher ein weiterer Aspekt der großen Göttin, der bei der Transformation hilft, indem er das Alte und Überholte verschlingt und gleichzeitig die regenerierende Energie für neue Schöpfungen zur Verfügung stellt. Kali kann den männlichen und den weiblichen Teil in sich vereinen. Eine Frau, die sich mit Kali in ihrer furchterregenden Gestalt anfreunden kann, braucht nie mehr Angst vor dem Tod zu haben – oder vor irgend etwas anderem. Sie wird erkennen, daß Leben und Tod eine unauflösliche, schöpferische Einheit bilden und daß das eine ohne das andere nicht existieren kann.

Die Ur-Frau

Lilith
Und Gott schuf den Menschen ihm zum Bilde, zum Bilde Gottes schuf er ihn; und schuf sie, einen Mann und ein Weib.

Da ließ Gott der Herr einen tiefen Schlaf fallen auf den Menschen, und er schlief ein. Und er nahm seiner Rippen eine und schloß die Stätte zu mit Fleisch. Und Gott der Herr baute ein Weib aus der Rippe, die er von dem Menschen nahm.

Haben Sie sich je gefragt, warum es in der Bibel zwei verschiedene Versionen der Schöpfungsgeschichte gibt? In einer werden Mann und Frau gleichzeitig (am fünften Schöpfungstag) als gleichberechtigte Wesen erschaffen, während in der anderen die Frau aus einem Körperteil des Mannes geformt wird – was zu Abhängigkeit und Minderwertigkeit führt. Nun, die Antwort heißt „Lilith". Sie paßt genau in die Lücke zwischen der „Erschaffung der Welt" und den „Anfängen der Geschichte", und obwohl sie in der Bibel nicht mehr erwähnt wird, finden wir sie in der hebräischen Legende und der Mythologie des mittleren Ostens als Göttin der Nacht wieder. Lilith war Adams erste Frau und von ganz anderem Charakter als die brave, fügsame Eva. Sie war verführerisch und sinnlich, war „die sich windende Schlange", die manchmal mit Flügeln und Schlangenkörper dargestellt wurde. (Sie erinnern sich, daß es eine Schlange war, die später im Garten Eden Eva in Versuchung führte.)

„Adam" bedeutet „Sohn der roten Mutter Erde", und in den frühesten Schöpfungsmythen war es eine Muttergöttin, die die Welt erschuf. Die biblische Schöpfungsgeschichte enthält also eine viel ältere matriarchale Legende, die später zu einer patriarchalen wurde. In der biblischen Geschichte finden wir alle Elemente der Göttinnen-Verehrung wieder: die kosmische Schlange, den Garten, den Baum des Lebens mit seinen Früchten des Wissens und die sexuellen Riten, die zur Erleuchtung führen. Aus der hebräischen Legende erfahren wir, daß Adam Lilith heiratete, weil er es leid war, sich mit den Tieren zu paaren.

Gemäß der Überlieferung soll Lilith Adam verlassen haben, weil er auf der „Missionarsstellung" bestand, die die männliche Vorherrschaft symbolisierte, die er errichten wollte. Lilith weigerte sich, das stillschweigend hinzunehmen. Nachdem sie ihn verflucht hatte, flog diese rebellische und autonome Frau davon, um am Roten Meer zu leben. Als Gott seine Engel aussandte, um sie zurückzuholen, verfluchte sie auch diese. Von da an verbrachte sie ihre Zeit damit, „sich mit Dämonen zu paaren", und bekam angeblich bis zu hundert Kinder pro Tag, die „Lilim" (Nachthexen oder

303

Höllenhuren), die häufig in mittelalterlichen religiösen Schauergeschichten auftauchen. Sowohl in der Bibel als auch in der jüdischen Mythologie bringen Lilith und ihre Nachkommenschaft die Seele des Mannes immer wieder in tödliche Gefahr. Lilith ist „jener Teil des Weiblichen, der als verführerische Hexe, als Ausgestoßene und als Schatten betrachtet wird." Nach Ansicht der religiösen Juden und christlichen Kleriker des Mittelalters verursachten die Lilim sexuelle Träume und schütteten sich aus vor Lachen, wenn ein frommer Christ solcherart heimgesucht wurde. Nach einer Begegnung mit einer Nachthexe (die trotz ihres Namens ein wunderschönes Wesen war) konnte ein Mann angeblich nie wieder eine sterbliche Frau begehren. Es heißt, die Mönche hätten mit über den Genitalien gekreuzten Händen geschlafen, um die Nachthexen abzuwehren, die verführerischen Botschafterinnen der durch die Nacht fliegenden Göttin der Dunkelheit.

Lilith gehört zu jenen Göttinnen mit zwei Gesichtern, deren Kräfte bei abnehmendem Mond am stärksten sind. Sie aktiviert die dunkle Seite der Großen Göttin, die von Männern seit Jahrtausenden gefürchtet wird. Aber sie ist nichts anderes als „die Verkörperung der vernachlässigten und zurückgewiesenen Aspekte der Göttin". In der hebräischen Mythologie ist sie die schön geschmückte, verführerische Frau – bezaubernd, faszinierend und absolut unwiderstehlich. Mit ihrem langen Haar ist sie die personifizierte Weisheit, doch diese Weisheit wird vom Mann gefürchtet und unterdrückt. Wenn sie Lilith bei ihrem Ritual der Schönheitspflege begegnet, kann eine Frau zu einem tieferen Gewahrsein ihrer eigenen, ehrfurchtgebietenden Kräfte gelangen und eine psychische Integration der wahren Natur des Weiblichen erleben, die so lange verleugnet wurde.

In der Legende wird Lilith als Kindermörderin dargestellt, die vielleicht mit jenen mythologischen Müttern auf einer Stufe steht, die eher die „Kinder ihrer Vorstellung" töten, als ihre „eigene Individualität und·Leidenschaft" aufs Spiel zu setzen. Sie ist schiere Kreativität, und nichts kann sie aufhalten. Das „Töten der Kinder" versinnbildlicht, wie Barbara Black Koltuv betont, die Befreiung von unserem eigenen kindischen Wesensanteil, der ohne die Liebe und Anerkennung anderer nicht existieren kann. Lilith ist also eine Göttin für jene Frauen, die sich mit der instinktiven Seite der Weiblichkeit verbinden und den dunklen Aspekt der Göttin würdigen und integrieren wollen. Sie ist das Vorbild für eine Frau, die innere Stärke und Unabhängigkeit sucht und lernen will, nein zu sagen. Für Lilith war Freiheit wichtiger als Bindung. Sie verkörpert jene weibliche Qualität, die eine Frau davon abhält, sich in einer Beziehung zu unterwerfen, und sie dazu bringt, gleiche Rechte sowie die Freiheit zur Veränderung und zu persönlichem Wachstum einzufordern.

Lilith weiß, was Zurückweisung bedeutet, aber sie akzeptiert sich selbst. Sie ist die Ur-Frau, jungfräulich im Sinne von „ganz" und „intakt", sexuell befreit, fruchtbar, schöpferisch und kreativ – ein Wesen, das am Roten Meer lebt, dem Meer des Blutes, welches auch in den Mythen ihrer uralten Schwestern Sekhmet und Kali eine bedeutsame Rolle spielt und die „materielle Ursubstanz der Schöpfung" symbolisiert (Pliny).

Literatur

Amendt, Gerhard: *Die bevormundete Frau oder Die Macht der Frauenärzte*, Fischer Taschenbuch Verlag, Frankfurt 1985

Baureis, Helga: *Women's Power Pack*, Aurum Verlag, Braunschweig 1997

Caldwell, Christine: *Hol dir deinen Körper zurück*, Aurum Verlag, Braunschweig 1997

Cochrane, Amanda/Harvey, Clare G.: *Die Enzyklopädie der Blütenessenzen*, Rump Verlag, Bielefeld 1997

Fink, Hans: *Handbuch der Blütenessenzen*, Scherz Verlag, München 1997

Gaudszun, Lilo: *Was Herz und Seele wärmt. Heilende Getränke aus Kräutern, Früchten und Gewürzen*, Aurum Verlag, Braunschweig 1997

Garion-Hutchings, Nigel & Susan: *Der neue Homöopathie-Führer für die ganze Familie*, Aurum Verlag, Braunschweig 1995

Holdway, Ann: *Kinesiologie. Der goldene Schlüssel zur Weisheit des Körpers*, Aurum Verlag, Braunschweig, 1995

Howard, Judy: *Bach-Blüten für Frauen*, Aurum Verlag, Braunschweig 1993

King, Serge: *Ihr Körper glaubt, was Sie ihm sagen*, Aurum Verlag, Braunschweig 1992

307

Love, Susan Dr.: *Das Hormon-Buch. Was Frauen wissen sollten*, Krüger Verlag, Frankfurt 1997

Matthews, Caitlin: *Die Göttin*, Aurum Verlag, Braunschweig 1992

Matthews, Caitlin: *Sophia – Göttin der Weisheit*, Walter Verlag, Olten 1993

Müller, Beatrice und Köpfer, Siegfried: *Blütenbilder-Seelenbilder*, Aurum Verlag, Braunschweig 1991

Olbricht, Ingrid Dr.: *Was Frauen krank macht. Der Einfluß der Seele auf die Gesundheit der Frau*, Kösel Verlag, München 1993

Onken, Julia: *Feuerzeichenfrau. Ein Bericht über die Wechseljahre*, Beck Verlag, München 1988

Osteoporose-Leitlinien. Die Empfehlungen der Deutschen Arbeitsgemeinschaft Osteoporose, Hg. Deutsches Grünes Kreuz, Kilian Verlag, Marburg 1996

Simkin, Ariel und Ayalon, Judith: *Das Osteoporose-Trainingsprogramm*, Mosaik Verlag, München 1994

Stiftung Warentest und Annette Bopp: *Wechseljahre*, Berlin 1997

von Stuckrad, Kocku: *Lilith – Im Licht des schwarzen Mondes zur Kraft der Göttin*, Aurum Verlag, Braunschweig 1997

White, Ian: *Die australischen Busch-Blütenessenzen*, Laredo Verlag, Chieming 1994

Williams, Tom: *Was das Qi zum Fließen bringt. Grundlagen und Methoden der Traditionellen Chinesischen Medizin*, Aurum Verlag, Braunschweig 1995

Bezugsquellen

Blütenessenzen

Blütenessenzen – Rita Bitterli
Dorfplatz 4
CH-4654 Lostorf
Tel. 0041-62-482024
Fax 0041-62-482881
(Direktimport aus aller Welt)

Chrüter-Drogerie Egger
Unterstadt 28
CH-8200 Schaffhausen
Tel. 0041-53-245030
Fax 0041-53-246457
(Direktimport aus aller Welt)

Lebensfreundliche Produkte
Herbert Thelesklaf
Sonnenstraße 1
D-83339 Chieming
Tel./Fax 08664/1001
(Schwerpunkt australische Busch-Blütenessenzen, kalifornische Blütenessenzen, Original Bach-Blütenessenzen)

Milagra AG
Gratis-Anruf aus Deutschland: 0130-814139
aus der Schweiz: 155 7500
aus Österreich: 0660-8195
(Direktimport aus aller Welt)

In Apotheken sind die Original Bach-Blütenessenzen des englischen Bach-Centers seit einiger Zeit wieder rezeptfrei erhältlich.

Die in diesem Buch erwähnten Blütenessenzen erhalten Sie entweder über einen der oben genannten Lieferanten oder direkt von den jeweiligen Herstellern:

Desert Alchemy
PO Box 44189
Tuscon, AZ 85733
USA

Findhorn Flower Essences
The Wellspring, 31 The Park
Findhorn, Forres IV36 OTY
Schottland

Fleurs de Vie (Living Essence)
The Flower Essence Co.
Boite Postale 2
01170 Chevry
Frankreich

Green Man Tree Essences
2 Kerswell Cottages
Exminster, Exeter, Devon EX6 8AY
England

Himalayan Flower Essences
Dr. A. Shah
15E Jaybharat Society
3rd Road, Khar
Bombay 400-052
Indien

Petaltone Essences
David Eastoe
6 Behind Berry
Somerton, Somerset
England

Shell Essences
PO Box 984
Sutherland, NSW 2232
Australien

South African Flower & Gem Essences
PO Box F1
Constantia 7848
Cape
Südafrika

Homöopathische Arzneimittel

Homöopathische Arzneimittel sind in Apotheken erhältlich.

Informationen über einzelne Mittel erhalten Sie von der
Deutschen Homöopathie-Union
DHU-Arzneimittel GmbH & Co. KG
Ottostraße 24
D-76227 Karlsruhe

Eine Auswahl handsüblicher Medikamente (frei verkäuflich),
die Agnus castus (Mönchspfeffer) enthalten

Agnolyt (Kapseln und Lösung)
Agnucaston (Tabletten und Lösung)
Agnufemil (Kapseln und Lösung)
Castufemin N (Tropfen)
Gynocastus-Lösung
Hewekliman (Tropfen)
Kytta-Femin (Kapseln)
Strotan 40 (Kapseln)
Strotan (Tropfen)

Weitere pflanzliche Mittel können der Roten Liste entnommen werden.

Präparate mit naturidentischem Progesteron sind zur Zeit noch nicht in Deutschland erhältlich, können jedoch über die Apotheken auf Rezept aus dem Ausland bezogen werden.

Die Progesteron-Creme aus der Wilden Yamswurzel liefert:

Primavera Aromatherapy Preparations Ltd.
Mells, Frome, Sommerset BA 11 3QZ
England

Informationen

Chinesische Medizin/Akupunktur

Deutsche Ärztegesellschaft für Akupunktur e.V.
Raglovichstraße 14
D-80637 München

Forschungsgesellschaft für chinesische Medizin
Silberbachstraße 10
D-79100 Freiburg

Internationale Gesellschaft für chinesische Medizin e.V.
Franz-Joseph-Straße 38
D-80801 München

TCM Klinik Kötzting
Ludwigstraße 2
D-93444 Kötzting

Österreichische Gesellschaft für Akupunktur
Kaiserin-Elisabeth-Spital
Huglgasse 1-3
A-1150 Wien

Schweizerische Ärztegesellschaft für Akupunktur
Hus am Sportplatz
Postfach 1050
CH-8134 Adliswil
(Gegen Einsendung eines frankierten Rückumschlags erhalten Sie eine Liste von Akupunkteuren in der Nähe Ihres Wohnortes.)

Kinesiologie

Institut für Angewandte Kinesiologie Freiburg
Eschbachstraße 4
D-79199 Kirchzarten
Tel. 0 76 61-98 71 00
Fax 0 76 61-98 71 49

Akademie für Angewandte Kinesiologie
A-8362 Kräuterdorf Söchau
Tel. 00 43-33 87-32 10
Fax 00 43-33 87-32 12

Diese Institute bieten Seminare zu verschiedenen Richtungen und Anwendungsgebieten der Kinesiologie an und informieren über Therapeuten in Ihrer Nähe.

Wechseljahre-Gruppen und Anlaufstellen bei Problemen, die mit den Wechseljahren zusammenhängen

Dachverband der Frauengesundheitszentren
Goetheallee 9
D-37073 Göttingen
Tel. 05 51-48 70 25
(vermittelt Adressen von Zentren vor Ort)

Frauengesundheitszentrum FEM
(Semmelweisklinik)
Bastiengasse 36–38
A-1180 Wien
Tel. 00 43-1-4 76 15-3 73

Frauenseminar Bodensee
c/o Sauter Organisation
Hauptstraße 110
CH-8280 Kreuzlingen
Tel. 071-6721554

Bücher, die verändern helfen

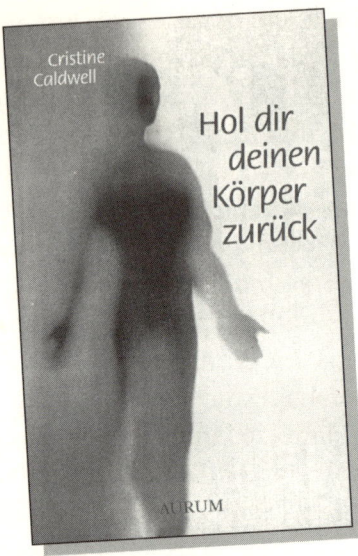

Christine Caldwell
**Hol dir deinen Körper
zurück**
224 Seiten, geb.
ISBN 3-591-08417-4

Gewohnheitsmäßige und unbewußte Bewegungen wie das Wippen mit den Fußspitzen, Nägelkauen, Spielen mit den Haaren und viele andere können einen Hinweis darauf geben, an welchen Stellen sich Körper und Psyche voneinander abgespalten haben. Wenn sie bewußt gemacht und konfrontiert werden, sagen sie oft ganz deutlich, wo das Leid der Psyche herkommt, und machen auch klar, wo wir beginnen müssen, um Körper und Seele wieder zu verbinden.
Christine Caldwell, eine Wegbereiterin auf dem Gebiet der somatischen Psychologie, hat eine Methode für die Arbeit mit der Weisheit des Körpers entwickelt, die sie Bewegungszyklus nennt. Diese Methode ist leicht zugänglich und auf geradezu magische Weise vernünftig. Es ist vielleicht die erste allgemein verständliche Methode, welche die Intelligenz und Selbstheilungskraft des ganzen Körper-Geist-Systems anerkennt.

AURUM VERLAG · BRAUNSCHWEIG

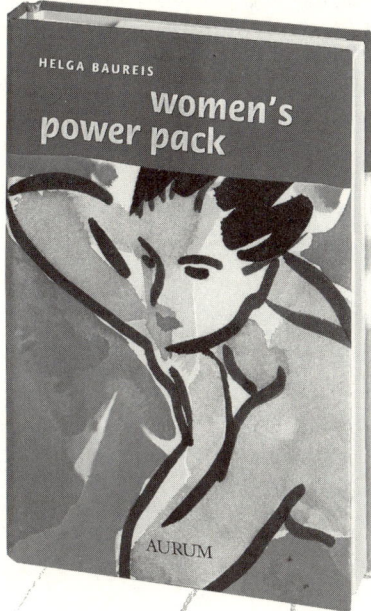

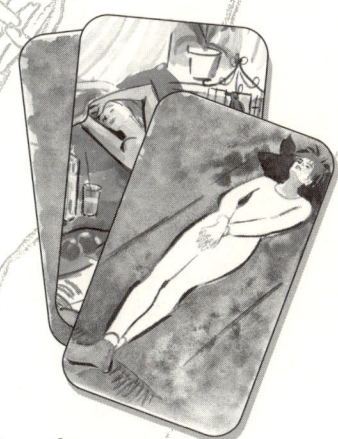

Helga Baureis
Women's Power Pack
30 vierfarbig illustrierte
Karten
mit Beiheft im Schuber
ISBN 3-591-08409-3

Die Frauen, die von anderen als Powerfrauen bezeichnet werden, leiden oft darunter, daß von all ihrer Energie nur sehr wenig für sie selbst übrig bleibt. Für sie wurde dieses Kartenset entwickelt. Es spricht Themen an wie: eigene Bedürfnisse leben, neue Energie tanken, sich von Schuldgefühlen befreien und viele mehr. Übungen, vor allem aus der Kinesiologie, und zahlreiche Anregungen verwandeln Überlebenskünstlerinnen in Powerpakete, die das Leben mit mehr Lust und Freude genießen können.

AURUM VERLAG • BRAUNSCHWEIG